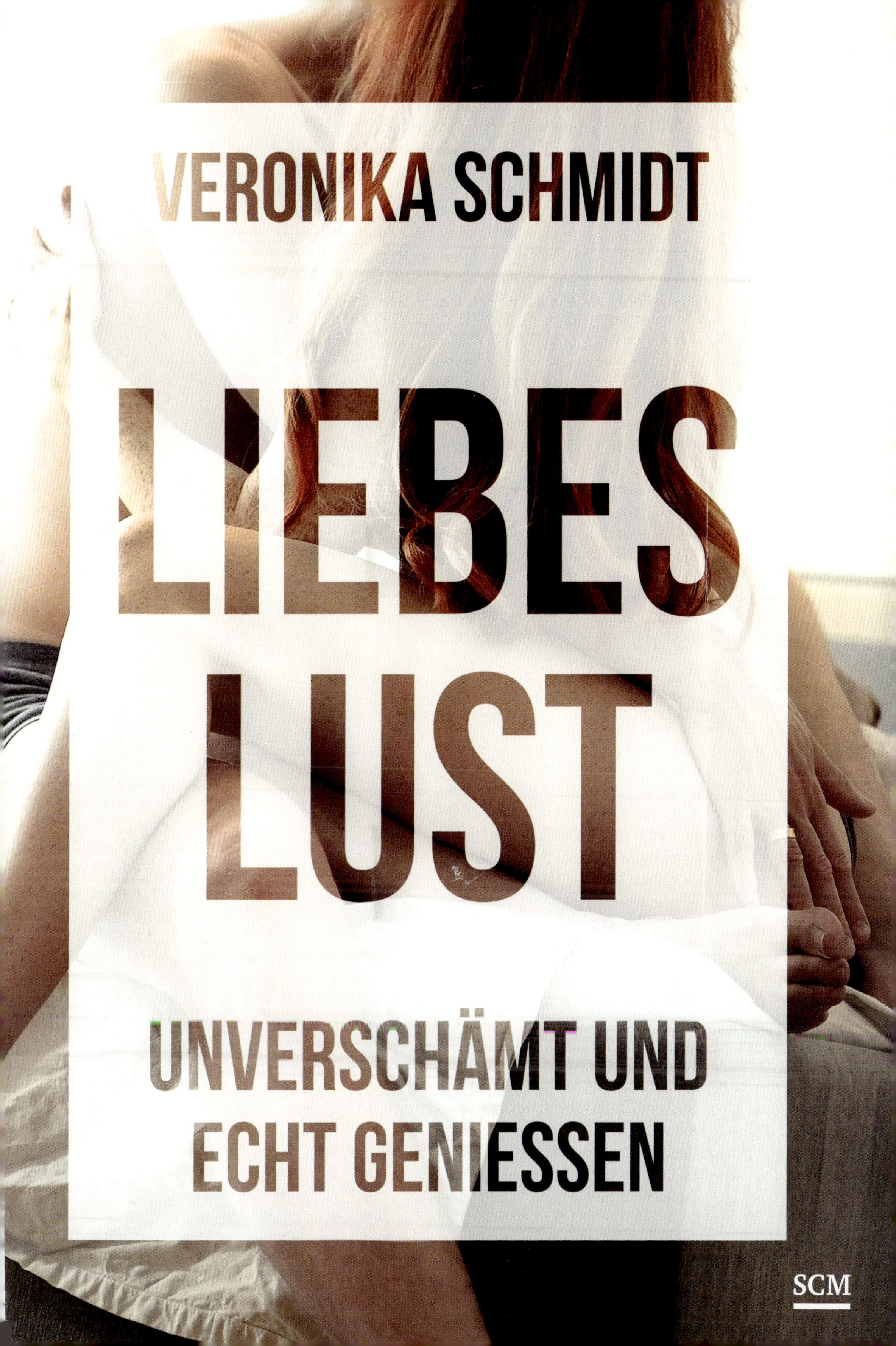

VERONIKA SCHMIDT

# LIEBES LUST

## UNVERSCHÄMT UND ECHT GENIESSEN

SCM

SCM

Stiftung Christliche Medien

SCM ist ein Imprint der SCM Verlagsgruppe, die zur Stiftung Christliche Medien gehört, einer gemeinnützigen Stiftung, die sich für die Förderung und Verbreitung christlicher Bücher, Zeitschriften, Filme und Musik einsetzt.

8. Auflage 2024

SCM-Verlag in der SCM Verlagsgruppe GmbH
Max-Eyth-Straße 41 · 71088 Holzgerlingen
Internet: www.scm-verlag.de · E-Mail: info@scm-verlag.de

Längere Passagen aus dem Hohelied Salomos wurden nach der Übertragung von Jörg Zink aus seinem Buch *Was bleibt, stiften die Liebenden* zitiert.

Gesamtgestaltung: Kathrin Spiegelberg, Weil im Schönbuch
Bibel- und Bildnachweise: im Anhang
Illustrationen: www.illustration-schmitt.de
Druck und Bindung: Finidr s. r. o.
Gedruckt in Tschechien
ISBN 978-3-7751-5665-3
Bestell-Nr. 395.665

»Es« öfter tun 124
Seelensex 125
Wohl dem Paar 130
**4 Im Glauben wurzeln –**
**Wie die Bibel Ehe und Sex sieht 141**
Ein Leben lang leidenschaftlich lieben 142
Sich gegenseitig erkennen im Sex 149
Dreamteam Mann und Männin 156
Die Bestimmung von Mann und Frau 159
Streit im Paradies 160
Nicht gleichartig, aber gleichwertig 161
Gleichwertig, aber nicht gleichartig: Achten und lieben 164
Sexuelle Selbstsicherheit – biblisch betrachtet 166
**5 Liebe leben –**
**Wie wir Beziehung und Partnerschaft entwickeln 183**
Guter Sex beginnt vor der Ehe 184
Die Liebe zwischen Mann und Frau 187
Geben und Nehmen 191
Die Portion Katastrophe 192
Wenn die Sexualität verletzt ist 192
Männer- und Frauenpornos 194
Sucht und Drang 198
Wandervögeln 201
»Vernetzt« 205
Streiten und Lieben nach allen Regeln 206
Konstruktiv streiten 207
Kommunikation besteht aus Zuhören und Reden 207
Kommunikation bringt Gewinn 214
Sexuelle Reife 215
Nach Hause kommen und Halt finden 218
Stilleres Lieben 220
**6 Das Gute weitergeben –**
**Wie wir über Sex reden 231**
Wir können es besser 232
Wissen macht stark 235
Worte dafür finden 237
Bilder dafür haben 238
Innere Bilder 239

Reale Bilder ... 241
Sexuelles Lustempfinden mit in die Ehe geben ... 242
Identität: Freiheit und Verantwortung ... 245
Partnerwahl und sexuelle Verantwortung ... 246
Wie sollen wir denn Sex und Ehe leben? ... 249
Wenn der Wandel auf die Gemeinde trifft ... 252
Die Botschaft der Gemeinde ... 253
**Zum Vertiefen ... 258**
Jean-Yves Desjardins und der *Sexocorporel* ... 258
Weiterführende Literatur ... 261
Sexuelle Aspekte ... 261
Geistliche Aspekte ... 262
**Dankeschön! ... 264**
Heimliche Helden ... 264
**Nachweise ... 266**
**Anmerkungen (Endnotes) ... 267**

# DIESES BUCH

## SEX KANN SO SCHÖN SEIN!

Sex könnte so schön sein! Sex könnte Spaß machen! Die meisten von uns hegen diesen Traum von einer leidenschaftlichen, erfüllten Sexualität. Doch die Realität? In vielen Ehebetten passiert erstaunlich wenig. Oder es passiert, aber mit verschwindend geringer Leidenschaft. Sex kann eine Ressource für ein kraftvolles Leben sein, aber für manche von uns ist er regelrecht Stress: »Das auch noch!« Wo ist die Lust zu lieben geblieben? Ist sie im Laufe der Jahre abhandengekommen? Haben wir sie gar noch nie richtig in uns entdeckt? Echte Liebeslust, am liebsten ein Leben lang – das wäre es. Und doch sind – für Männer wie Frauen – Wunsch und Wirklichkeit, Vorstellung und Realität manchmal ganz schön weit voneinander entfernt. Warum ist das so? Und vor allem: Wie können wir das ändern? Wie kommen wir als Paar zu dem Sex, den wir uns so sehnlich erträumen?

## KANN MAN LIEBESLUST LERNEN? KANN MAN LEIDENSCHAFT LERNEN?

Ja, man kann. Sie können – ganz gleich, wie es in Ihrem Liebesleben gerade aussieht. Möglicherweise war die Leidenschaft in Ihrer Ehe einmal feurig und spannend, aber über die Jahre ist sie eingeschlafen. Möglicherweise haben Sie regelmäßigen Sex mit Ihrem Ehepartner, aber insgeheim mangelt es Ihnen an Lust. Vielleicht leiden Sie sogar darunter, tief im Innern verschämt zu sein. Haben noch nie das Gefühl gehabt, eine sexuell begehrenswerte Person zu sein oder selbst zu begehren. Ganz gleich, woher Sie kommen: Veränderung ist möglich!

Dieses Buch geht davon aus, dass unsere Art und Weise, wie wir beim Sex empfinden, ob und wie wir Lust fühlen, nicht angeboren ist, sondern angelernt. Unsere »sexuelle Identität« wird von klein auf geprägt durch die Art und Weise, ob und wie in unseren Elternhäusern über Sexualität gesprochen und damit umgegangen wurde. Sie wird dadurch geprägt, was wir auf unserem weiteren Weg zu diesem Thema aufgenommen haben und aufnehmen. Dieses Lernen hält ein Leben lang an. Es ist daher möglich, mit ein wenig Wissen und der richtigen Anleitung auch ein neues Empfinden für Lust und Liebe zu erlernen und einzuüben.

# WAS WILL DIESES BUCH?

Dieses Buch ermutigt zu einem aktiven Sexleben und hilft Paaren, sich gemeinsam die Welt der Erotik zu erschließen. Ganz egal, wie viele Sexjahre ein Paar schon auf dem Buckel hat, es gibt immer noch Neues zu entdecken und zu gestalten. Dabei hat das Buch den »ganzen Menschen« im Blick und zeigt Wege auf, sich selbst als sexuelles Wesen wahrzunehmen und so ein Gespür für die eigene Leidenschaft zu entwickeln.

Dieses Buch verwendet eine ermutigende Sprache und Haltung für die Sexualität, damit es eine Veränderung im Denken, neue Erkenntnisse und einen freisetzenden Umgang mit dem Körper geben kann. Doch um frei von falscher Scham zu werden, genügt es nicht, nur darüber zu lesen. Deshalb gibt dieses Buch auch praktische Anleitung. Weil man Sex und Lieben lernen kann, wie man das Musizieren mit einem Instrument oder eine Sportart erlernt.

Das Buch zeigt auf, dass guter, stattfindender Sex eine der Grundlagen für eine lebenslange Ehe ist. Die meisten Menschen heutzutage wünschen sich nach wie vor Treue, Verbindlichkeit und eine Liebe, die ewig hält. Deshalb spricht dieses Buch auch darüber, wie wir Beziehung und Partnerschaft so entwickeln können, dass sie tragfähig sind.

# FÜR WEN IST DIESES BUCH?

Dieses Buch ist für alle Paare, die sagen: »Es muss doch noch mehr geben!« Es ist für diejenigen Paare, die lernen wollen, sexuell aktiv und ausgelassen zu sein. Die eine Anregung suchen, um frisch und frei draufloszuexperimentieren. Es ist für all jene, welche über die ganze Palette der Sinne, über die Sprache, den Körper, Bilder und Fantasien, einen Zugang zum Sex finden möchten. Dazu gehören ganz besonders viele Frauen.

Ein hoher Anteil ratsuchender Frauen in der Sexualberatung sind Frauen mit religiösem Hintergrund. Frauen, die in einer Atmosphäre der Sprachlosigkeit aufgewachsen sind, was ihre sexuelle Entwicklung betrifft. Ihnen kann oft recht einfach geholfen werden, weil es ihnen schlicht an der richtigen Information fehlt und an der Erfahrung mit dem eigenen Körper. Stellvertretend für ganz viele schreibt mir eine Frau: »Wir lieben uns und haben wundervolle Kinder. Nur im Bett läuft nichts mehr. Was Sie da sagen, trifft alles auf mich zu: schlechte Aufklärung, null Vorbereitung auf die Ehe, Sexualität als notwendiges Übel, ... irgendwann Resignation. Was wird aus uns als Paar, wenn die Kinder ausgeflogen sind? Wir möchten ja zusammen alt werden!!« Diesen Frauen vermittelt das Buch einen Weg zu ihrem Körper, zu Leidenschaft, Erotik und Sinnlichkeit.

Dieses Buch richtet sich an Paare, die jahrzehntelang zusammenbleiben wollen und zu einer sexuellen Zufriedenheit finden möchten, die nicht auf extreme Kicks von außen angewiesen ist. Das Sex-Wissen in diesem Buch vermittelt ein Grund-Bewegungs-Muster, welches die Wahrnehmung jeder sexuellen Betätigung, jeder Sex-Stellung, jeder Technik und jedes Gefühlsempfinden verändern wird und zu sexuellem Genießen und Wohlbefinden führt.

# WAS IST ANDERS AN DIESEM BUCH?

Dieses Buch ist ein Buch mit christlichem Hintergrund. Es will auch und besonders gläubige Ehepaare ansprechen. Die Bibel zeigt uns, dass Sexualität ein wesentlicher Bestandteil dessen ist, wie Gott uns geschaffen hat. Die Bibel beschreibt Sex zwischen Mann und Frau als etwas Wunderschönes und Beglückendes, sogar als etwas Ungestümes und Erotisches. Auch darüber spricht dieses Buch.

Im Hohelied von Salomo in der Bibel lesen wir die Gedanken eines jungen Liebespaares. Diese Gedanken und Zitate erschaffen wunderbare Bilder eines sinnlichen und erotischen Umgangs mit der Sexualität, die uns durch dieses Buch begleiten.

Das »Lied der Lieder« hat uns dazu inspiriert, echte Ehe- und Glaubenspaare in diesem Buch abzubilden. Bilder von Nacktheit, welche würdevoll, respektvoll, gewaltlos, schön, erotisch und animierend sind. Bilder, die eine Sexualität abbilden und beschreiben, wie sie uns das Hohelied im Geiste ausmalt. Diese Paare haben sich freiwillig und allein nur für dieses Buch fotografieren lassen. Sie und die mit ihnen befreundeten Fotografinnen wollen damit das Anliegen dieses Buches mitunterstützen, Sexualität liebevoll, zärtlich, leidenschaftlich, in aller Unbefangenheit und Freiheit widerzuspiegeln. So, wie Gott Sexualität für uns erdacht hat. Sie zeigen Nacktheit in aller Natürlichkeit, als Gegenpol zu einer unrealistischen, überzogenen, verzerrten sexuellen Bilderflut, wie sie uns in den Medien begegnet.

# WER SCHREIBT DIESES BUCH?

Ich, Veronika Schmidt, wurde in eine gläubige Familie hineingeboren, wie schon meine beiden Eltern. Das Umfeld christlicher Gemeinden kenne ich daher von klein auf. Ich erlebte darin oftmals stark einengende Strukturen und hohe moralische Normen, die in mir oft Widerspruch auslösten und mir über die lange Zeit hinweg mal mehr, mal weniger Bauchweh bereiteten. Doch da waren auch viele schöne Erlebnisse und das Zugehörigkeitsgefühl zu etwas übergeordnetem Großem, das viel weiter reichte als die lokale christliche Gemeinde. Dank einiger mir im Glauben weit vorauseilender und mich prägender Vorbilder und Freunde erlebte ich einen mich liebenden, freiheitlichen Gott, der wirklich mein Herz ergriff und mich zur Liebe motivierte. Darum ist es mir zum Herzensanliegen geworden, Menschen in die von Gott verheißene Freiheit hinein zu ermutigen. Aus diesem Wunsch und meiner beruflichen Erfahrung heraus hat sich auch dieses Buch ergeben.

Das Interesse am Leben der Menschen war für mich die Motivation, erst Sozialpädagogik zu studieren und mit meinem Mann zusammen über Jahre eine sozialpädagogische Familie zu führen. Das bedeutete, in unserer eigenen Familie im professionellen Rahmen einer christlichen Stiftung Pflegekinder mit aufzuziehen. Danach ließ ich mich zur Systemischen Paar- und Familienberaterin ausbilden und noch mal etwas später zur Sexualberaterin. Ich führe meine eigene Praxis www.familienwerkstatt.ch, schreibe unter anderem in meinem eigenen Blog www.liebesbegehren.ch und spreche öffentlich über Sexualität, Paar- und Erziehungsthemen.

Schon als junge Sozialpädagogin und Mutter registrierte ich ganz schnell die Hilflosigkeit vieler Paare und Familien im Umgang mit Sexualität. Das ganze Ausmaß der sexuellen Not tat sich mir im Laufe der Jahre in der Seelsorge und in meiner Beratungstätigkeit immer mehr auf. Nicht nur Lieblosigkeiten, Affären und Missbräuche, sondern auch die grassierende sexuelle Unlust vieler auch junger Paare.

Genauso wie die Not der Menschen beschäftigte mich aber auch zunehmend die unbeholfene Starrheit in christlichen Gemeinden, sich all diesen Herausforderungen rund um Sexualität und veränderter Gesellschaft so zu stellen, dass echte Lebenshilfe möglich wäre. So machte ich es mir zur Aufgabe, mich zum Thema Sex zu engagieren, mit großem Glauben, dass sich im Leben von einzelnen Menschen etwas verändern wird. Ich erlebe, dass dies geschieht. Und das ist auch mein Wunsch für Sie. Dieses Buch soll dazu beitragen, dass sich auch bei Ihnen etwas verändert. Dass mehr Liebeslust in Ihr Leben kommt.

# WAS DIESES BUCH NICHT HAT

Dieses Buch gibt keine umfassenden und detaillierten Informationen zur sexuellen Anatomie von Mann und Frau und deren Funktionen. Es enthält auch keine Informationen zur sexuellen Gesundheit, zu Verhütung und Risikofaktoren der Ausübung von Sexualität. Tipps zu weiterführender Literatur finden Sie im Anhang dieses Buches.

# MEINE EIGENE GESCHICHTE

Mein Mann und ich, wir waren jung, als wir heirateten. 22 und 24 Jahre alt. Das war ein Jahr vor Abschluss des Studiums als Sozialpädagogen. Damals waren Hochzeiten weniger pompös als heute, und wir waren mit unserer Studentenhochzeit ganz zufrieden. Die Institution Ehevorbereitung gab es ebenso wenig wie Fragen oder Antworten zum Thema Sex.

Es gab kein Internet und nur wenige hilfreiche Bücher, zumindest auf dem christlichen Buchmarkt. Aber auch die Keuschheitsbewegung, die Anfang der 90er-Jahre aus den USA zu uns herüberschwappte, war noch nicht in Sicht. Sex war einfach kein großes Thema. Das altmodische Ehebuch, welches uns meine Tante, eine Pfarrfrau, zur Hochzeit schenkte, sorgte bei uns immerhin für einige Heiterkeit.

Rückblickend bin ich einfach von Herzen dankbar für unser beider neugieriges und experimentierfreudiges Wesen. Mein allergrößter Dank gilt aber unserem verstorbenen freudianischen Psychotherapeuten und Supervisor in unserer ersten Aufgabe als Pflegeeltern. Die vielen »sexologischen« Gespräche, die wir mit ihm geführt haben, und seine Literaturtipps haben uns sehr geprägt.

Wenn es eine Beobachtung gibt, die wir im Laufe der Jahre über die Menschen gemacht haben und die sich nie verändert hat, dann ist es diese:

> Wir alle wünschen uns tollen Sex, ein ausgefülltes Liebesleben und eine aufregende Partnerschaft.

Darin sind wir Christen nicht anders als alle Menschen auf der Welt. Doch tun sich Christen viel schwerer damit, diesen Wunsch zu leben. Das haben wir auch beobachtet. Warum ist das so? Warum werten wir gerade in christlichen Kreisen Leben und Lieben der Geschlechter so tief ab und stellen alles unter den Verdacht der Unkeuschheit? Was läuft falsch, dass so viele christliche Ehen in der Sexualität und manchmal überhaupt unglücklich sind?

Jörg Zink, ein deutscher evangelischer Theologe, sagt in seinem Buch Was bleibt, stiften die Liebenden: »Das Liebesspiel ist uns gegeben, damit wir in der Liebe glücklich seien.«[1]

Dieses Buch hat mir mein Mann vor über 30 Jahren in unserer Kennenlernzeit geschenkt, und wir haben es uns gegenseitig vorgelesen. Es zeigt zwei Wege für ein Liebespaar: Als Paar in die Welt hinauszugehen und zu suchen, was Gott für uns hat. Und einen Weg nach innen zu gehen, wo wir entdecken, wer Gott in uns ist, wer wir selbst sind, wer wir als Paar sein können. In diesem Buch wird das Hohelied Salomos aus der Bibel in dichterischer Weise aufgenommen und für Liebende gedeutet. Die Auslegung dieser poetischen Texte war damals für uns eine Offenbarung darüber, wie Gott Sexualität und Paarbeziehung gemeint haben könnte.

> »Die Welt ist groß. Geh deinen Weg mit kräftigen Schritten. Weite dich. Dehne dich aus. Sei nicht zufrieden mit dem, was du bist und was du kannst. Aber dein Heil ist nicht außen allein. Nimm auch den anderen Weg unter die Füße: den nach innen. Suche mit aller Klarheit deines Geistes nach Wahrheit. Es geht um deine Seele und Gott. Um Gott und deine Seele. Und wenn du ein Liebender bist an der Seite eines Geliebten, dann geh beide Wege gemeinsam mit ihm.«[2]
>
> *Jörg Zink*

Wir waren und sind ein Paar, das nicht mit dem zufrieden ist, was uns gesagt wurde. Wir wollten die Wahrheit wissen. *Unsere* Wahrheit, die wir glaubten, von Gott für uns offenbart zu bekommen. So machten wir uns auf den Weg, gemeinsam unsere eigene Welt zu erobern, um ein gemeinsames Leben zu finden, inklusive der Sexualität und des Liebeslebens.

> »Du traust dir zu, die Welt zu erobern. Du hast den Mut, dich zu zeigen. Du nimmst dein Recht wahr. Du findest deine Gestalt und dein Werk. Die Welt hat Raum, und du nimmst Raum in Anspruch. Du willst wachsen und wirken. Du bewährst dich in verantwort-

lichem Tun. Du wagst die Auseinandersetzung, die fruchtbare Begegnung, aber auch den Konflikt.«[3]

*Jörg Zink*

Dieses Vermächtnis will ich der Generation meiner Kinder mitgeben. Sie ermutigen, es uns gleichzutun, sich ihr eigenes Heim zu bauen, zu ihrer eigenen Familie zu werden, ihre eigenen Freundschaften zu schließen, die äußere und ihre innere Welt zu durchwandern und sich aus dem Bann ihres Elternhauses zu lösen und als Liebespaar ihre eigene Gemeinschaft und ihre eigene kleine Welt zu gestalten.[4] Sich aus dem Bann des Elternhauses lösen – was kann das heißen? Aus was für einem Bann sollen wir uns lösen? Zum Beispiel aus dem Bann einer großen Sprachlosigkeit zu heiklen Themen, die aber das ganz praktische Zusammenleben von Paaren und Familien existenziell bedrohen, wenn wir keine Worte dafür finden. Manche von uns sind in einer Atmosphäre groß geworden, in der zum Thema Sex eine große Sprachlosigkeit herrschte. Gerade im Umfeld christlicher Gemeinden begegnet mir dies immer wieder. Da wollten Eltern, Familien und Gemeindemitarbeiter das Beste für uns und haben uns sehr wohlmeinend gute Grenzen für das Ausleben von Sexualität aufzeigen wollen. Doch allzu oft haben ihnen die Worte dafür gefehlt, uns dabei trotzdem zu vermitteln, dass Sexualität etwas sehr Schönes und von Gott Gewolltes ist. Diese Sprachlosigkeit zum Thema Sex hat geprägt und setzt sich oft bis in die Ehen hinein fort. Paare, denen die Freiheit und die Offenheit fehlt, über Sex zu reden, oder die im Innern von einer falschen Scham geprägt sind, sind oft nicht frei, echte Leidenschaft in ihrem Sexleben zu empfinden.

Doch es geht nicht nur um Sex. Es geht auch um Liebe. Im Sex erleben wir nicht nur Lust, sondern suchen darin vor allem Zugehörigkeit zu einem uns liebenden Menschen, der uns annimmt, uns will, uns gut findet und bei dem wir uns wohlfühlen. Sex hat das Potenzial, diese Liebe lebendig zu erhalten. Ohne Sex steigt die Gefahr, dass die Liebe sich verabschiedet und die Nähe verloren geht.

Im Hohelied der Bibel finden wir eine wunderbare Sex-Sprache. »Ich staune über diese Lieder. Tausend Jahre vor Christus schon wurden sie gesungen. Ich staune über die bezaubernde Freiheit dieser Liebe. Da sind junge Menschen, die einander lieben, die einander liebkosen, die nach Plätzen suchen, in den Weinbergen, unter den Zypressen oder im Garten, wo sie ungestört sind mit ihrer Seligkeit«[5] (Jörg Zink).

Was ich der Generation meiner Kinder auch mitgebe, ist, dass Liebe noch etwas mehr braucht: eine gemeinsame Geschichte. Wir sollen nicht nur eine eigene Welt gestalten, sondern auch eine gemeinsame Geschichte als Paar entwickeln. Eine Geschichte, die wir uns ein Leben lang erzählen können und die zu uns gehört, wie es Eva Illouz ausdrückt: »die Geschichte der Liebe, die sich ein Paar erzählt, vom Anfang, seinen gemeinsamen Erfahrungen, seiner Moral. Die gute Geschichte zwischen zwei Menschen. Daran muss man glauben.«[6] Eva Illouz ist Professorin für Soziologie und Anthropologie in Jerusalem. Sie vergleicht Liebe mit Glauben und sagt: »Liebe ist religiösem Glauben ähnlich: Jemanden zu lieben heißt, an etwas zu glauben, was er repräsentiert. Ich liebe, solange ich daran glaube, dass diese Person etwas darstellt, was mir wichtig ist: ihre Güte, ihre Integrität oder ihre Liebe. Irgendwann hören die Menschen auf, an diese spezifische Liebesgeschichte zu glauben, und denken: Ich glaub nicht mehr daran, dass du dieser großartige Mensch bist, besser als all die anderen; ich glaub nicht mehr, dass unsere Geschichte einzigartig ist; ich seh überall Leute mit besseren Geschichten. Sich zu entlieben heißt, aufzuhören, an den zu glauben, der Geliebter sein wollte.«[7] Daran wollten mein Mann und ich unbedingt glauben, dass der andere Geliebter sein und bleiben wollte. Auch Sex-Geliebter. Und wir wollten entdecken, wie Gott es gemeint hat, dass es möglich ist, dass ein Paar gleichberechtigt zusammen und auf gleicher Augenhöhe leben kann. Und das ein ganzes Leben lang.

> »Lass mich deinem Herzen nahe sein, so wie der Siegelring auf deiner Brust. Ich möchte einzigartig für dich bleiben, so wie der Siegelreif um deinen Arm. Unüberwindlich wie der Tod, so ist die Liebe, und ihre Leidenschaft so unentrinnbar wie das Totenreich! Wen die Liebe erfasst hat, der kennt ihr Feuer: Sie ist eine Flamme Gottes!«
>
> *Hoheslied 8,6; HFA*

Ich habe selbst erfahren, dass es nichts an mir gibt, das Gott mehr oder weniger lieben würde. Geist, Seele und Körper sind eine Einheit. Gott liebt meinen Geist nicht mehr als meinen Körper. Und ich habe für mich gelernt, dass diese Einheit üben kann, Sex genussvoll zu gestalten und Liebende oder Liebender sein zu wollen. Theodor Fontane fordert uns sogar heraus, zu überdenken, ob nicht sogar Glücklichsein eingeübt werden kann, und die Erfahrung in der Paarberatung lässt mich ihm Recht geben: »Vielleicht kann man glücklich sein, wenn man glücklich sein will, und ich hab' einmal gelesen, man könnte das Glück auch lernen.«[8]

Darum ist dieses Buch ein Wissensbuch, wie Sex und Lieben geht. Sex und Lieben aus Sicht der Bibel, aus meiner Sicht als Sexualberaterin, unter Einbezug des Glaubens, Wissens, Denkens, Fühlens, Handelns und aller Sinne.

> »Komm, mein Geliebter, wir wollen aufs Feld hinausgehen und die Nacht zwischen wilden Blumen verbringen. Lass uns früh am Morgen hinaus in die Weinberge gehen. Lass uns nachsehen, ob die Weinstöcke bereits treiben, die Knospen sich öffnen und die Granatapfelbäume blühen. Dort will ich dir meine Liebe schenken!«
>
> *Hoheslied 7,12f; NLB*

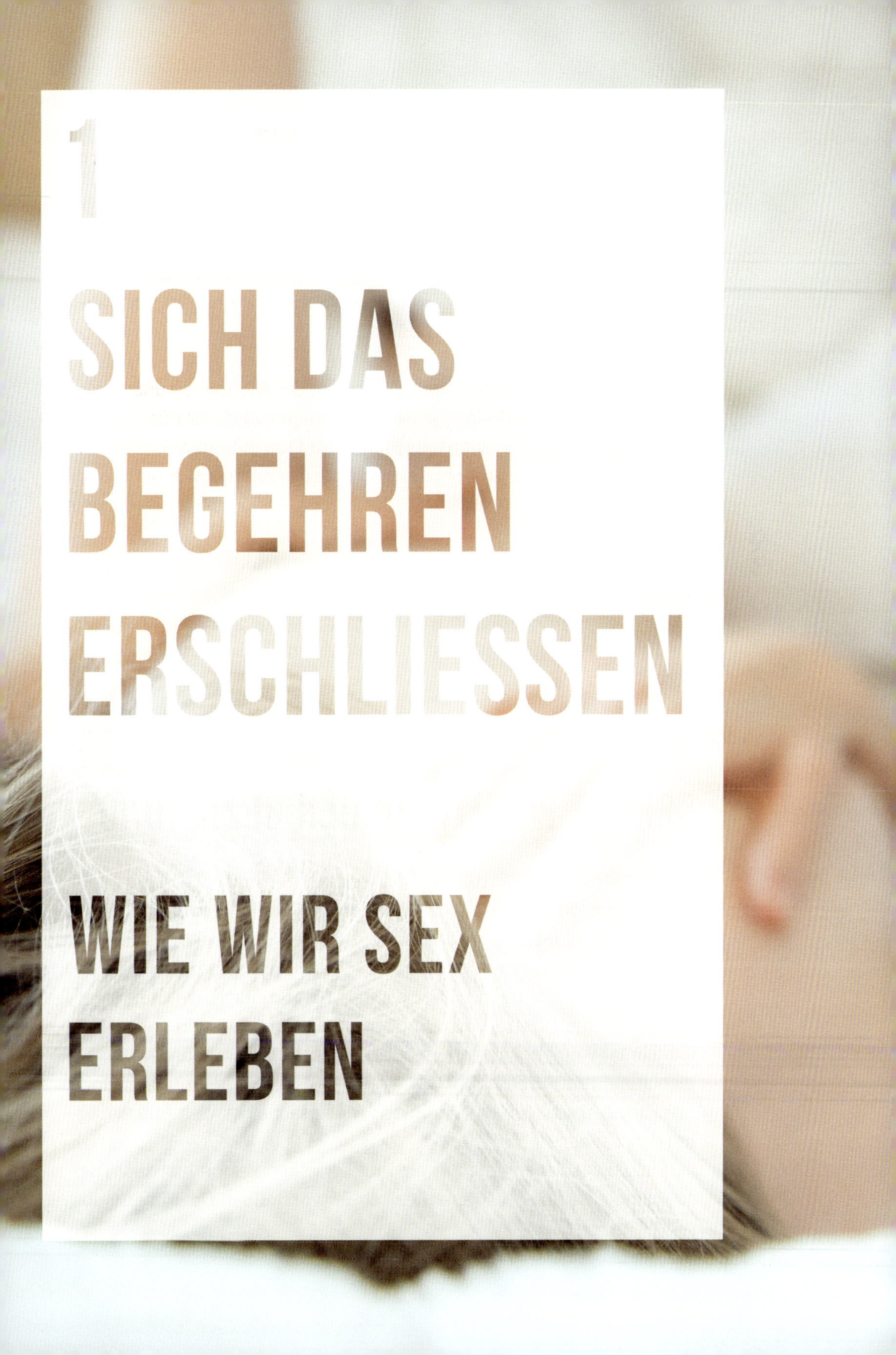

# 1

# SICH DAS BEGEHREN ERSCHLIESSEN

## WIE WIR SEX ERLEBEN

# MENSCHLICHE SEXUALITÄT

Wie ein gutes Gericht setzt sich die menschliche Sexualität aus verschiedenen Komponenten zusammen. Aus der je eigenen Erotik der Frau und des Mannes und ihren erotischen Fähigkeiten, die sie sich allein und zusammen mit dem Liebespartner erworben haben. Dann aus ihren Liebesgefühlen und ihrem sexuellen Begehren. Und zuletzt auch aus ihren Fähigkeiten der Verführung und der erotischen Kommunikation. Diese verschiedensten Zutaten in der Gesamtheit werden zu einem erfüllenden Erlebnis, je mehr wir sie uns aneignen und ausbilden können. Je besser es uns als Mann und Frau gelingt, unseren Körper und die Funktion unseres Geschlechts zu kennen und damit unsere ganz eigene Erotik zu entwickeln, desto genussvolleren Sex werden wir erleben.

In diesem Kapitel spreche ich über Liebesgefühl und sexuelles Begehren. Die körperliche Seite der Erotik bei Mann und Frau vertiefe ich im zweiten Kapitel, und im Kapitel »Lust lernen« geht es um Verführung und erotische Kommunikation sowie um unsere erotischen Fähigkeiten.

# SEX IST WICHTIG IN DER BEZIEHUNG

Es ist gut, wenn er stattfindet, der Sex, und er muss dabei gar nicht perfekt sein. Für das Überleben von langen Beziehungen ist Sex wichtig. Sex verbindet und schafft Nähe. Erst der Sex macht das Paar zu einem Paar. Alles andere kann man auch mit Freunden haben, sagt die Sexberaterin Caroline Fux.[9] Sex passiert nicht einfach, wir müssen etwas dafür tun. Unsere Vorstellungen davon, wie Sex sein sollte, sind manchmal völlig überzogen. In der Lust gibt es Schwankungen. Sex ist manchmal nur durchschnittlich – und das ist auch in Ordnung. Hohe Erwartungen schaden der schönsten Nebensache der Welt und zerstören den Zauber.

Ein ganzes Leben lang mit ein und derselben Person lustvollen Sex zu erleben, ist für viele Menschen schwer vorstellbar. Oder überhaupt, über Jahre lustvollen Sex zu haben. Viele behelfen sich für größeren Lustgewinn mit immer ausgefalleneren Techniken und extremen optischen Kicks. Sie kennen nur die Möglichkeit, sich Lust von außen zu holen. Aus dieser Begrenzung heraus sagte ein Ehemann zu seiner Frau, die in meine Beratung kam: »Lass uns ganz viel Sex haben, solange ich dich noch attraktiv finde ...« Dieser Mann holt die Lust aus dem perfekten Aussehen seiner Frau, statt aus seinem eigenen Körper oder seinen Fantasien, die es möglich machen, sich und seine Frau zu erotisieren, auch wenn sie beide nicht makellos sind. Wenn man weiß, wie es geht, sind der Quelle der Lust aus dem eigenen Körper, den eigenen Sinnen und Fantasien, keine Grenzen gesetzt, auch keine lebenszeitlichen.

Es geht weder um die Häufigkeit von Sex, noch um Sex-Stellungen und auch nicht um besondere Praktiken. Das alles kann die Sexualität zusätzlich bereichern. Aber wenn wir nicht gelernt haben, beim Sex mit dem ganzen Körper und mit unseren Emotionen mitzuempfinden, dann sind Praktiken Turnübungen. Wer Sex befriedigend und erfüllend erleben will, muss lernen, mit all seinen Sinnen wahrzunehmen, zu spüren, zu fühlen, zu empfinden. Daraus entsteht Vertrauen in den eigenen Körper, und erst das ermöglicht es, loslassen zu können und zu genießen.

Aber Sex ist nicht nur ein Gefühl. Um Sex zu leben und auszudrücken, brauchen wir unseren Körper. Wir können und sollen den Körper sorglos annehmen, uns an ihm freuen, sagt Jörg Zink: »Wir haben nicht einen Körper, wir sind Körper. Ich sehe nicht, wo eine Grenze sei zwischen Körper und Seele. Ich kann nicht sagen: Hier hört der Körper auf, dort fängt die Seele an, sowenig ich trennen kann zwischen Geist und Seele. Wir sind Körper, vom Geist beseelt«[10], so beschreibt er das Geheimnis der Ganzheit des Menschen.

Das Hohelied der Bibel kennt diese Trennung von Körper und Geist ebenfalls nicht. Diese Texte sind voller Worte, die unverkrampfte Leiblichkeit ausdrücken. Und zwar von Mann und Frau. Sie steht ihm an sexuellem Begehren in nichts nach. »Ich bin krank vor Liebe«, sagt die junge Braut Sulamith in Hoheslied 5,8. Unglaublich frei äußert sie in den Versen des Hohelieds ihr Verlangen, das sich nach Umarmung und Vereinigung sehnt und die erste und schönste Gelegenheit sucht, sie mit ihrem Körper zu verwirklichen. Sie, die Frau, beschreibt voller Wonne, welche Schönheit und welchen Reiz es von Kopf bis Fuß an diesem Mann zu schauen gibt. Diese Frau ist nicht schüchtern, abwartend, ihre Worte sind verlangend, verlangen nach dem Körper ihres Geliebten.

# EROS IST LERNBAR

Sexualität ist eine Lerngeschichte. Dass wir grundsätzlich in der Lage sind, Geschlechtsverkehr zu haben, ist in uns angelegt. Irgendwie können wir es. Doch *wie* wir es tun, wie wir dabei empfinden, was wir uns dabei erlauben, wie wir darüber denken, all das ist erlernt und abgeschaut. Und all das kann daher auch umgelernt oder dazugelernt werden. Dabei kommt auch Eros mit ins Spiel, also Sinnlichkeit, Liebeskunst, Sinnenfreude und Hingezogenheit zum Gegenüber. Wie kann Sinnlichkeit eingeübt werden? Möglich wird dies über die Wahrnehmung des eigenen Geschlechts und über die Erotisierung des anderen Geschlechts. Beides ist je nach moralischem Hintergrund sowohl für Männer wie Frauen keinesfalls selbstverständlich. Beide können einen wenig sinnlichen Zugang zum eigenen Geschlechtsteil haben und das des anderen nicht sonderlich attraktiv finden. Dieser Zugang wird von Kindheit an geprägt.

Die Art, wie wir gelernt haben, über sexuelle Erlebnisse zu denken, und ob wir fähig sind, ihnen eine positive Bedeutung zu geben, ist ein Schlüssel zu unserem Lusterleben. Wie wir über Sex denken, kann uns sowohl beflügeln als auch behindern. Darin sind wir geprägt von Aussagen und Verhaltensweisen der Eltern und später auch von anderen wichtigen Bezugspersonen. Diese Menschen haben uns bewusst und größtenteils unbewusst eine Einstellung zu Sexualität vermittelt.

Manche von uns hatten das Glück, in einer Atmosphäre aufzuwachsen, in der über Sexualität als etwas gesprochen wurde, was ganz selbstverständlich zu unserem Menschsein gehört. Solche Menschen empfinden sich gewöhnlich in ihrem späteren Leben ganz selbstverständlich als sexuelle Wesen und nehmen Begehren und Begehrtwerden als etwas Schönes wahr.

Wenn uns in unserer Entwicklung aber Botschaften über sexuelles Lusterleben vermittelt wurden, die eher bestrafend, zwiespältig oder gar nicht vorhanden waren, dann verbinden wir auch als Erwachsene Lustgefühle mit Beschämung oder Bestrafung und sind nicht fähig, diese sexuelle Lust zu genießen. Dann werden Aussagen, die wir als Kinder hörten, wie »Da fasst man sich nicht an«, »Solche Triebe sind etwas Schlechtes«, »Darüber solltet ihr im Schulunterricht nicht gelehrt werden«, »Eine Frau sollte ihrem Mann zur Verfügung stehen, aber es gehört sich nicht, sich dabei so lustvoll zu gebaren«, zu »negativen Glaubenssätzen«, die so sehr verinnerlicht werden, dass sie die eigene sexuelle Wahrnehmung blockieren können. Selbst wenn wir keine ausdrücklich negativen Botschaften zu Sex erhalten haben, kann es uns negativ prägen, wenn wir nie jemanden aus unserer Familie nackt sahen und keinen entspannten, unverkrampften Umgang mit dem Körper und Sexualität erlebten. Eine Frau, deren manipulativ religiöse Kindheit und Jugend es ihr unmöglich machte, einen positiven Zugang zu Sexualität zu entwickeln, erzählte mir, dass sie mit ganz vielen Männern geschlafen habe, um Zuwendung zu bekommen. Dabei war sie nur darauf fokussiert, diese Männer zufriedenzustellen, hatte aber selbst nie einen Orgasmus.

Viele, die Probleme mit dem sexuellen Lusterleben haben, leiden unter Schamgefühlen. Oder sie können sich selbst schlicht und einfach nicht als »sexuell Erfüllte« vorstellen. Unsere Emotionen und Gedanken sind in jeder Faser des Körpers gespeichert, im sogenannten Körpergedächtnis. Ist in diesem die Sexualität vorwiegend negativ gespeichert, hat das körperliche Folgen für die Sexualität. In der Erregung kämpfen diese Menschen mit einem hohen Muskeltonus, was zwangsläufig gefühlsmäßige und muskuläre Anspannung bedeutet und dazu führt, dass nicht viele körperliche Empfindungen ausgelöst werden. Fühlen wir uns in der Sexualität unsicher, dann hat dies einen direkten Einfluss darauf, wie viel körperliche Bewegung wir zur Erregungssteigerung einsetzen. Die Freiheit, uns im Geschlechtsakt bewegen zu können, ist ein entscheidender Faktor, Sex lustvoll zu erleben. Erregung braucht ein wechselseitiges An- und Entspannen bestimmter Muskelgruppen, einen bewegten Körper und emotionales und genitales Loslassen. Menschen, die ein gutes Selbstgefühl und sogar Stolz auf das eigene Geschlecht haben, bewegen sich viel unbefangener und spüren dementsprechend auch ihre Erregung besser. Vor allem aber ist es ihnen möglich, Kontrolle abzugeben und die Kontrolle zu verlieren, was sie zum Genuss und Orgasmus bringt.

Wie können wir mit einengenden Prägungen umgehen und wie können wir umlernen, damit Sex befriedigend und erfüllend wird? Dazu brauchen wir konkretes Wissen, wie Sexualität funktioniert. Haben wir das nicht erhalten, sollten wir es uns selbst aneignen. Wissen macht uns stark und gibt Sicherheit. Deshalb bietet dieses Buch Ihnen Informationen an, um sie sich zu eigen zu machen.

Informationen und ein »erlaubender« Umgang mit dem Thema Sex können negative Glaubenssätze durchbrechen, aber wir brauchen zusätzlich sinnliche Erfahrungen, um wirkungsvoll positive körperliche Reaktionen auszulösen. Erst positive Erfahrungen bewirken ein Umlernen. Erst das *wiederholte* Erleben genussvoller sexueller Erregung stellt negative Botschaften außer Kraft. Dann erst können Seele, Geist und Körper zulassen und empfinden, dass gut ist, was sich gut anfühlt.

Und weil für das Umlernen auch sinnliche Erfahrungen nötig sind, bekommen Sie in den nächsten Kapiteln eine Vielzahl an Anregungen, wie Sie Ihre eigenen sinnlichen Erfahrungen vertiefen können.

## SCHÖN GENUG

Nicht nur Prägungen von außen halten uns von einer positiven Einstellung zum Sex ab. Auch unser Bild von uns selbst, unser Selbstgefühl, beeinflusst, ob wir im Sex loslassen und ihn genießen können. Mir begegnen in der Beratung immer wieder sehr schlanke, attraktive junge Frauen, die nicht genießen können, weder Essen noch Beziehungen noch Sex.

Eine jung verheiratete Frau kam zu mir, weil sie schon nach kurzer Zeit der Ehe kein Bedürfnis mehr nach Sex hatte, aber gerne die Bedürfnisse ihres Partners erfüllen wollte. Ihre Unlust schrieb sie der Tatsache zu, dass sie schon vor der Ehe mit schlechtem Gewissen Sex gehabt hatten. Mir fiel auf, dass die junge Frau sehr schlank war. Daher wollte ich wissen, ob sie denn Essen genießen könne. Das verneinte sie, ebenfalls mit der Begründung, sie habe dabei ständig ein schlechtes Gewissen. Ihrem Mann hätten ein paar Pölsterchen mehr durchaus gefallen.

Viele solcher jungen Frauen sind dauernd mit ihrem Selbstbild beschäftigt. Ihre Gedanken drehen sich beim Sex darum, wie sie dabei aussehen, was der andere erwarten könnte, ob er zufrieden ist. Sich selbst fragen sie das nicht, was sie eigentlich erwarten oder ob sie zufrieden sind, weil sie sich jede Art von Genuss versagen. Sie sind sexuell zu vielen Kompromissen bereit, aber sie selbst empfinden dabei wenig.

Sexuelle Zufriedenheit hängt nicht primär von der Attraktivität des Körpers ab. Natürlich ist es gut, dem Körper, seiner Pflege, Fitness und

Ernährung Aufmerksamkeit zu schenken. Aber viele Frauen sind geradezu besessen davon, einem unrealistischen Körperbild entsprechen zu wollen. Eine Verkäuferin eines Unterwäscheshops erzählte, wie eine Kundin sich darüber geärgert hatte, dass ihr das Bauchweghöschen in Größe S zu groß war und es dieses in XS gar nicht gab. Ja, vielleicht deshalb, weil man mit Größe XS gar keinen Bauch mehr hat?

Vor allem Frauen, aber leider zunehmend auch Männern, fällt es schwer, sich selbst liebevoll und wertschätzend zu betrachten. Das hat auch mit Botschaften des näheren Umfelds zu tun. Immer wieder erzählen mir Frauen in der Beratung, dass sie mit der Entwicklung zur Frau von ihrem weiblichen und männlichen Umfeld zu hören bekamen: »Jetzt hast du aber schon etwas zugelegt ... solltest also schon schauen, dass dein Po nicht zu groß wird ... könntest auch etwas mehr Sport treiben ... iss nicht so viel ... die Soundso ist schon sehr schön schlank ...«

Der gnadenlose Blick unserer modernen Gesellschaft und das eigene ständige Vergleichen mit anderen erzeugen bei uns unablässig Gefühle der Minderwertigkeit und des Ungenügens. Die Folge ist, dass wir nie zufrieden sind mit uns und unserem Körper. Darunter leiden Menschen jeden Alters, in allen Formen und Größen. Wir sollen heute am besten ein Leben lang sexy, erfolgreich und makellos sein. Sex aber braucht einen wohlwollenden Blick auf uns selbst. Und deshalb sollten wir uns gegenseitig das Gefühl geben, okay zu sein, wie wir sind. Wie vorbildlich befreiend sind da die Texte im Hohelied.

> »Siehe, schön bist du, meine Freundin. Siehe, du bist schön! Deine Augen ... dein Haar ... deine Zähne ... deine Lippen ... dein Mund ... deine Schläfe ... dein Hals ... deine beiden Brüste. Alles an dir ist schön, meine Freundin, und kein Makel ist an dir.«
>
> *Hoheslied 4,1-7*

Das ist einerseits die bewundernde Beschreibung, wie der Geliebte seine Sulamith sieht. Und andererseits fordert er sie damit auf, sich selbst in dieser wertschätzenden Art und Weise anzusehen, ihre eigene Schönheit anzunehmen und sich daran zu freuen.

In dieser Beschreibung geht es nicht um ein Schönheitsideal. Es geht einzig um die subjektive Wahrnehmung der Liebenden. »Was hat dein Geliebter anderen Männern voraus, dass du uns so beschwörst?«, fragen die Freundinnen Sulamith (Hoheslied 5,9). Objektiv gesehen vielleicht gar nichts. Liebe und Sex machen schön! Dass ich den anderen liebe und körperlich begehre, macht ihn in meinen Augen schön. Dass ich vom anderen geliebt und körperlich begehrt werde, macht mich in meinen Augen schön. Meinen Körper in sexueller Erregung zu erleben und zu genießen, das Begehren des anderen erleben und genießen zu können, gibt mir ein ganz anderes Selbstgefühl.

> »Dem Liebenden ist die größte Kostbarkeit der andere und sein Glück. Aber er selbst wird kostbar auch in seinen eigenen Augen. [...] Der Liebende erkennt sich selbst in der Liebe des andern. Er begreift, wie viel er wert ist.«[11]
>
> *Jörg Zink*

Doch nicht nur das Selbstgefühl prägt unser Selbstbild, sondern auch das Bild, das wir von außen her von uns selbst gewinnen. Daher empfehle ich, dass ein Kind von Anfang an in seinem Zimmer einen Spiegel haben sollte, in dem es sich ganz sehen kann, um einen lustvollen Zugang zu seinem Aussehen und dem Körper zu erhalten. In meiner Kindheit gab es in unserem Haus einen einzigen großen Spiegel, und der hing im Schlafzimmer meiner Eltern. Also wartete ich auf ihre Abwesenheit und auch auf die meiner Geschwister, um mich vor diesem Spiegel selten einmal ungeniert inszenieren zu können.

Wenn ich mich in meinem Körper wohlfühle und ein gutes, starkes Selbstgefühl habe, zeigt sich das unter anderem auch in der Art und Weise, wie ich meinen Körper bewege, mich zeige und präsentiere, wie ich ihn »bewohne«. Susie Orbach, die Londoner Psychotherapeutin, rät, unseren Körper zu »bewohnen wie ein bequemes Sofa oder ein gemütliches Haus.«[12]

Viele Menschen optimieren und bewirtschaften ihren Körper, das heißt aber nicht auch zwingend, dass sie ihn gut bewohnen. Ein gut bewohnter Körper ist ein glücklicher Körper, innerlich erfüllt. Da Sex in vielerlei Weise mit Loslassen zu tun hat, sollten wir uns auch losmachen von den »Krücken« der Selbstoptimierung, der Modezwänge und der Gefallsucht. Dann können wir selbst stehen, unserer selbst bewusst sein, einen gesunden Selbstwert haben, überzogenen Ansprüchen entgegenstehen und uns so fallen lassen auch beim Sex.

Geliebte machen sich gegenseitig einzigartig, begehrenswert, attraktiv füreinander. Sie bestätigen einander ihre Schönheit, wenn sie zusammen sind, zusammen »lagern«: »Siehe, du bist schön, meine Freundin, siehe, du bist schön, deine Augen sind Tauben.« – »Siehe, auch du bist schön, mein Geliebter, und liebenswert, und unser Lager ist frisches Grün.« (Hoheslied 1,15f)

## DER SCHLÜSSEL IST DIE FRAU

Das Geheimnis der Frau im Hohelied ist, dass sie ebenso selbst erobert, wie sie erobert werden will. Dass sie selbst begehrt und nicht nur begehrt werden will. Dass sie selbst erregt ist und nicht nur erregt werden will. Dieser Sex ist völlig gleichberechtigt. Geliebter und Geliebte sind aktiv und genießend, Gebende und Empfangende. Völlig losgelöst von Angst und Scham. Gelöst von Vorurteilen und Vorstellungen, wie Sex stattfinden sollte. Dies ist ein Vorbild, nach dem wir erfüllende Sexualität gestalten können. Doch wo liegt der Schlüssel dafür, diesem Ziel näherzukommen?

Ich behaupte: Der Schlüssel für befriedigende Paarsexualität ist die Frau. Warum? Das hat mehrere Gründe. Zum einen haben viele Frauen mit ihrem eigenen Geschlecht wenig Erfahrungen gemacht. Viel weniger als Männer mit ihrem Geschlecht. Ein zweiter Grund ist die Prägung aus der Kindheit: Wenn in der Erziehung das Thema Sexualität totgeschwiegen wird, dann leiden Frauen stärker unter den Folgen dieser Sprachlosigkeit als Männer. Falsche Scham und Tabus hindern viele Frauen am leidenschaftlichen, sinnlichen Sex. Es ist ihnen nur möglich, romantische, verträumte Liebe zu genießen, aber nicht lustvolle, kreative, körperbetonte Sexualität. Und daran leiden die Männer mit. Der dritte Grund, weshalb der Schlüssel für befriedigenden Paarsex bei der Frau liegt, ist, dass der Mann um einiges einfacher gestrickt ist als die Frau. Der Männerkörper, sprich das Männergeschlecht, ist unkompliziert und funktioniert vor allem in jungen Jahren beim Sex fast automatisch. Doch das nützt dem Paar wenig, wenn die Frau den Sex nicht genießt.

Männer sind übrigens sehr offen dafür, etwas über die Frau zu erfahren. Als wir in unserer christlichen Gemeinde getrennte Sexworkshops für Frauen und Männer anboten, gab es viele Männer, die daran interessiert waren, in den Frauenworkshop zu kommen, weil sie eigentlich gar nicht so genau wüssten, wie die Frau funktioniert.

Neben dem Wissen, wie die Frau funktioniert, braucht der Mann aber auch ein erweitertes Know-how für sich selbst. Die Herausforderung des Mannes ist es, in einen Bewegungs- und Erregungsmodus zu finden, der beim Geschlechtsverkehr sowohl für ihn als auch für die Frau lustvoll ist. Wie er sich früher selbst erregt hat, genügt diesem Anspruch vielleicht nicht.

Die Botschaft dieses Buches ist auch: Die Frau kann lernen, Lust zu empfinden und Sex als erfüllend zu erleben. Wenn eine Frau Sex kennt, Sex »kann«, Sex genießt, in der Sexualität aktiv Lust empfindet, ist die Tür geöffnet für erfüllenden Paarsex. Das ist für viele Frauen revolutionär, faszinierend und zugleich beängstigend. Weil das heißt, dass sie für ihre Lust eigenverantwortlich die Initiative ergreifen sollen. Die Frau soll auffordern, sie soll »gelüsten«, sie soll genießen.

> »Er küsse mich(!) mit Küssen seines Mundes, denn deine Liebe ist köstlicher als Wein.«
>
> *Hoheslied 1,2*

> »Wie ein Apfelbaum unter den Bäumen des Waldes, so ist mein Geliebter unter den Söhnen. In seinem Schatten zu sitzen, gelüstet es mich, und seine Frucht ist meinem Gaumen süß.«
>
> *Hoheslied 2,3*

## POSITIVES BILD DER BEGEHRENDEN FRAU

Frauen müssen sich selbst als »verlangend« sehen können und sich darin wohlfühlen. Ohne ein positives Bild von sich als begehrender Frau ist es schwer, sexuellen Genuss, selbst wenn wir ihn empfinden, ohne Schuldgefühle wertzuschätzen. Zu mir kommen Frauen, jahrelang verheiratet, die keine Ahnung haben, wie sie sexuell begehren sollen. In ihrer Familie oder dem nahen Umfeld fehlten ihnen entsprechende Vorbilder und Lernmöglichkeiten. Vielleicht entdecken sie sogar sexuelle Bedürfnisse bei sich und Möglichkeiten, diese zu stillen. Doch bei Mädchen wird der erwachende sexuelle Trieb vielfach negativ aufgenommen und entsprechend kommentiert. Das wiederum kann zu Verdrängung und Schuldgefühlen führen. Eine Frau, die heute in der Ehe keinerlei Verlangen nach Sex hat, erzählte mir, dass sie dieses Verlangen als junges Mädchen sehr wohl entdeckte, bis ihr gesagt wurde, dass dies Sünde sei, und sie zu einem seelsorgerlichen Sündenbekenntnis gezwungen wurde. Seit diesem Zeitpunkt hatte sie sich nie mehr angefasst, weil sie ihrer Mutter und Gott ja gefallen wollte.

Als Konsequenz daraus können Frauen eine ziemlich kindliche und unreife Vorstellung ihrer Sexualität entwickeln. Sie erwartet Zärtlichkeit und Romantik vom Liebsten, während seine sexuelle Leidenschaft sie erschreckt und ihr gefährlich erscheint. Sie möchte liebkost werden, während er Geschlechtsverkehr möchte. Viele Frauen bekommen vermittelt, dass Männer nur das Eine wollen. Als Folge werten sie das Bedürfnis des Mannes nach Sex von vornherein ab. Gleichzeitig erwartet die Frau vom Mann, dass er ihr den Zugang zu ihrer Weiblichkeit und Sexualität zeigt. Doch woher soll er verstehen, wie die Frau funktioniert, wenn sie es selbst nicht weiß?

Was wir bei unseren Eltern gesehen haben, prägt unser sexuelles Verhalten stark. Im Begehren ganz besonders. Unsere eigene innere Haltung dazu wird geprägt davon, ob wir Blicke und Gebärden von sexuellem Begehren zwischen Mutter und Vater bemerkten, und zwar wechselseitig. Ob diese Annäherungen erwidert oder als unerwünschte sexuelle Aufforderung abgewiesen wurden. Viele Frauen wehren ihre Männer ab, wenn sie sie berühren möchten. Auch in ungestörten Momenten lassen sie es nicht zu, wenn der Mann sie an Po oder Brüsten oder zwischen den Beinen berühren will, auch wenn es nicht auf fordernde Weise geschieht. Umgekehrt würden sie ihren Mann nie auf diese Art berühren. Lang anhaltende Liebe und Sex aber brauchen diese lustvolle sexuelle Haltung. Es braucht eine gewisse »Geilheit«, die wir uns zugestehen.

Dieses Wort klingt in den Ohren mancher Menschen anstößig, doch das »Adjektiv geil und das davon abgeleitete Substantiv Geilheit gehen wahrscheinlich auf eine indogermanische Wurzel mit der Bedeutung ›aufschäumend, heftig, übermütig, ausgelassen, lustig‹ zurück. Im Althochdeutschen (seit dem 8. Jahrhundert) wurde geil im Sinne von ›übermütig‹, ›überheblich‹ verwendet. Im Mittelhochdeutschen (seit dem 12. Jahrhundert) stand es für ›kraftvoll, mutwillig, üppig, lustig, froh, fröhlich oder schön‹. Seit dem 15. Jahrhundert wird ›Geilheit‹ vorrangig synonym für oder als Anspielung auf Lüsternheit oder sexuelle

Begierde (vgl. Wollust) verwendet, ›Geilheit‹ und mehr noch die Adjektivform ›geil‹ stellen in diesem Zusammenhang populäre umgangssprachliche Ausdrücke dar, deren Gebrauch in offiziellen Zusammenhängen allerdings als vulgär gilt«[13] (Wikipedia).

Liebe ist auch ein »Spiel«, welches bedeutet, schöpferisch zu sein und die Fantasie galoppieren zu lassen. Spiele und Humor lösen in der Liebe die Atmosphäre. So wird die Begegnung zwischen den Geliebten gelassen und entspannt, wunderbar heiter, und Glück macht sich breit. Liebe und Sex sollten all das immer wieder mal sein, damit eine Beziehung lange Jahre lebendig bleibt: überschäumend, heftig, übermütig, ausgelassen, lustig, kraftvoll, üppig, froh, fröhlich, schön und voller Wollust und manchmal auch etwas vulgär!

> »Dein Wuchs gleicht einer hohen Palme und deine Brüste sind wie Trauben. Ich sagte mir: ›Ich will auf die Palme steigen und nach den Rispen greifen.‹«
>
> *Hoheslied 7,8f; NLB*

Grundsätzlich ist der Mann glücklich, wenn seine Frau glücklich und sexuell erfüllt ist. Er liebt es, wenn die Frau erregt ist. Es törnt ihn an, wenn sie Lust empfindet und Lust ausdrückt. Wenn er seine Frau in ihrer Erregung wirklich haben kann, braucht er keine andere. Dann liebt er sie und ist bei ihr. Wenn die Frau Sex liebt und will, steht einer gemeinsamen Sex-Lerngeschichte fast nichts im Weg!

# DER LUSTGARTEN FRAU

Haben Frauen wenig Erfahrung mit ihrem eigenen Geschlechtsteil und sexueller Erregung, wird es für sie schwierig, einen Orgasmus zu erleben, vor allem mit dem Partner und beim Geschlechtsverkehr. Schon allein, sexuelles Verlangen zu entwickeln, wird schwierig. Das erlebe ich immer wieder in der Beratung. Wir können nicht etwas begehren, was wir nicht schon kennen oder was wir uns nicht vorstellen können. Wer Erregung nicht kennt, kennt kein Verlangen und will auch keinen Sex. Erst wenn Frauen die Lust erleben, möchten sie mehr davon. Selbst wenn Frauen Sex an und für sich genießen, kann es ihnen passieren, dass sie nach einer langen Unterbrechung sexueller Aktivität diesen gar nicht mehr ersehnen. Hingegen hat man herausgefunden, dass Frauen nach befriedigendem Sex allein schon beim Gedanken daran erregt werden, was dann erneut die Lust weckt. Das heißt, die genitale Erregung geht dem sexuellem Verlangen meistens voraus. Ein aktiver, sich selbst motivierender Zyklus von Erregung – sexuellem Verlangen – befriedigender sexueller und emotionaler Begegnung – erhöhtem Erregungsempfinden und erneutem sexuellem Verlangen wird uns genügend Nähe und Intimität mit dem Partner garantieren. Doch wie kommen wir dahin, wenn wir dort noch nicht sind?

Unser ganzer Körper, jedes noch so kleine Körperteil, ist im Hirn »abgebildet«. Jede Form von Sinneswahrnehmung ist nur über das Hirn möglich. Diese Wahrnehmungen müssen sich entwickeln, indem wir den Körper gebrauchen, berühren, stimulieren und dadurch entsprechende Synapsen im Hirn bilden. »In unserem Gehirn gibt es Unmengen verschlungener Wege und Pfade. Viele davon werden im Laufe des Lebens verkümmern, weil sie nicht benutzt werden. Andere werden ausgebaut zu leicht begehbaren Wegen, glatten Straßen, Autobahnen, abhängig davon, wie wir sie mit unseren Gedanken (und unseren Sinnen; Anmerkung der Verfasserin) beschreiten«[14] (Gerald Hüther).

Es ist für eine Frau entscheidend, ob sie den Weg zu einem Orgasmus zu einer glatten Straße ausbauen kann. Viele Frauen müssen Erregung erst spüren lernen. Die Nervenenden und Rezeptoren sind alle da, aber nicht die Synapsen, die den Erregungsreiz weiterleiten. Daher wird Erregung nicht richtig wahrgenommen. Wahrnehmungen sind in ihrer Entstehung hochkomplex. Sie bilden sich durch reales Spüren, durch Erfahrungen, Erinnerungen und Training aus. In unserem Gehirn und Körper bildet sich unsere ganze Lerngeschichte und Familiengeschichte ab. Die gute Nachricht ist, dass diese Geschichte jederzeit erweiterbar ist. Auch dann, wenn eine Frau keine Synapsen im Hirn für Erregung bilden konnte, weil sie keine Gelegenheit dazu hatte, weil es ihr nicht erlaubt war, überhaupt sexuellen Empfindungen nachzugehen, weil sie nicht dazu ermutigt wurde, weil sie ermahnt wurde oder ihre Hände missbilligend zur Seite geschoben wurden, sobald sie sich unten anfasste.

Unter diesem Gesichtspunkt sollten wir uns mal mit etwas Fantasie folgende Verse zu Gemüte führen:

»Mein Geliebter streckte seine Hand durch die Öffnung, da wurden meine Gefühle für ihn erregt. Ich stand auf, um meinem Geliebten zu öffnen, da troffen meine Hände von Myrrhe und meine Finger von flüssiger Myrrhe, als ich sie legte an die Griffe des Riegels.«

*Hoheslied 5,4f*

Für mich sind diese Verse eine wunderschöne Metapher dafür, was geschieht, wenn sich die Frau ihrer sexuellen Erregung bewusst wird. Durch das Erleben der Liebe öffnen sich ihre Tore der eigenen Sexualität, ihre Gefühle werden erregt, sie spürt sexuelle Erregung, sie greift zu der sich öffnenden Vagina und stellt fest, dass ihre Hände vor Feuchtigkeit tropfen.

Viele Frauen verbinden »das da unten«, das sie kaum zu benennen oder berühren wagen, mit Abscheu und Ekel. Sulamith aber kommt es vor wie flüssige Myrrhe, wie wunderbares Öl.

Bei Sulamith findet sich keinerlei Abwehr der Sexualität. Wir finden anfangs vielleicht eine gewisse Scheu vor deren gewaltiger Kraft, die sich ausdrückt in der Aufforderung an ihre Freundinnen, »die Liebe nicht zu wecken, bevor es ihr selbst gefällt« (vgl. Hoheslied 2,7).

# MÄNNLICHE LUSTWANDLER

In den folgenden Versen beschreibt der Liebende seinen Garten der Lust, obgleich er noch für ihn verschlossen ist. Er beschreibt, wie die Geliebte, seine Braut, ein Lustgarten *ist*. Sie wird nicht erst durch die Liebe dazu. Da ist die Sexualität schon von selbst aufgeblüht und strebt nach der Paarsexualität. Der Geliebte ist der »Wind«, der den gemeinsamen Garten durchweht, wenn die Zeit der Verschlossenheit endet. Die Geliebte ist die »Frucht«, die er isst, und eine sprudelnde Quelle der Lust.

## DER VERSCHLOSSENE GARTEN BLÜHT SCHON

»Ein verschlossener Garten bist du,
meine geliebte Braut,
ein verriegelter Garten,
eine versiegelte Quelle.
Ein Lustgarten bist du, ein lieblicher.
Granatbäume wachsen darin
mit köstlichen Früchten,
Zypressensträucher und Narden,
Safran blüht darin, Würzrohr und Zimt
und köstliche Weihrauchbäume.
Eine Gartenquelle bist du,
ein Brunnen mit frischem Wasser.«[15]

*Hoheslied 4,12-15 nach Jörg Zink*

## BEREIT WERDEN FÜR DIE PAARSEXUALITÄT

»Steh auf, Nordwind! Komm, Südwind!
Wehe durch meinen Garten,
dass seine Düfte verströmen!«[16]

*Hoheslied 4,16a nach Jörg Zink*

## DIE ZEIT DER VERSCHLOSSENHEIT IST VORBEI – VERFÜHRUNG UND EROTISCHE KOMPETENZ

»Mein Geliebter komme in seinen Garten
und esse von seinen Früchten!«
»Ja, ich komme!
Ich komme in meinen Garten, geliebte Braut.
Ich pflücke die Myrrhe, den Balsam,
ich esse die Wabe und den süßen Honig.«[17]

*Hoheslied 4,16b-5,1 nach Jörg Zink*

Wir sehen im Hohelied beschrieben, wie die ganze Sinnlichkeit aufbricht in der überwältigenden Erfahrung der Liebe. Alle Sinne werden aufgeweckt. Das Liebespaar ertastet sich mit Blicken von oben bis unten. Sie hören des anderen Stimme und dessen Schritte, sie riechen seinen Duft wie den Duft von Blüten, sie schmecken die Lippen und die Haut, sie fassen einander an und spüren sich vom Kopf bis zum Zeh.

»Du bist schön, meine Freundin,
ja, du bist schön!
Wie Tauben blicken deine Augen
hinter dem Schleier.
Dein Haar ist einer Herde gleich von Ziegen,
die herabwogt vom Gebirge Gilead.
Weiß wie eine Herde geschorener Schafe,
die aus der Schwemme heraufsteigen,
sind deine Zähne. […]
Wie eine scharlachfarbene Schnur
leuchten deine Lippen,
lieblich ist dein Mund.
Wie eine Scheibe,
geschnitten aus einem Granatapfel,
sind deine Schläfen zart hinter dem Schleier.
Aufrecht wie der Turm an der Burg Davids
reckt sich dein Hals,
die Schutzwehr umgibt ihn,
tausend Schilde hängen daran,
wie Rundschilde der Helden.
Wie Kitzchen sind deine beiden Brüste,
wie Zwillinge von Gazellenkindern,
die unter den Lilien weiden.
Wunderbar schön bist du, meine Geliebte,
ganz ohne Makel.
Wenn der Tag kühl wird
und die Schatten über das Land fallen,
will ich zum Myrrhenberge gehen,
zum Hügel, da der Weihrauch duftet.«[18]

*Hoheslied 4,1-6 nach Jörg Zink*

Der Myrrhenberg, der Weihrauchhügel im Hohelied sind poetische Gleichnisse für die Hügel und Berge des nackten Körpers*. Wenn sich das Liebespaar gegenseitig seine Schönheit geschildert hat, dann gehen sie zum »Myrrhenberg«, zum »Weihrauchhügel« – zum Venushügel ... Voller Verlangen ruft das Mädchen aus: »Komm zu mir, mein Geliebter, so flink wie eine Gazelle oder ein junger Hirsch auf den zerklüfteten Bergen« (Hoheslied 2,17; NLB).

# SELBSTLIEBE

Zu einer Einladung, die ich als Sprecherin erhielt, sagte die Veranstalterin: »Wir wollen über die größten Aufreger in der Kirche sprechen.« Selbstbefriedigung ist ein solcher »Aufreger«. Dazu bekomme ich immer wieder geharnischte Kommentare und wurde auch schon kurzerhand wegen entsprechender Aussagen mitten in einer Konferenz wieder ausgeladen. Manche Menschen ignorieren gerne, dass durch die sexuelle Entwicklung die Triebe sich ungefragt melden und ich sie unterdrücken muss, wenn ich sie nicht will. Sie ignorieren, dass der Mensch so geschaffen ist, dass er sich *alles* durch Lernschritte langsam aneignet. Dass diese Lernfelder in uns angelegt sind und durch Hormone gesteuert werden. Sie ignorieren ebenfalls, dass sich 80 bis 90 % der Männer im Laufe ihrer Entwicklung phasenweise oder anhaltend selbst befriedigen und die Zahl der Frauen sich dem immer mehr angleicht, seit Frauen sich zunehmend den Zugang zu ihrem Körper erlauben.

Selbstbefriedigung ist Teil der Beziehung zu sich selbst und hat zunächst einmal nur mit mir selbst und nicht mit einer Paarbeziehung zu tun. Es ist schlicht und einfach die Hinführung auf eine zukünftige sexuelle Partnerschaft. Es ist ein »Sich-Ausprobieren«. Es gibt sie, die »Solosexualität«, die »Selbstliebe«, die »Selbsterfahrung« ohne eine

* Damit wird möglicherweise konkret auf den Schoß der Braut angespielt, vgl. Julius Steinberg, Das Hohelied, S. 181. Nach anderen Auslegungsvarianten kann aber auch an einen geografischen Ort gedacht werden, z.B. an einen Ruheort, an den sich das Liebespaar zurückzieht.

andere Person als Gegenüber. Diese »Liebesbeziehung mit sich selbst« gehört zur sexuellen Entwicklung heute unbestritten dazu. Doch liegt über diesem Tabuthema in der Kirche nach wie vor ein »Schleier des Schweigens«, weit entfernt davon, anzuerkennen, dass diese Selbstliebe ein ganzes Leben andauern könnte und für Menschen jeden Alters ein bedeutungsvolles Thema ist.[19]

Jungen bringen ihre Empfindungen recht schnell mit ihrer sexuellen Entwicklung in Verbindung und sehen, tasten und reiben ihren Penis, um damit zahlreiche Erfahrungen zu sammeln. Wenn es Mädchen erlaubt ist, werden auch sie unbekümmert zwischen die Beine fassen und an ihren Geschlechtsteilen reiben, streicheln oder ziehen. Obwohl Kinder sexuell erregbar sind und ähnliche sexuelle Reaktionen haben wie Erwachsene, messen sie dem eine ganz andere Bedeutung bei. Ein Kind fasst sich an, ohne zu wissen, was sein Tun bedeutet. Es sind keine zielgerichteten sexuellen Handlungen. Kinder haben zu ihrem Körper ein unverkrampftes Verhältnis und suchen vor allem Hautkontakt. Sie lernen so Zärtlichkeit. Zärtlichkeit lernen ist die leichtere Vorstufe zur höheren Kunst der Sexualität. Zärtlichkeit, so erscheint es mir in der Beratung, entbehren Menschen viel mehr als Sex. Vielleicht ist Sex deshalb in seiner heutigen öffentlichen Erscheinung manchmal so plump, brutal und hemmungslos.

## WARUM SELBSTLIEBE UNS FREUDE ODER SCHAM BEREITET – VON BELOHNUNG UND BEWACHUNG

Den eigenen Körper kennenzulernen, ist, wie wir gesehen haben, etwas, was bei Kindern und Jugendlichen, wenn es ihnen erlaubt ist, ganz natürlich geschieht. Wenn dies ohne Schuld- und Schamgefühle passiert, dann trage ich für meine sexuelle Entwicklung den größten Gewinn davon. Doch je nach Botschaft oder Nichtbotschaft kann ich deswegen auch Schuld- und Schamgefühle entwickeln. Oder aber auch gar kein Gefühl: »Was nicht benannt wird, existiert dann einfach nicht.«

Die Vorgänge im »Steuerungszentrum« Hirn, die dabei eine Rolle spielen, sind sehr komplex. Alle gemachten Erfahrungen und Emotionen sind darin gespeichert, auch die von Verliebtheit, Lust, Sexualität, und Liebesbeziehung. Wie ein Mensch eine Sache »einordnet«, wird durch ein kompliziertes Regelwerk von Hormonen und Botenstoffen bestimmt. Vereinfacht gesagt, sind je nach Erfahrung und Empfinden das Belohnungs- oder das Bewachungssystem aktiv.

Die Erfahrung lehrt mich vielleicht, dass Selbstbefriedigung mich beglückt oder befriedigt. Dann wird mein Hirn das Belohnungssystem aktivieren und dieses Erlebnis in den dafür vorgesehenen Hirnstrukturen abspeichern. Dann kann die Erinnerung an die zu erwartende Belohnung mich motivieren, dieses Erlebnis zu wiederholen. Die Erinnerung wird es mir leicht machen, Freude dabei zu empfinden. Und ja, exzessiv gesuchte Wiederholung kann zu Sucht führen, egal, um was für einen Belohnungsreiz es sich handelt (Spiele, Drogen, Nikotin, Alkohol, Sex, Essen, Sport usw.).

Wenn mir aber vermittelt wird, Selbsterfahrung mit meinem Geschlecht schade mir, und ich glaube es, dann wird sich das Bewachungssystem einschalten und diese Bewertung im »emotionalen Gedächtnis« abspeichern. Dann wird Selbstbefriedigung künftig unangenehme Gefühle bei mir auslösen, Scham oder vielleicht sogar Angst. Auf meine persönliche sexuelle Entwicklung wirkt sich das negativ aus. Doch mit dem Sammeln neuer Erfahrung und dem Entstehen neuer Verknüpfungen können wir die bisherigen Folgeschlüsse revidieren und aus der Scham herauskommen.

## DEN KÖRPER KENNENLERNEN

Durch Berührungen lernt man seinen Körper kennen und entwickelt ein Bewusstsein dafür, dass der Körper zum Selbst gehört. Man findet heraus, welche Berührungen man mag, was einem gefällt und was nicht.

Es gibt Zeiten, in denen man mehr Lust hat, sich zu streicheln, und Zeiten, in denen die eigene Sexualität in den Hintergrund tritt. Selbstbefriedigung ist Selbsterfahrung, und sie ist ein Teil der Selbstliebe. Die Welt meiner eigenen Sexualität öffnet sich mir. Ich lerne sie wertzuschätzen, und nur, was ich selbst schätze und begehre, kann zum wertvollen Geschenk für einen Geliebten werden. So werde ich fähig, Zärtlichkeiten und Berührungen an meinem Geschlecht zu genießen. Mir begegnet immer wieder die idealistische Vorstellung von Sex als Geschenk für den Ehepartner, das nicht vor der Ehe ausgepackt werden darf. Meistens ist damit nicht einfach nur gemeint, seine Sexualität vor der Ehe nicht als Paar auszuleben, sondern auch keinerlei sexuelle Erfahrung mit sich selbst zu haben. Aus sexologischer Sicht geht dies an der Realität vorbei, ja es verleugnet die gesunde sexuelle Entwicklung geradezu. »Sexualität ist keine nachträgliche Zugabe, die irgendwann einmal hinzugekommen wäre. Vielmehr ist sie jedem Menschen mit der Zeugung gegeben«[20], sagt Stephan Leimgruber. Sexualität, egal ob aktiv ausgelebt oder nicht, ist Teil meiner Persönlichkeit. Untrennbar mit mir verbunden. Ein Teil meiner Entwicklung. Eine der stärksten Kräfte, die mich in meiner Inspiration und Lebensenergie antreiben. Wenn ich das verleugne, werde ich meine Lebenskraft drosseln. Ich bin ein durch und durch sexuelles Wesen. Sehnen und Begehren sind ein Teil von mir. Allerdings: Meine sexuelle Persönlichkeit, das persönliche Erleben damit und die Paarsexualität sind nicht dasselbe. Als Persönlichkeit, auch in meiner Sexualität, entwickle ich mich von klein auf und reife in meinem Erleben. Und schließlich, wenn zwei empfindsame sexuelle Persönlichkeiten zusammenkommen und gemeinsam Paarsexualität erleben, dann wird sie zu einem zusätzlichen köstlichen Geschenk.

## GENITALE ERREGUNG FÜHLT SICH GUT AN

Das hört sich banal an und ist doch nicht selbstverständlich. Die genitale sexuelle Erregung, das heißt, spontane Erektionen bei Jungen und die Blutschwellung im Geschlechtsteil der Mädchen, beruhen auf einem angeborenen Reflex, der schon im Mutterleib vorhanden ist. Dieser kann von einer großen Anzahl Stimuli und Erregungsquellen ausgelöst werden, die wir nicht so einfach kontrollieren können. Allein zu glauben, dass das möglich wäre, lässt viele Menschen mit engen Moralvorstellungen deswegen Schuldgefühle entwickeln.

Wenn ich mich selbst befriedige, suche ich die sexuelle Entspannung oder auch den Abbau einer inneren Spannung. Ich stille bei mir selbst ein körperliches oder auch emotionales Bedürfnis. Eine sexuelle körperliche Entladung kann ganz spontan in der Nacht passieren, auch bei Frauen. Dafür ist das Großhirn verantwortlich, in dem Fantasien, Vorstellungskraft, Träume und das Bewusstsein angesiedelt sind. Wenn Frauen in meine Beratung kommen, die keine Erregung kennen und noch nie einen Orgasmus beim Sex hatten, dann frage ich sie nach ihren sexuellen Erlebnissen im Traum. Viele können sich an solche Entladungen im Halbschlaf erinnern. Dem haben sie bisher nur keine Beachtung geschenkt und sind dann ermutigt, dass ihr Körper offenbar zu Orgasmen fähig ist.

Eine orgastische Entladung ist eine rein körperliche Reaktion. Wenn sich die körperliche Entladung mit Lust und Emotionen verbindet, sprechen wir von einem Orgasmus. Ein Orgasmus wird also dadurch zum Orgasmus, dass ich Lust und Liebesbegehren empfinde. Entweder hin zu mir selbst, oder verbunden mit dem »starken Liebesgefühl *emotionaler Erregung*« und dem »körperlichen Drang *genitaler Erregung*« hin zu einem geliebten Menschen.

## SICH SELBST BERÜHREN UND SICH SELBST SEXUELL BEGEHRENSWERT UND EROTISCH ERLEBEN

Sich am eigenen Körper zu berühren, ist für viele Menschen ungewohnt. Sich dabei selbst als erotisch zu empfinden und sexuelle Gefühle zu entwickeln, erst recht. Doch genau das benötigen wir, wenn wir die Quelle für Erregung und Lust in uns selbst aktiv fördern wollen. Keine eigenen Berührungserfahrungen zu haben, hat nicht nur Auswirkungen auf die Körperwahrnehmung, sondern auch auf die Fantasien und Bilder, die sich vor unserem inneren Auge entwickeln. Sofern sich Frauen überhaupt berühren, bleiben sie oft nur außen am Geschlecht. Doch so lernen sie ihr Geschlecht nicht wirklich kennen und entwickeln wenig Gefühl für die eigene Sinnlichkeit und Weiblichkeit. Zudem glauben sie, dass Lieben und Geliebtwerden ausreichen, um eine harmonische Sexualität zu erleben. Eine Frau sollte bewusst Kontakt zu ihrem Geschlecht aufbauen. Zum Beispiel, indem sie vor dem Einschlafen ihre Hand aufs Geschlecht legt und den daraus entstehenden Empfindungen nachspürt. Vielleicht auch der Empfindung, ob heute ihre Vagina besucht werden möchte.

Der Mann funktioniert genau umgekehrt. Er ist empfänglich für Sinnlichkeit und lernt sein Geschlecht ganz einfach kennen. Er stellt leicht die Verbindung zu seiner Erektion her, weil er diese sieht und fühlt. Dass er seine Erektion spürt, heißt aber nicht, dass er sie zwingend mit Emotionen verknüpft und er dem männlichen Archetyp entsprechend Bilder von Stolz auf seinen Penis entwickelt. Es bedeutet nicht, dass er eine freundschaftliche Beziehung zu seinem Penis aufgebaut hat. Aus diesem Grund ist es wichtig, auch mit Männern über ihre Selbsterfahrung und Berührungen zu sprechen, damit sie über den Körper zu ihren Emotionen finden. Um dieses männliche Selbstbild zu stärken, empfehlen heute Sexologen, Knaben zu erlauben und Männer zu ermutigen, wieder im Stehen zu urinieren. Einerseits, um dieses phallische Selbstverständnis des Mannes zu entwickeln, andererseits auch, weil sie vermuten, dass die zunehmenden Erektionsschwierigkeiten von jungen Männer mit dem Urinieren im Sitzen zusammenhängen könnten.

Manche Frauen sind unangenehm berührt, wenn sie sich anfassen sollen, um Lust für den Geschlechtsverkehr zu üben. Paare können sich gegenseitig helfen, wenn sie offen über ihre Ängste und ihre Scham reden. Es hilft, wenn beide sich gegenseitig die Erlaubnis erteilen, allein auf Erkundungstour zu gehen. Gemeinsam kann nicht nur die Scham, sondern auch der Erwartungsdruck zu groß sein. Trotzdem gibt es Paare, die den Alleingang nicht wollen und als Untreue empfinden. Dann sollten sie es gemeinsam versuchen und dabei behutsam vorgehen und regelmäßig üben. Wenn man Erfolg im Genuss der Erregung erlangen will, bedeutet »regelmäßig« ähnlich wie im Sport: 2- bis 3-mal wöchentliches Üben ergibt Fortschritte. Viel miteinander zu reden, hilft beim »Entschämen«. So werden Offenheit und Vertrauen wachsen. Wichtig ist dabei, auch mal loszulachen, wenn es komisch wird. Humor entspannt!

Nicht unwesentlich für die Selbsterfahrung ist ein ungestörter Ort in der Wohnung. In der Beratung fällt mir immer wieder auf, dass Menschen mit sexuellen Problemen keinen schönen Platz haben, an den sie sich zurückziehen können. Sie schenken der Gestaltung des Schlafzimmers und des Badezimmers keinerlei Aufmerksamkeit. Oft erzählen sie mir auch, dass sie den Sex nicht genießen, weil sie frieren. Sie haben noch nie daran gedacht, Schlafzimmer und Bett vorzuwärmen oder vorher ein warmes Bad zu nehmen. Um mit sich selbst und mit dem Liebespartner intim sein zu können, braucht es aber einen solchen geborgenen Ort, an dem man sich sicher und frei fühlt und sein eigenes (sexuelles) Leben gestalten kann. Deshalb würde ich Kleinkinder auch nur als Ausnahme oder bewusstes Konzept ins Elternbett nehmen.

## WELCHE BERÜHRUNGEN UNS GUTTUN

Auch für Menschen, die es gewohnt sind, körperliche Selbstliebe zu praktizieren, kann es gewinnbringend sein, dies einmal mit einer ganz neuen Bewusstheit zu tun, denn bei Männern wie bei Frauen geschieht Selbstbefriedigung häufig sehr mechanisch, mit starrem Körper, ohne sich seiner eigenen Sinnlichkeit zu erfreuen. Solch ein Muster von Selbstbefriedigung in einem hohen Muskeltonus, mit wenig Körperbewegung und viel Druck erzeugt sowohl für Männer wie für Frauen Schwierigkeiten im Partnersex. Was hier fehlt, sind die *vielfältigen* lustvollen Sinneswahrnehmungen aus Berührungen und Bewegungen und oft auch Fantasien. Vor allem Männer mit fehlender Wahrnehmung sind prädestiniert dazu, Sexualität mechanisch, ohne Gefühlsbeteiligung zu leben. Dies kann zu einem ständigen Bedürfnis nach sexuellen Beziehungen und sexuellen Aktivitäten führen, weil »Mann« sich sonst nicht spürt. Doch nicht nur der starre Körper, sondern auch zu wenig Spannung kann es Mann und Frau erschweren, intensive Lust zu spüren und die letzte Hürde zum Orgasmus zu nehmen.

Für beide Geschlechter gilt, dass für großen Genuss in der Sexualität viele Körperregionen bewegt, berührt und stimuliert werden sollten. Nicht nur die Frau, auch der Mann sollte sich an vielen Körperteilen und Stellen berühren. Beide können lernen, sich ihren eigenen Streichelbewegungen hinzugeben, die steigende sexuelle Spannung lustvoll zu erleben, die feinen Signale des Körpers wahrzunehmen, darauf zu reagieren und die sexuelle Erregung eine Zeit lang zu genießen. Obwohl zumindest die meisten Männer Erfahrung mit Selbstbefriedigung haben, lassen sie sich meist keine Zeit dazu. Genießen lernen braucht Zeit. Zum Genießen gehören aus sich selbst geweckte Vorstellungen, sich lustvoll begehrend und begehrenswert zu sehen. Für einen Mann gilt es besonders, zu entdecken, dass vielfältige Berührungen, Bewegungen und das Spiel mit den Muskeln ebenso erregend sein können wie Gedanken, Bilder und Fantasien.

Lust aus dem eigenen Körper zu holen heißt also, Lust aus der Berührung zu nehmen. Das Ziel ist natürlich, die Lust ebenso aus der Berührung des anderen zu gewinnen. Doch erst mal gilt es, mit unserem eigenen Körper Bekanntschaft zu machen und Freundschaft zu schließen. Auf diese Weise finden wir heraus, wo wir gerne berührt werden. Wo wir gerne berühren. Mit langsamen Bewegungen, leichtem Anspannen und Loslassen der Muskeln, Mitbewegen des Körpers, Bewegen von einzelnen Körperteilen in die Berührung der Hand hinein, berühren wir uns selbst. Wir berühren uns an Kopf, Haaren, Gesicht, Lippen, im Mund, an den Ohren, am Nacken, Hals, Oberkörper, an Brust, Brustknospen. Wir berühren auch Arme, Bauch, Füße, Beine, Gesäßbacken, den unteren Rücken, die Wirbelsäule und tasten uns vor bis zur Berührung unserer intimen Zonen. Wenn Teile des Körpers für uns ungewohnt zu berühren sind oder wir sie wenig spüren, lassen wir die Hände einfach darauf ruhen und spüren den verschiedenen Empfindungen nach. Wir versuchen, die Berührung, die Wärme wahrzunehmen, darauf zu achten, ob sich durch die Berührung etwas verändert.

Für die Frau spielt die Klitoris eine wichtige Rolle, um Erregung in der Geschlechtsregion zu wecken und sich so zu stimulieren, dass sie erregt genug ist, um auch ihr Inneres besuchen zu wollen. Durch wiederholtes Stimulieren der Vulva außen und der Vagina innen können entsprechende Synapsen der angenehmen Berührung, der lustvollen Berührung und der Erregung im Hirn ausgebildet werden. Die verkümmerten oder gar nicht vorhandenen »Trampelpfade« im Gehirn werden so zu vertrauten, leicht begehbaren Wegen der Lust auf Sex ausgebaut.

Ebenso kann der Mann lernen, seinen Penis langsamer und sanfter zu stimulieren. So imitiert er mehr die Weichheit der Vagina und kann diese beim Geschlechtsverkehr mehr spüren und genießen. Entweder umschließt er mit der Hand seinen Penis, um die Vorhaut vor und zurückzuschieben oder er bewegt sich mit dem Becken in die umschließende Hand hinein.

Dieses Sich-selbst-Entdecken und Kennenlernen des eigenen Körpers ist ungemein hilfreich für die Entwicklung des sexuellen Empfindens und damit auch für die gemeinsame Intimität als Paar. Deshalb ist diesem Thema das nächste Kapitel gewidmet.

# INHALT

**Dieses Buch** 7
Sex kann so schön sein! 7
Kann man Liebeslust lernen? Kann man Leidenschaft lernen? 7
Was will dieses Buch? 8
Für wen ist dieses Buch? 9
Was ist anders an diesem Buch? 9
Wer schreibt dieses Buch? 10
Was dieses Buch nicht hat 11
**Meine eigene Geschichte** 12
**1 Sich das Begehren erschließen – Wie wir Sex erleben** 17
Menschliche Sexualität 18
Sex ist wichtig in der Beziehung 18
Eros ist lernbar 20
Schön genug 22
Der Schlüssel ist die Frau 25
Positives Bild der begehrenden Frau 26
Der Lustgarten Frau 28
Männliche Lustwandler 30
Selbstliebe 33
Den Körper kennenlernen 35
Genitale Erregung fühlt sich gut an 36
Sich selbst berühren und sich selbst sexuell begehrenswert und erotisch erleben 37
Welche Berührungen uns guttun 39
**2 Den Körper kennen – Wie Sex funktioniert** 47
Körper und erotisches Empfinden 49
Erotik der Frau – Myrrhenberg und Weihrauchhügel 52
Vulva und Vagina entdecken 52
Sich selbst zurückgewinnen 57

Feuchtwerden der Frau ... 59
Erotik des Mannes – Stattlich wie mächtige Zedern ... 60
Penis und Penisregion stimulieren ... 60
Wenn er nicht (drauf) steht ... 64
Orgasmuskunde ... 65
Orgasmus der Frau ... 67
Orgasmus des Mannes ... 70
Loslassen lernen – Von Anspannung und Entspannung ... 73
Der Beckenboden ... 74
Beckenboden erspüren und trainieren ... 78
Muskeln unterscheiden lernen ... 81
Beckenschaukel ... 81
Atemschule ... 84
**3 Lust lernen –**
**Wie wir mit allen Sinnen unsere Leidenschaft entdecken ... 95**
Sexuelles Begehren wiederfinden ... 96
Wenn Sex Krampf wird ... 97
Hautnah ... 99
Schlechte Erfahrungen ... 101
Nicht länger kontaktlos ... 102
Wie man richtig gut berührt ... 104
Augen auf ... 105
Mundakrobatik und Handerotik ... 107
Gitarrenspieler sind gute Liebhaber ... 110
Sinnlich bewegter Genuss ... 112
Schaukeln ... 112
Intensität gewinnen ... 113
Sexluft schnuppern ... 114
Erotisches Feuerwerk der Fantasie ... 115
Bei mir selbst bleiben ... 116
Sexuelle Identität ... 117
Verführung ... 118
Strategien sind gefragt ... 119
Rarmachen ... 120
Lockruf ... 121
Das macht mich an ... 121
Sprechen Sie »Sexisch«? ... 123
Paar vor Kind ... 124

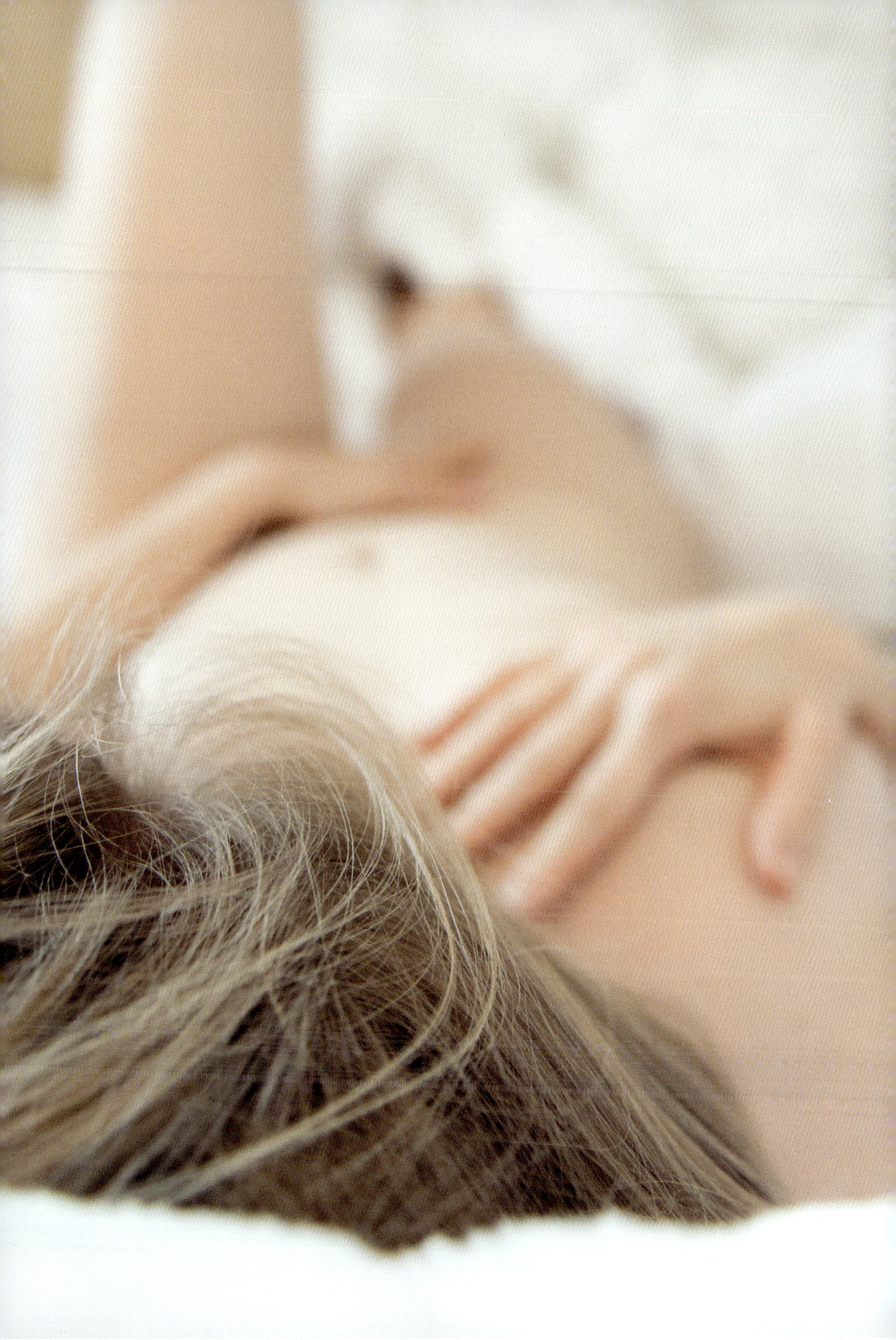

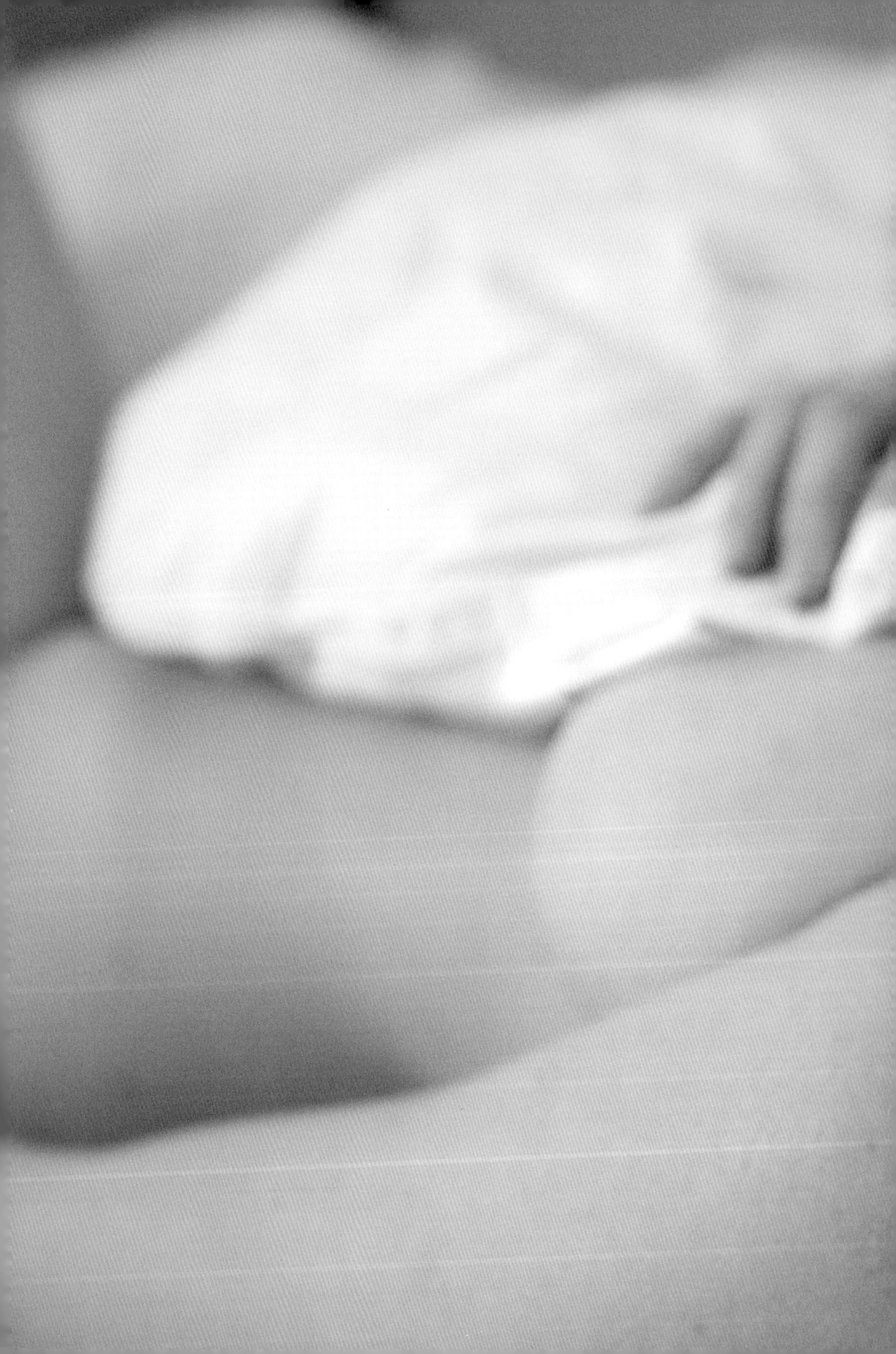

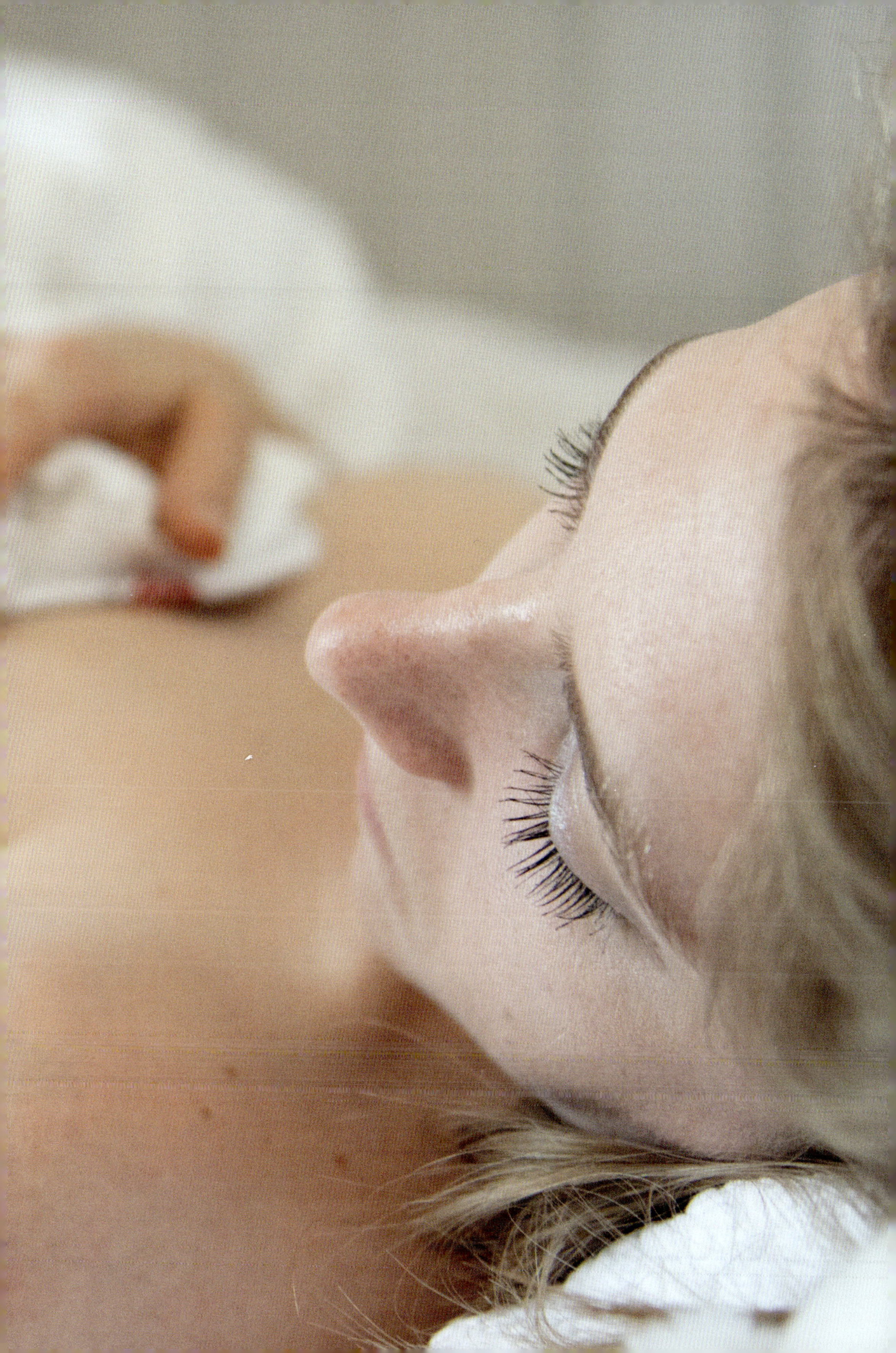

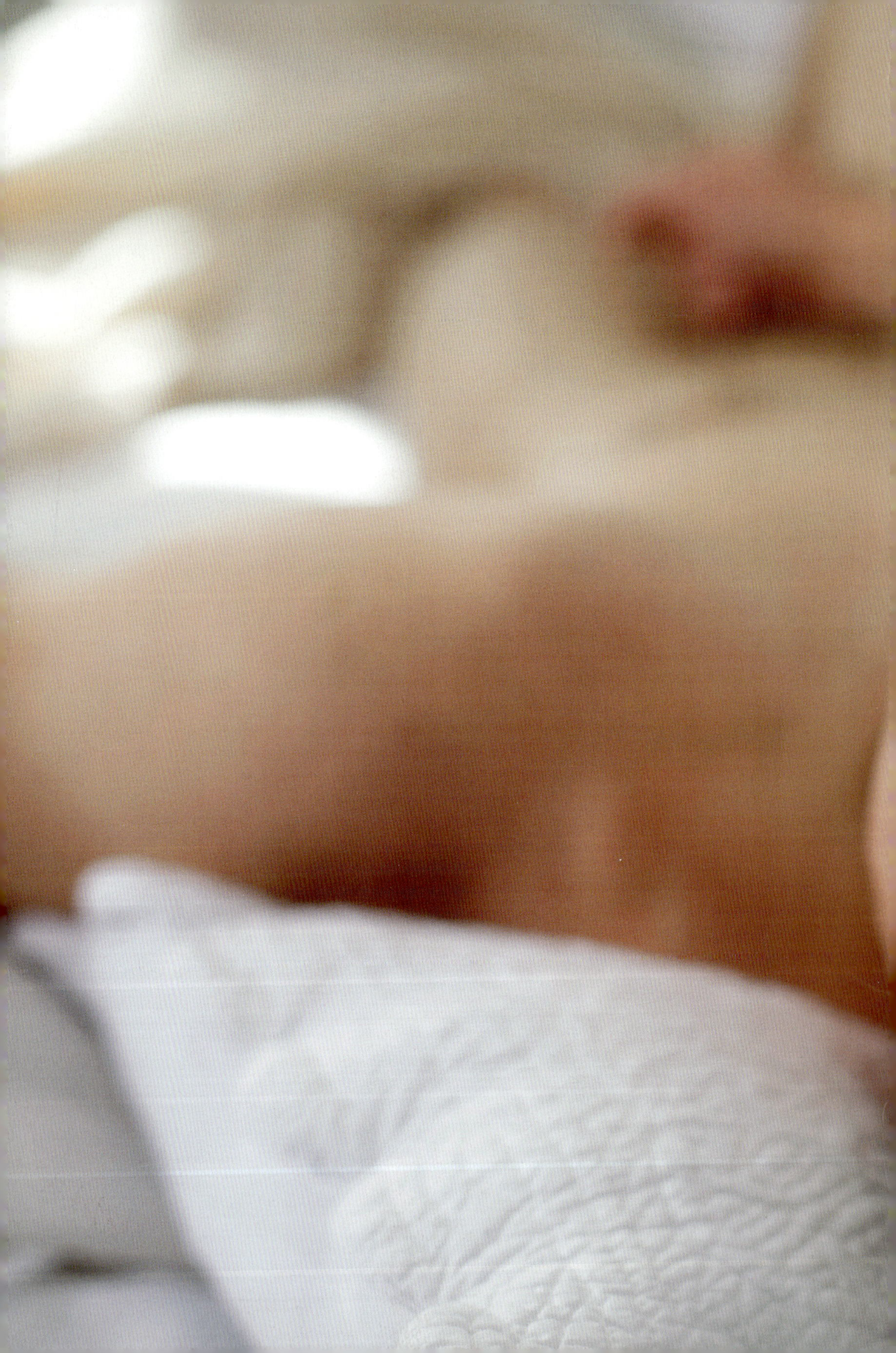

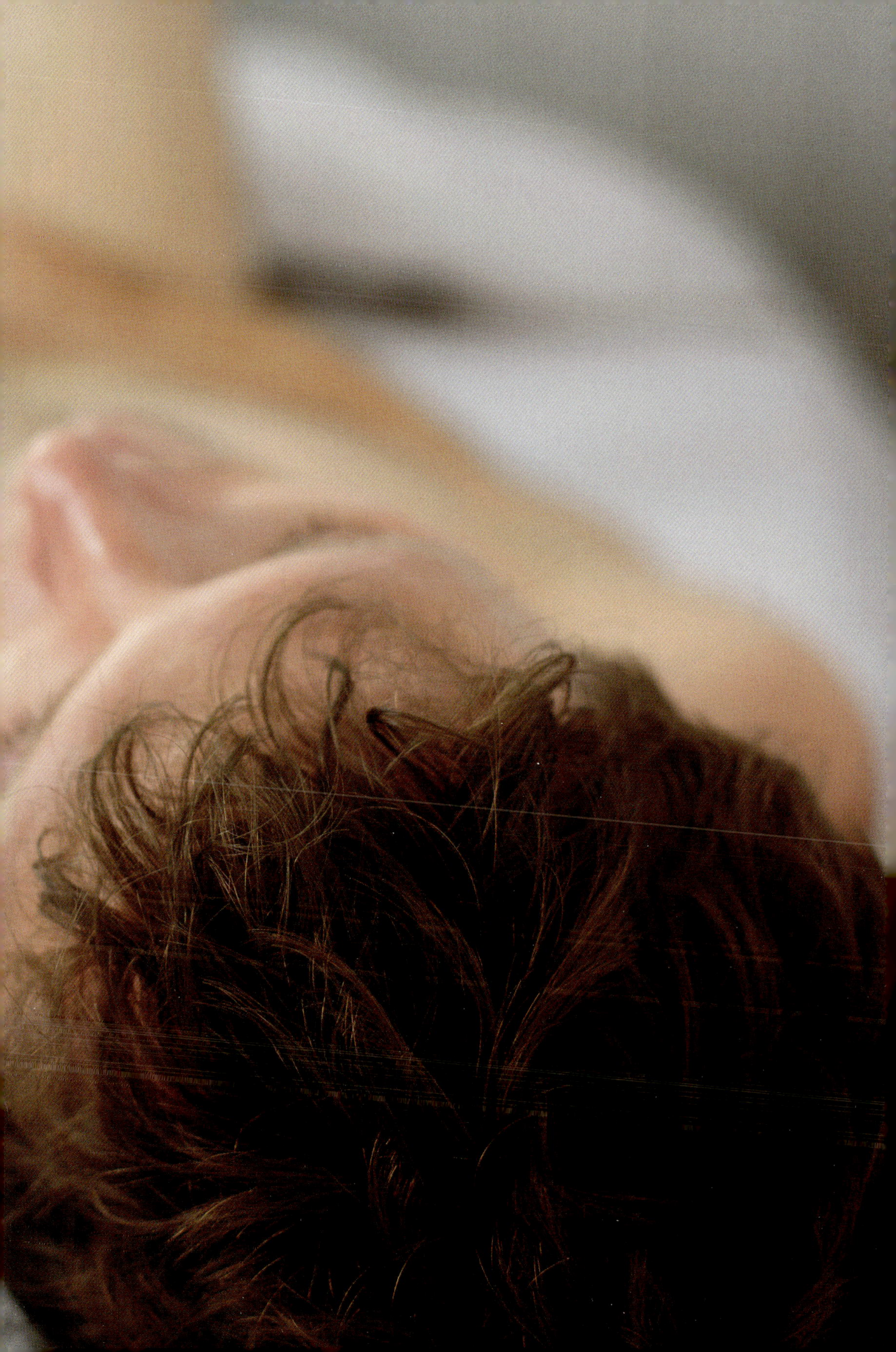

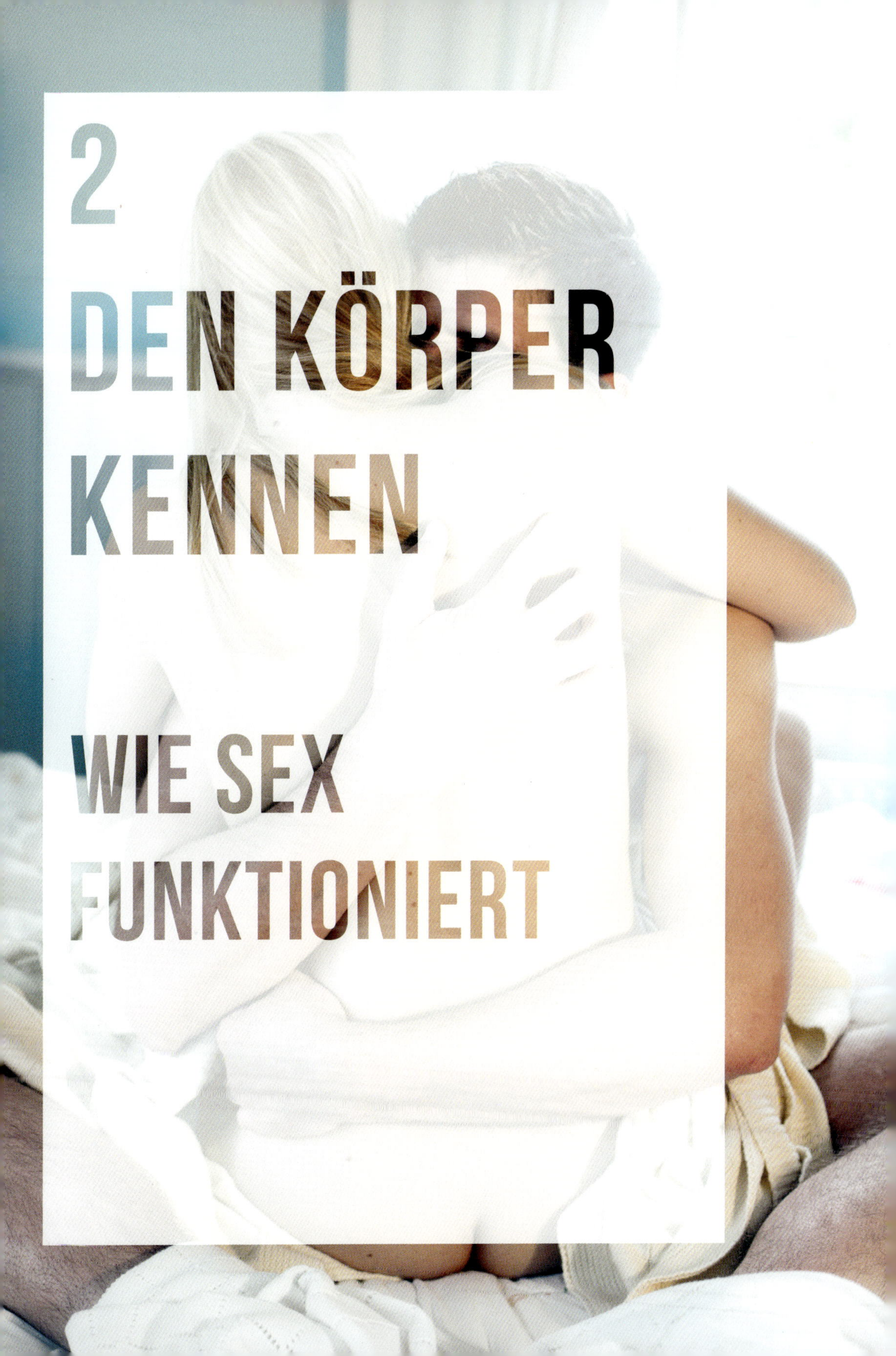

# 2 DEN KÖRPER KENNEN

## WIE SEX FUNKTIONIERT

# KÖRPER UND EROTISCHES EMPFINDEN

Um einen guten Bezug zum eigenen Körper herzustellen und ihn beim Sex so einsetzen zu können, dass es mir Lust bereitet, ist es absolut wichtig, den Körper in seinen Gegebenheiten gut zu kennen. Ebenso ist es gut, den Körper des Partners zu kennen und zu wissen, wie er beim Sex »funktioniert«. Dieses Wissen ist für einen erfüllenden Paarsex sehr hilfreich. Deshalb werfen wir in diesem Kapitel einen Blick auf die körperlichen Aspekte der Erotik von Mann und Frau.

Jeder kennt die Abbildungen der männlichen und weiblichen Geschlechtsorgane noch aus dem Biologieunterricht der eigenen Schulzeit. In unserem Zusammenhang stehen die Funktionen der inneren Fortpflanzungsorgane im Hintergrund. Uns geht es um das erotische Empfinden, und dafür sind die »erogenen« Geschlechtsorgane – Vulva und Vagina bei der Frau, die ganze Penisregion beim Mann – maßgeblich, aber auch das Zusammenspiel mit der muskulären Struktur des Beckenbodens bei beiden Partnern. Schauen wir uns also »Myrrhenberg und Weihrauchhügel« und die »stattliche, mächtige Zeder« einmal genauer an.

Je besser es uns als Mann und Frau gelingt, unseren Körper und die Funktion unseres Geschlechts zu kennen und damit unsere ganz eigene Erotik zu entwickeln, desto genussvolleren Sex werden wir erleben.

## DIE GESCHLECHTSORGANE DER FRAU

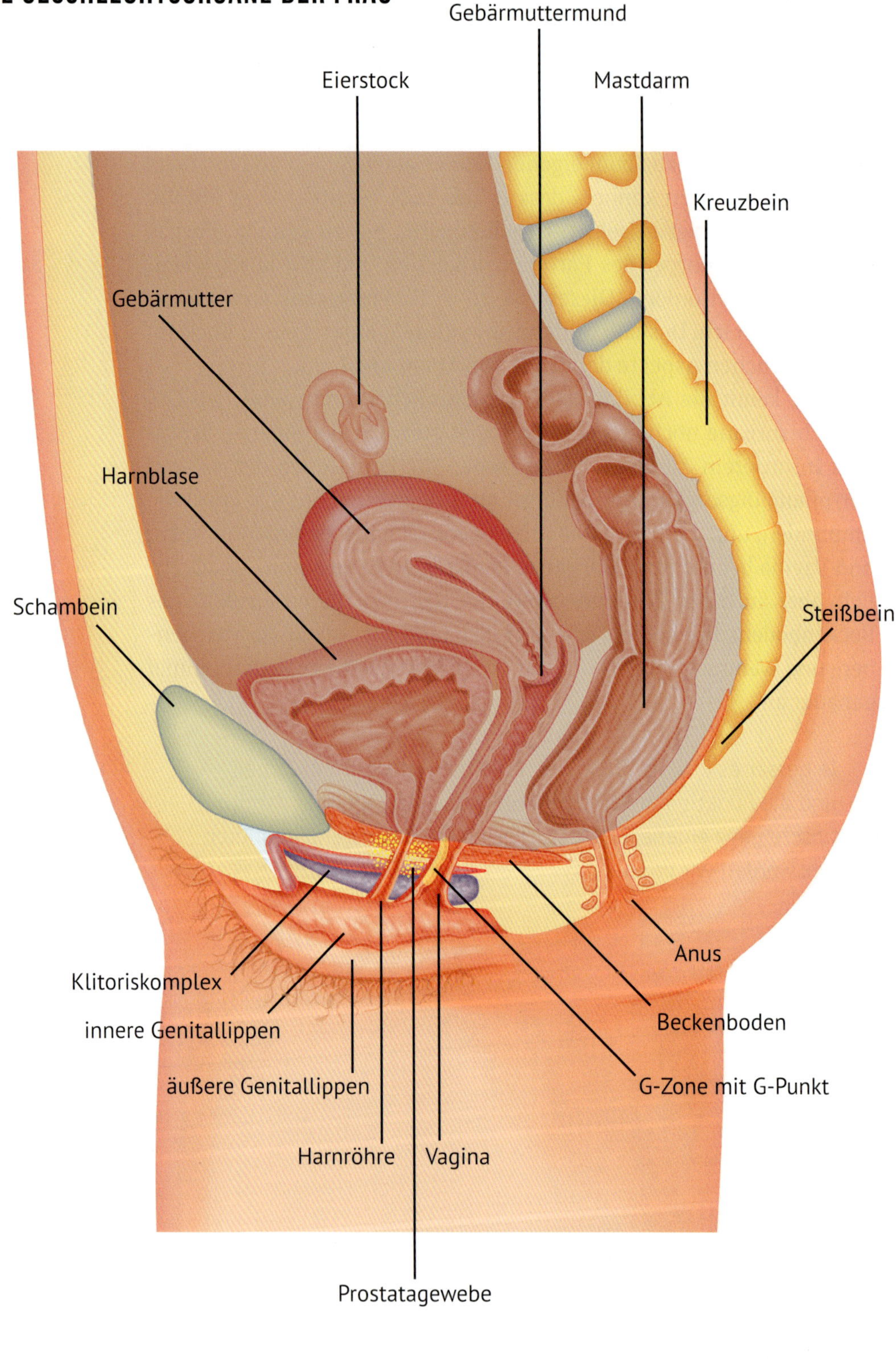

## DIE GESCHLECHTSORGANE DES MANNES

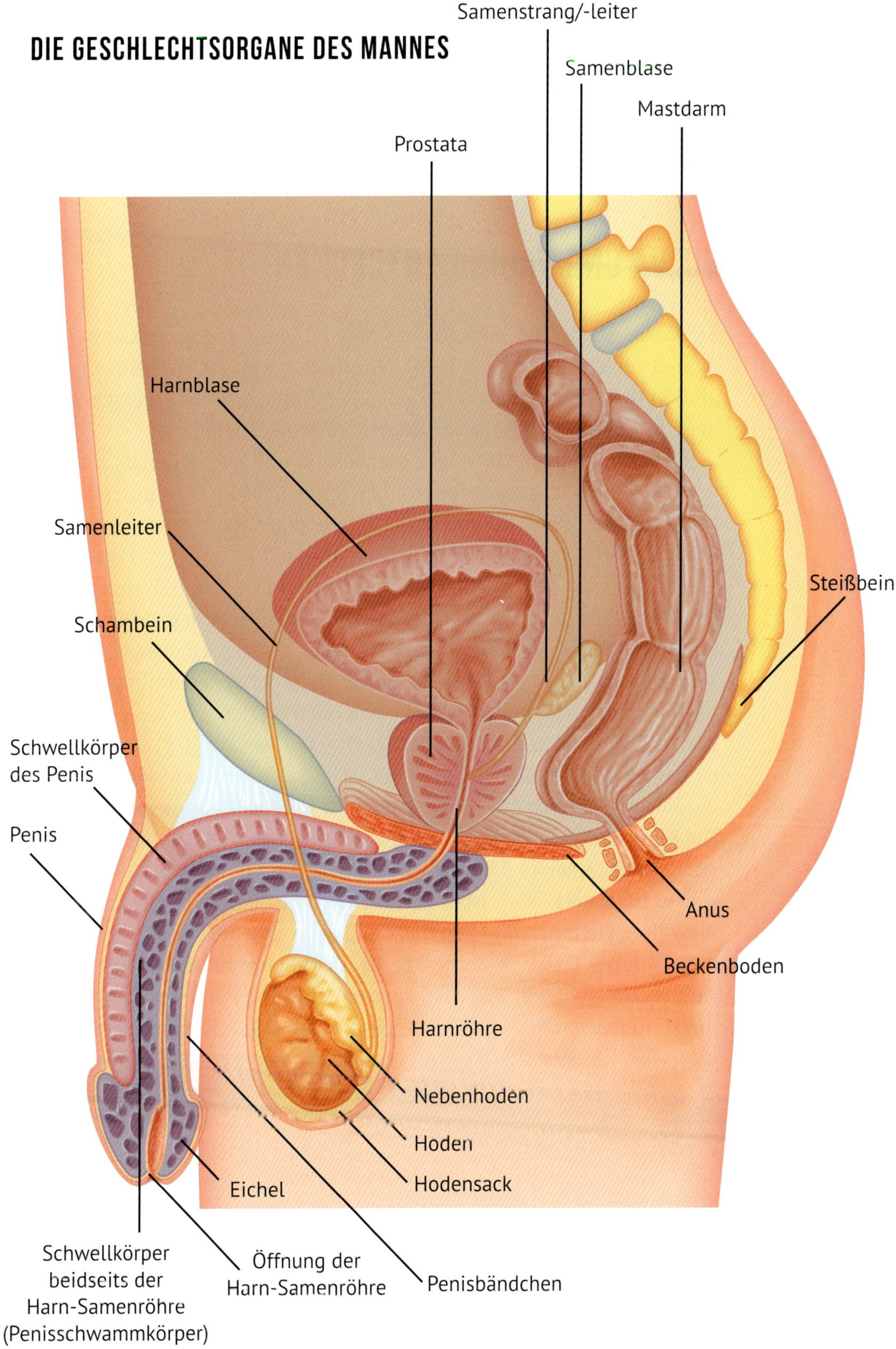

# EROTIK DER FRAU – MYRRHENBERG UND WEIHRAUCHHÜGEL

## VULVA UND VAGINA ENTDECKEN

Als Vulva bezeichnet man das gesamte äußere Genital, welches eine Einheit bildet, angefangen beim Venushügel, welcher übergeht in die großen und kleinen Scheiden- oder Genitallippen. Darin eingebettet liegt der Scheidenvorhof mit Klitoris und Scheideneingang.

Die Genitallippen sind stark durchblutet und mit zahlreichen Nervenenden und Rezeptoren für die unterschiedlichsten Berührungsarten versehen. Vor allem die inneren Genitallippen spielen nach neuesten Studien eine wichtige Rolle beim Erregungsaufbau und dem Reizempfinden während des Geschlechtsverkehrs. Bei Erregung schwellen deren Blutgefäße auf das Zwei- bis Dreifache an. Sie weichen auseinander und legen die Vagina frei, damit der Penis einfach eindringen kann. Man geht heute sogar davon aus, dass die inneren Genitallippen wesentlich zum Orgasmus beitragen. Am oberen Ende bilden die Lippen eine Art Kapuze, in der die Eichel (Perle) der Klitoris liegt. Die Eichel ist der empfindlichste Teil der Vulva. Sie ist aber nur ein kleiner Teil der Klitoris, die sich über Schenkel in das Innere des Körpers fortsetzt. Die Klitoris, die Genitallippen, die Vagina und der G-Punkt sind miteinander verbunden und bilden einen großen und köstlichen Lustraum.*

Vor allem die Klitoris ist das Lustinstrument überhaupt. Die Erkenntnisse über die Beschaffenheit des weiblichen Geschlechts sind erst wenige Jahre alt. Erst 1998 entdeckte die Australierin Helen O'Connell die weit verzweigte tieferliegende Struktur der Klitoris und veröffentlichte ihre Untersuchungsergebnisse. Eine breitere Öffentlichkeit wurde auf diese Forschungen 2004 aufmerksam durch den Fernsehbericht »Kli-

* Umfassendes Wissen zum Geschlechtsorgan der Frau und zu einer für sie erfüllenden Sexualität vermittelt das Buch der Ärztin Elia Bragagna: Weiblich, Sinnlich, Lustvoll, Ueberreuter, 2013.

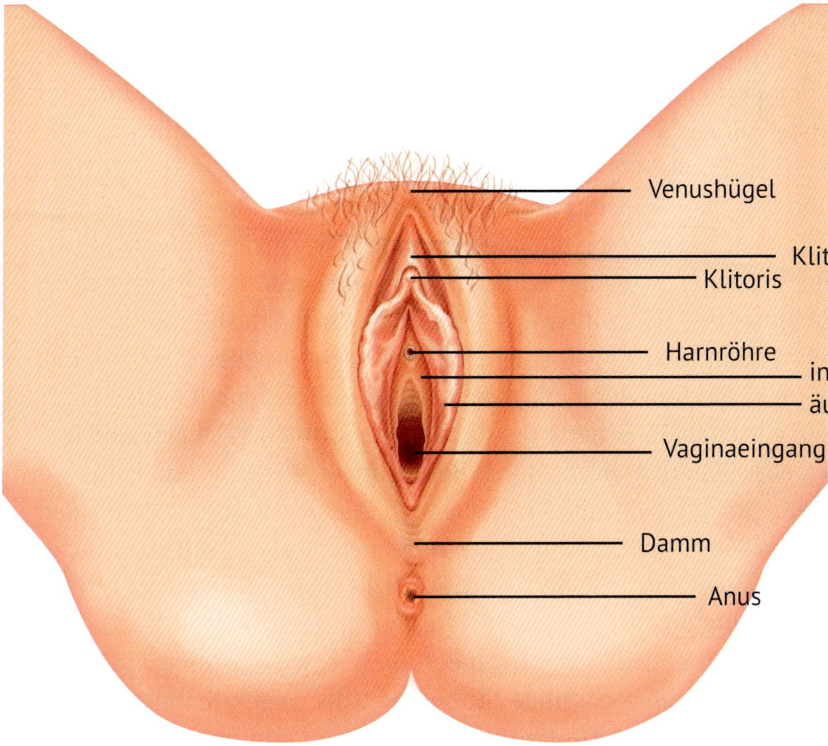
Venushügel
Klitorisvorhaut
Klitoris
Harnröhre
innere und
äußere Genitallippen
Vaginaeingang
Damm
Anus

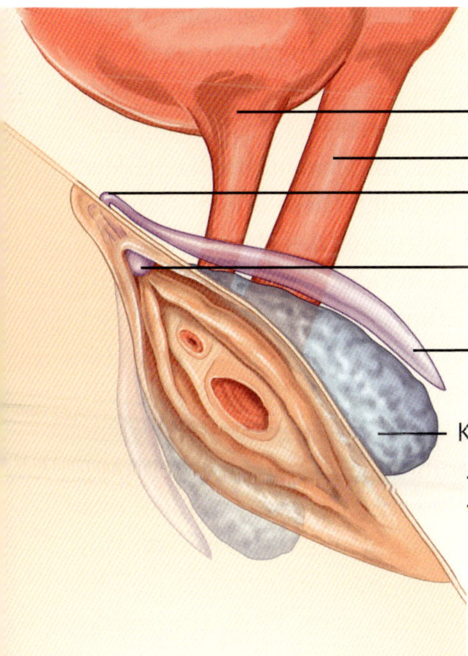
Harnröhre
Vagina
Klitoriskörper
Klitorisspitze/-perle
Klitorisschenkel
Klitorisschwellkörper
innere und
äußere Genitallippen

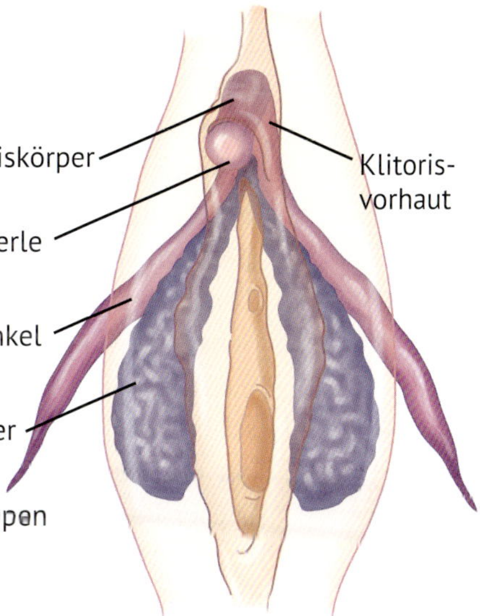
Klitoris-
vorhaut

toris, die schöne Unbekannte« auf ARTE. Der Klitoriskomplex ähnelt in seinem Aufbau dem männlichen Genitalkomplex und dessen Schwell- und Schwammkörpermuskulatur. Was wir äußerlich sehen, ist nur der kleinste Teil des gesamten Klitoriskomplexes, die Klitorisspitze. Diese enthält ein Bündel von 8000 Nervenfasern. Das ist die größte Konzentration von Nervenfasern im menschlichen Körper überhaupt, und es sind doppelt so viele Nervenenden vorhanden wie im Penis des Mannes.

Bei sexueller Erregung wird das Schwellgewebe der Klitoris stark durchblutet und schwillt an. Die gesamte Klitoris inklusive ihrer Schenkel wird dann fast doppelt so groß wie im nicht erregten Zustand und steif. Im Körperinnern schmiegt sich der Schwellkörper mit seinen Fortsätzen wie eine Manschette um das äußere Drittel der Scheide und bewirkt, dass über die Klitoris durch Berührungen, Massage und Penetration der ganze Vulva- und Vaginabereich stimuliert wird. So sorgt der Schwellkörper beim Geschlechtsverkehr auch für einen engen Kontakt zwischen Penis und Scheidenwand. Zusätzlich kann die Vagina mithilfe der Beckenbodenmuskulatur den Penis noch inniger umfassen.

Frauen genießen Berührungen der unterschiedlichsten Art, die gemeinsame oder abwechselnde Stimulation der Vagina innen und des äußeren Geschlechts. Am Eingang und ein paar Zentimeter hinein ist die Scheide grundsätzlich sehr berührungs- und reibungsempfindlich. Weiter innen in der Scheide befinden sich dagegen unterschiedlichste Druckrezeptoren. Darum ist es für viele Frauen erregender, wenn die Scheidenwand nicht nur durch Rein-Raus-Bewegungen, sondern auch durch kreisende Bewegungen, durch Massieren und Druck stimuliert wird, vor allem an den Seiten und an der Vorderwand im Bereich der Harnröhre, wo sich auch die G-Zone befindet. Diese Stimulation bekommt die Frau nicht nur durch die Bewegungen des Mannes, sondern sie kann sie auch erreichen, indem sie selbst das Becken kreist. Die G-Zone liegt ungefähr zwei bis fünf Zentimeter innen an der vorderen Scheidenwand zur Bauchdecke hin und hat eine leicht geriffelte Oberfläche. Dahinter liegt die weibliche Prostata, welche die Harnröhre umschließt. Diese G-Zone kann die Frau leicht mit Zeige- und Mittelfinger ertasten und herausfinden, wo Berührungen am lustvollsten sind. Dieser Bereich will aus dem Dornröschenschlaf geweckt werden, weil er Berührungen und Druck meist erst wahrnehmen lernen muss. Am Anfang kann sich die Berührung dort taub oder unangenehm anfühlen. Das verändert sich mit der Zeit, wenn man diese Stelle mit langsa-

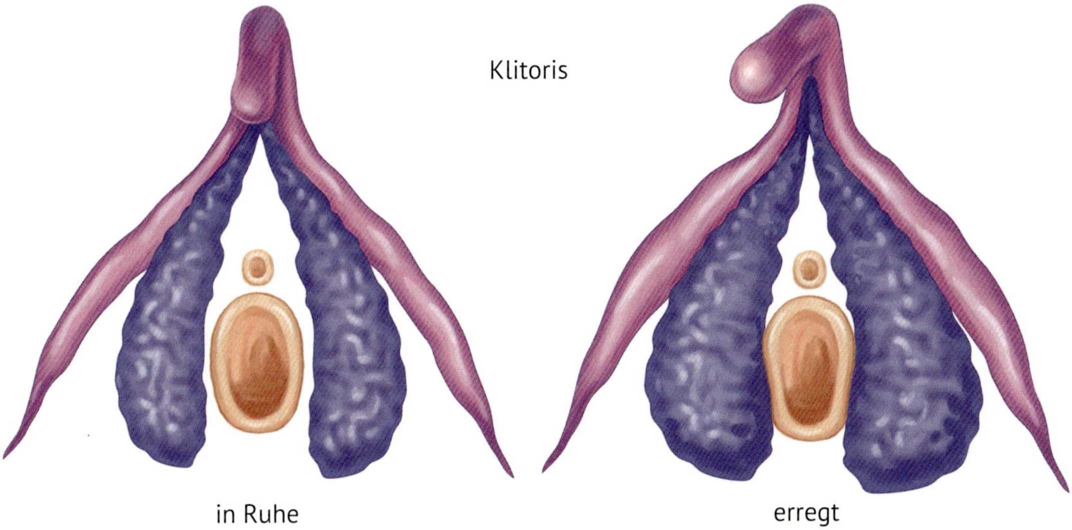


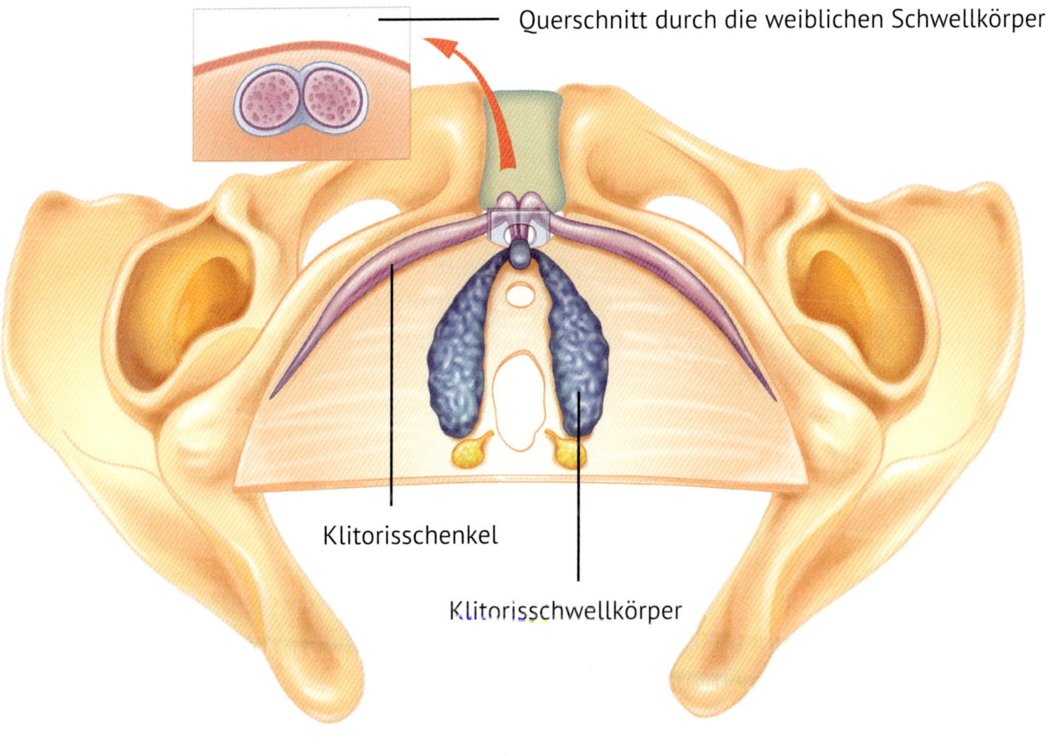


Der Klitoriskomplex ähnelt in seinem Aufbau dem männlichen Genitalkomplex und dessen Schwell- und Schwammkörpermuskulatur.

men, kleinen, kreisförmigen, festen Bewegungen massiert. Dabei sollte man versuchen, zu entspannen und den Beckenboden loszulassen. Um das Loslassen gut zu erspüren, kann man den Beckenboden auch *leicht* nach unten »rausdrücken«. Ist diese Region erst einmal aufgeweckt, wird dadurch der Orgasmus noch schöner und intensiver.

Für die lustvolle Berührung brauchen wir Feuchtigkeit. Dabei kann ein Öl, eine Salbe, ein Gel, Scheidenflüssigkeit oder Speichel helfen. Während eine Frau sich lustvoll berührt, an der Klitoris reibt, den Scheideneingang massiert, genießt und vielleicht zusätzlich die Brustknospen berührt, löst sie die Erregung aus, und ihre Vulva reagiert intensiv darauf. Die Klitoris schwillt an, die Genitallippen werden größer, und die Scheide wird feucht. Die Gedanken lassen Raum für viele Fantasien.

Wir können uns vorstellen, die Finger hätten Augen. Wir erkunden die äußere »Landschaft« und versuchen sie zu beschreiben. Was liegt wo? Und wie fühlt es sich an? Am Anfang fühlt sich die Berührung vielleicht dumpf an, nicht erregend, womöglich langweilig. Für viele Frauen ist am Anfang das Massieren oder sanfte Reiben rund um die Klitoris, an den inneren Genitallippen oder am Scheideneingang am intensivsten. Mit der Zeit stellen sich Unterschiede an verschiedenen Stellen ein, je nach Art der Berührung. Sobald es sich angenehm anfühlt, sollte man an dieser Stelle weiter verweilen und dabei ausprobieren, wie das angenehme Gefühl verstärkt werden kann. Vielleicht helfen erotische Geschichten, Bilder und eigene Fantasien dabei. Diese Berührungen und »Spaziergänge« brauchen häufige Wiederholungen, bis ein erster Orgasmus kommen kann.

Wenn wir durch den Penis des Partners sexuelle Erregung *in* der Vagina erleben wollen, sollten wir auch dem Inneren der Scheide Besuche abstatten. Durch die Erregung öffnet sich die Scheide und weitet sich zur Gebärmutter hin wie ein Trichter. Man kann die Scheidenflüssigkeit auf die Finger nehmen und damit den Finger in die Vagina gleiten lassen. Am leichtesten kann man den ganzen Innenraum der Vagina mit dem Finger erreichen, wenn man auf dem Rücken liegend den Oberkörper mit Kissen aufstützt und die Beine aufstellt. Nun lassen wir den Finger den Innenraum durchwandern. Wie fühlt es sich an, wenn der Finger die Wände drückt und massiert? Gibt es Unterschiede links, rechts, vorne und hinten? Was passiert, wenn ich den Scheidenmuskel mit dem Beckenboden anspanne und loslasse? Was, wenn ich den Beckenboden ganz weit loslasse, indem ich ihn leicht (!) »nach außen« drücke? In den äußersten zwei Zentimetern wird die Scheide von Beckenbodenmuskeln umspielt. Beim Orgasmus ziehen sie sich rhythmisch zusammen, aber zu jedem Zeitpunkt vorher können wir den Beckenboden bewusst steuern. Abwechselndes Anspannen und Entspannen dieser Muskeln steigert die sexuelle Erregung. Am Anfang können diese Berührungen der Selbstentdeckung nur schwach spürbar und nicht erregend sein. Wichtig ist, nicht zu erwarten, dass eine Berührung oder Bewegung gleich beim ersten Versuch überwältigend und erregend ist. Die »brachliegenden« Stellen im Gehirn müssen erst vom holprigen Feldweg zu einer gut befahrbaren Straße ausgebaut werden.

Wenn es einfach geworden ist, sexuelle Erregung auszulösen, hilft intensivere Bewegung und Stimulation, sie zu steigern. Der Genuss der Erregung wird größer, wenn sie sich durch den ganzen Körper ausbreiten kann. Das wird möglich durch die Beckenschaukel, die wir später kennenlernen werden, durch Beckenkreisbewegungen, rhythmisches An- und Entspannen des Scheidenmuskels mit gleichzeitiger Bauchatmung und starker bis heftiger Ausatmung. Durch Übung gelingt irgendwann das Loslassen im Orgasmus, oftmals, wenn man es nicht zu sehr darauf anlegt.

## SICH SELBST ZURÜCKGEWINNEN

Selbst Frauen mit Erfahrungen von Misshandlung können so mit sich selbst lernen und feststellen, dass Berührungen des Körpers angenehm und Sinneswahrnehmungen möglich werden. Frauen mit schlechten sexuellen Erfahrungen brauchen diese Art der Rückeroberung ihres Körpers ganz besonders. Oft haben sie sich aus Unwissenheit über die körperlichen Reflexe dafür verurteilt, dass ihr Körper mit Erregung und Feuchtwerden auf unerwünschte Übergriffe reagierte. Jede Art von Berührung, auch die eigene, erscheint ihnen unrecht. Gerade solche Frauen sollten zuerst allein mit sich üben können. Sie brauchen dafür viel Zeit, ein hohes Maß an Ermutigung, und sie müssen auch sich selbst gestatten, sich berühren zu dürfen.

Vielleicht verändert sich anfänglich erst einmal nur die Art, sich zu duschen, sich beim Waschen oder beim Abtrocknen zu reiben, sich mit Lotion einzucremen, sich zu parfümieren und den Körper auf diese Weise neu wahrzunehmen. Oft verändert sich mit der Zeit die Art, sich zu kleiden. Sie wird nach und nach weiblicher, gepflegter, vielleicht modischer. Körperliche Wahrnehmungen können sich ebenfalls verändern, die Art zu gehen, vielleicht die Wahrnehmung von warmem oder kaltem Wasser, man spürt die Sonne auf der Haut intensiver, den Sand unter den Füßen, den Wind im Haar und im Gesicht. Mit viel Geduld und Zeitlassen wird es irgendwann möglich, sich selbst zu berühren und sich berühren zu lassen am Rücken, der Hinterseite der Beine, dem Bauch …

## DIE BERÜHRUNG ZURÜCKGEWINNEN

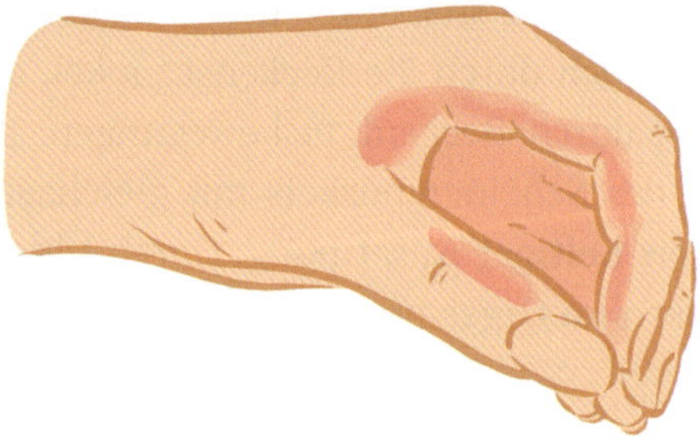

Manche Frauen müssen sich überwinden, sich am Geschlecht selbst zu berühren. Für sie ist diese Übung: Bilden Sie mit Daumen und Zeigefinger der linken Hand einen Ring, die restlichen Finger locker ebenfalls runden. Nun bildet sich eine Öffnung, ähnlich der Vulva und Vagina. Stellen Sie sich die Genitallippen, den Scheideneingang und in der Rundung der Handfläche die Klitoris vor. Legen Sie erstmals einfach die rechte Hand darauf und decken Sie die Öffnung ab. Spüren Sie der Berührung nach. Fahren Sie mit den Fingern der rechten Hand an dieser Öffnung entlang. Spüren Sie sowohl an der Hand als auch an den Fingern der Berührung nach. »Schauen Sie mit den Fingern.« Spüren Sie auch nach, was in Ihrem Geschlecht dadurch geschieht. Wenn Sie so weit sind, spüren Sie auch dem Innenraum der Hand nach. Lassen Sie Ihre Fantasie spazieren gehen. Diese Übung kann Sie darauf vorbereiten, auf die gleiche Weise beim Geschlecht vorzugehen, wenn Sie so weit sind.

# FEUCHTWERDEN DER FRAU

Manche Frauen haben Schwierigkeiten, überhaupt ausreichend feucht zu werden, und haben in der Folge Schmerzen beim Sex. Wenn es beim Geschlechtsverkehr wehtut, kann es an zu hoher Muskelspannung oder zu wenig Erregung liegen. In beiden Fällen sind die Muskeln der Geschlechtsregion schlecht durchblutet. Doch erst durch die verstärkte Durchblutung in der Geschlechtsregion sondert die Vaginawand mehr Flüssigkeit ab und wird feucht genug für den Geschlechtsverkehr. Dieser Vorgang geschieht nicht, wie oft angenommen, durch eine Drüse. In den seitlichen Vaginalwänden befindet sich eine hohe Anzahl an Blutgefäßen, die bei Erregung anschwellen und sich kräftig mit Blut füllen. Durch diesen starken Druck wird Blutflüssigkeit (vor allem Wasser) in kleinen Tropfen durch die Gefäßwände abgegeben. Diese Tröpfchen zwängen sich durch die Zellschichten der Vaginalschleimhaut hindurch und bilden in der Scheide den Feuchtigkeitsfilm. Da der Geschlechtsverkehr erst durch genügend Feuchtigkeit angenehm für die Frau wird, braucht sie genügend Zeit und Stimulation, damit ihre Genitalien richtig prall anschwellen können. Ohne diese weibliche Erregung miteinander zu schlafen, ist nicht ratsam. Schließlich würden wir auch von keinem Mann verlangen, dass er mit einem nicht steifen Glied mit seiner Partnerin schläft.

# EROTIK DES MANNES – STATTLICH WIE MÄCHTIGE ZEDERN*

## PENIS UND PENISREGION STIMULIEREN

Männer haben zwar öfter den Penis in der Hand als Frauen ihre Vulva und kommen einfach zum Orgasmus, doch sind sie deswegen nicht unbedingt vertrauter mit ihrem Geschlecht. Ihre Genitalien zu spüren und wahrzunehmen und bewusst damit umzugehen, müssen sie genauso lernen wie die Frau. Form und Größe von Penis und Hoden sind von Mann zu Mann sehr unterschiedlich und haben in der Regel nichts mit der Körpergröße zu tun. Für das sexuelle Empfinden spielt die Penisgröße keine Rolle.

Wie bei der Frau ist das männliche Geschlecht ein ganzer Komplex, der sich aus dem Körperinnern nach außen fortsetzt. Die elastische Penishaut, die den Penisschaft umgibt, fühlt sich weich an, die Haut des Hodensacks glatt. Zieht der Mann die Vorhaut (sofern vorhanden) über den Penisschaft zurück, erscheint die glänzende feine Haut der Eichel. Die Vorhaut bedeckt und schützt die Spitze des Penis und kann leicht vor- und zurückgeschoben werden. Die Eichel ist sehr berührungsempfindlich und spielt beim Empfinden sexueller Lust eine wichtige Rolle.

Im Inneren des Penis befinden sich auf der oberen Seite zwei Schwellkörper, ein weiterer liegt an der unteren Seite, der die Harn-Samenröhre bis zur Penisspitze umgibt. Die Schwellkörper des Penis verlängern sich ins Körperinnere und verlaufen bis zum Damm. Der Damm ist die Partie zwischen Hodensack und Anus und besitzt viele Nervenenden, die den Bereich sehr erregbar machen. In der Mitte verläuft als Fortsetzung des Hodensacks wie eine kleine Wulst die Dammnaht. Die

---

* Diese Beschreibung des Mannes ist Hoheslied 5,15 entlehnt: »Eindrucksvoll wie der Libanon ist seine Gestalt, stattlich wie mächtige Zedern.« Dort ist in erster Linie der gesamte Körperbau gemeint. Übertragen auf die männliche Geschlechtsregion ist dies jedoch auch ein schönes Bild für seine volle Manneskraft.

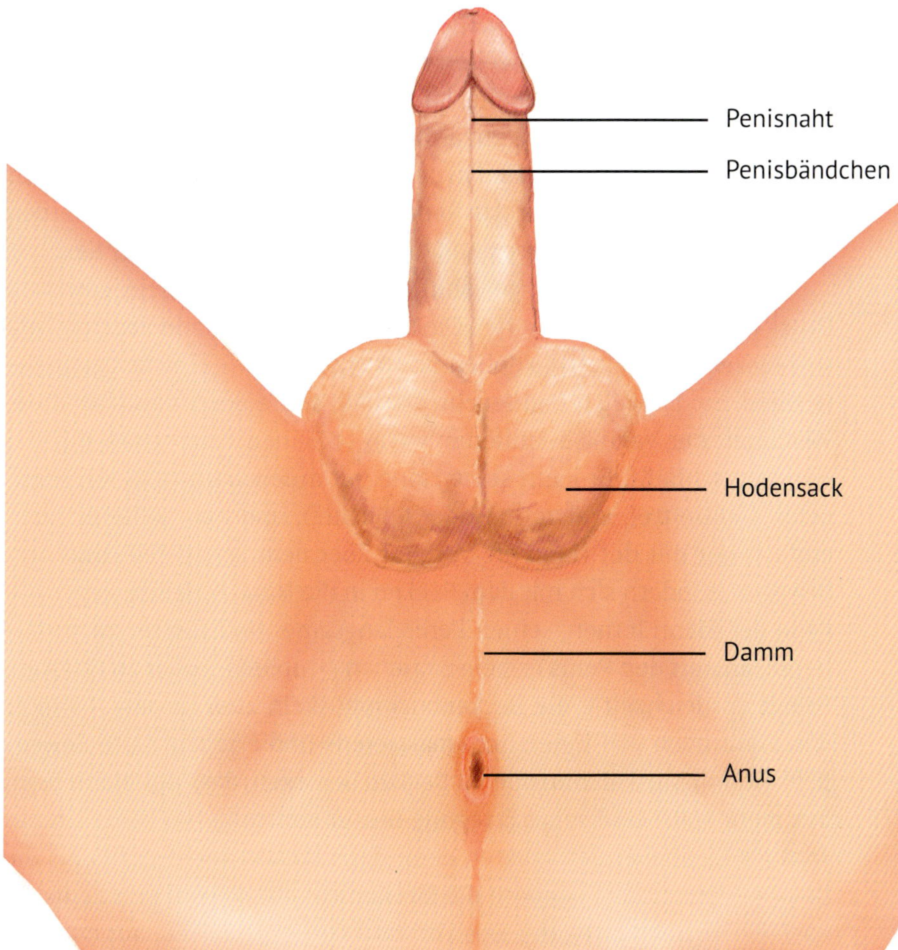
Penisnaht
Penisbändchen
Hodensack
Damm
Anus

Hoden sind durch die darin befindlichen Nerven sehr schmerzempfindlich. Mit der Erregung fließt Blut in die Schwellkörper, und der Penis richtet sich auf. Durch das Anschwellen des Penis zieht sich die Vorhaut zurück und legt die Eichel frei.

Die Erregung des Mannes beschränkt sich nicht auf die Eichel. Das ganze Geschlecht und der Körper sind voller Erregungsquellen, und die verschiedensten Nervenzellen reagieren unterschiedlich auf Druck, Streicheln und sowohl schnelle, langsame, kräftige als auch sanfte Bewegungen. Wenn sich etwas gut anfühlt, sollte Mann dort etwas verweilen. Feuchte Berührungen sind in der Regel am Geschlecht angenehmer als trockene. Je vielfältiger das Repertoire, desto reichhaltiger werden die Möglichkeiten im Paarsex und desto genussvoller wird der Sex.

Viele Männer sind es gewohnt, ihren Penis mit einem gewissen Druck der Hand zu stimulieren. Die Scheide der Frau kann aber, obwohl sie Muskeln hat, keinen so hohen Druck erzeugen wie eine fest gepresste Hand. Sie ist weich und feucht. Deshalb sollte der Mann eher diese Weichheit der Vagina simulieren, wenn er seinen Penisschaft mit der Hand umschließt. Er kann seine Hand gut anfeuchten (z. B. mit Mandelöl, Gleitmittel, Bodylotion oder Speichel), und nun sollte er nicht einfach nur mit der Hand die Vorhaut über dem Schaft hin- und herbewegen, sondern sich mit dem Becken in die Hand hineinbewegen. So kann der Mann lernen, seinen Penis langsamer und sanfter zu stimulieren, anstatt den Penis extrem zu reiben (»rubbeln«) oder zu drücken. Bringt er gleichzeitig die Beckenbodenmuskeln zum Einsatz, kann er den Penis auch von innen her »massieren« und erregen. Gute Beweglichkeit und Muskelkontrolle im Becken bewirken, dass der Mann beim Sex mehr spürt und seine Erregung besser kontrollieren kann. Und er wird als Liebhaber geschickter, denn dann steuert nicht der Penis die Bewegungsrichtung, sondern das Becken steuert sowohl den Penis als auch die sexuelle Erregung. Das Vor- und Zurückschaukeln aus dem Becken heraus, verbunden mit kreisenden Bewegungen, macht dann den Paarsex auch für die Frau viel genussvoller. Das Spiel mit der Beckenbodenmuskulatur verstärkt die Durchblutung der Beckenregion, erhöht die Empfindungen und steigert die erotischen Vorstellungen.

Männer können ihren sexuellen Genuss steigern, wenn sie lernen, zwischen Anspannung und Entspannung abzuwechseln. Muskeln anzuspannen steigert zwar die Erregung. Wenn aber die Muskeln in Po, Bauch und Oberschenkeln *zu fest* angespannt sind, wird die Blutzir-

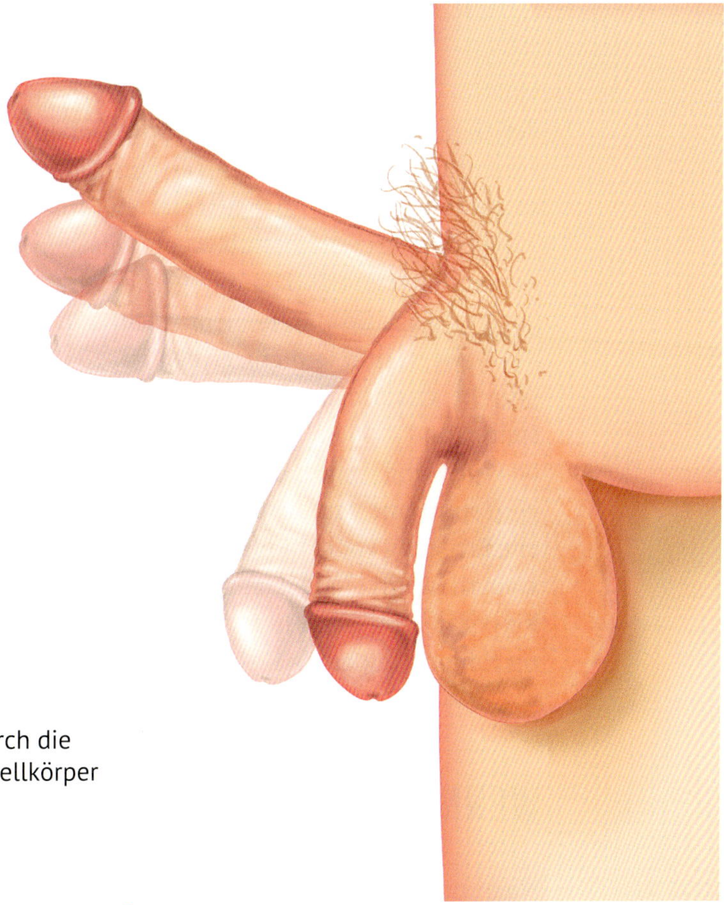

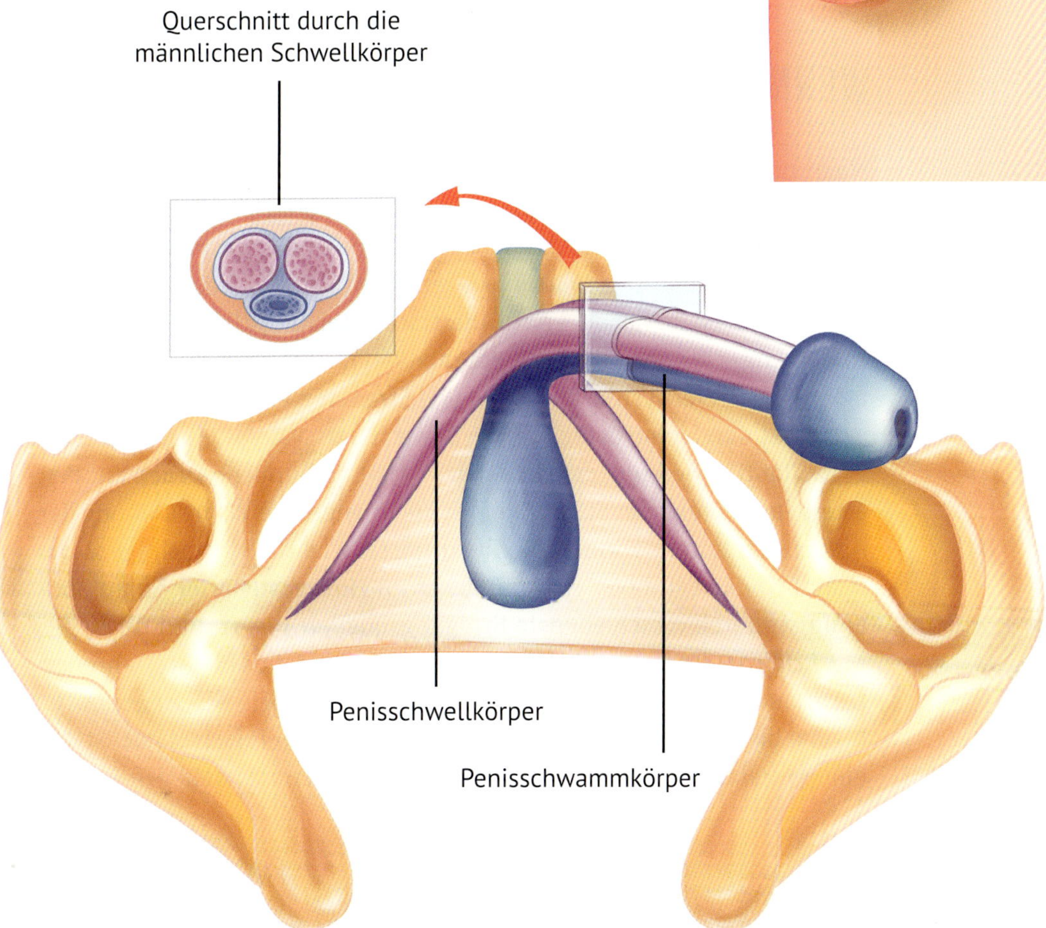
Querschnitt durch die männlichen Schwellkörper
Penisschwellkörper
Penisschwammkörper

kulation gehemmt. Dadurch ist die Erregung nur wenig spürbar und der Genuss klein. Zudem steigt die Gefahr, dass der Mann zu schnell kommt oder durch die weniger gute Durchblutung die Erektion nicht so gut funktioniert. Auch aus diesem Grund ist für den Mann die Bewegung beim Sex gut, denn bewegte Muskeln wechseln sich ab zwischen Anspannung und Entspannung. Dies wirkt sich positiv aus auf die Erregung und das Gespür. Je mehr (nicht je schneller!) sich der Mann beim Sex bewegt, und je mehr er den ganzen Körper in die Bewegung einbezieht, desto mehr wird er die sexuelle Erregung im ganzen Körper spüren und so mehr davon haben. Er sollte sich so langsam wie möglich bewegen und währenddessen darauf achten, was sein Penis besonders gern spürt und was ihn erregt. Wenn er sich Zeit lässt, wird er die sexuelle Erregung vor der Entladung mehr genießen. Er kann so auch besser steuern, wann die Ejakulation stattfinden soll. Diese guten Gefühle im Körper und im Geschlecht lassen ihn sich männlicher und selbstsicherer fühlen, weil er die Erregung besser kontrollieren kann.

## WENN ER NICHT (DRAUF) STEHT

Nicht nur einige Frauen haben Schwierigkeiten mit der Erregung. Auch Männer können sich unbewusst über »innere moralische Polizisten« die sexuelle Lust verbieten. Oder sie sind nervös und angespannt, weil sie unsicher sind und Angst haben, zu versagen. Statt Vorfreude und erotische Gedanken zu haben, kontrolliert der Mann ängstlich seinen Penis. In der Angst spannt sich der Beckenbodenmuskel stark an, ebenso reagiert das Nervensystem auf Angst und Stress mit einer Art Fluchtreflex, ausgelöst durch eine Botschaft des Bewachungssystems. Auch jahrelange, zu heftige Reibung des Penis, der damit verbundene Druck auf den arteriellen Zufluss der Schwellkörper und mangelnde Wahrnehmung der Abläufe im Körper können die Erektionsfähigkeit beeinträchtigen. Die männliche Erregung ist ein komplexer im Hirn gesteuerter Ablauf, beeinflusst durch verschiedenste Erregungsquellen, die Art und Weise des Muskeleinsatzes bei der Erregungssteigerung und die bereits erfahrenen Lernschritte. Probleme mit der Erektion sind für viele Männer beunruhigend bis existenziell bedrohlich. Wenn es nicht »einfach geht«, ist das ein Frontalangriff auf den Selbstwert und das Männlichkeitsgefühl[21].

Grundsätzlich ist es für einen Mann gut, wenn er regelmäßige Ejakulationen hat. Sie sind zwar nicht überlebensnotwendig und es wird auch keinen »Samenstau« geben. Der Körper wird einfach weniger Sperma produzieren, wenn keines benötigt wird. Aber die Ejakulationen sind wichtig für einen Mann, der seine Erektionsfähigkeit möglichst lang erhalten möchte bis ins Alter. Man vermutet auch, dass häufigere Ejakulationen die Fruchtbarkeit des Spermas erhöhen. Doch was, wenn durch das Älterwerden, durch gesundheitliche oder psychische Beschwerden die Erektionsfähigkeit des Mannes und die Lust auf Sex beeinträchtigt sind? In diesem Fall hat Mann noch weniger Ansprechpersonen als Frau. Das Pendant zur Frauenärztin gibt es für den Mann nicht. Viele haben Hemmungen, sich dem Hausarzt zu offenbaren, der einen dann zum Urologen überweist. Es kostet viel Überwindung, bis ein Mann sich in die Sexualberatung wagt. Mir sind Männer begegnet, die lieber auf Sex verzichten, als Beratung in Anspruch zu nehmen. Doch aus einer Erektionsstörung können Beziehungsprobleme entstehen, die Lust auf Sex kann verschwinden und im schlimmsten Fall können sich Depressionen entwickeln. Meine Erfahrung ist: Darüber zu reden hilft auch in diesem Fall. Oftmals würden die Frauen gerne darüber sprechen, aber die Männer ziehen sich zurück und weichen aus.

Das Wissen um die Zusammenhänge und darum, dass man etwas dagegen oder dafür tun kann, nehmen auch hier die Angst und Scham. Lernschritte werden möglich. Durch Übung, Variation und Spiel mit Muskelspannung, Bewegungsrhythmen und Atmung in der sexuellen Erregung kann der Mann die Körperwahrnehmung und den Genuss verstärken – und damit die Erektionsfähigkeit verbessern. Der Gang zum Therapeuten und – von ihm gegebenenfalls verschriebene – erektionsfördernde Medikamente können zusätzlich helfen.

# ORGASMUSKUNDE

Eine grundsätzliche Hürde zum Orgasmus stellt vor allem die Asymmetrie zwischen der männlichen und weiblichen Erregungskurve dar. Frauen sind oft frustriert und nicht motiviert für Sex, wenn »Ladies first« nie zur Anwendung kommt. Die männliche genitale Erregung kann recht schnell und nicht unterdrückbar ansteigen, während Frauen generell eine gewisse Zeit brauchen, um zum Höhepunkt zu kommen. Fällt es dazu schwer, gedanklich und körperlich loszulassen und abzuschalten – zum Beispiel durch einen stressigen Alltag mit Kindern und Beruf –, wird es noch schwieriger, den Gipfel zu erklimmen.

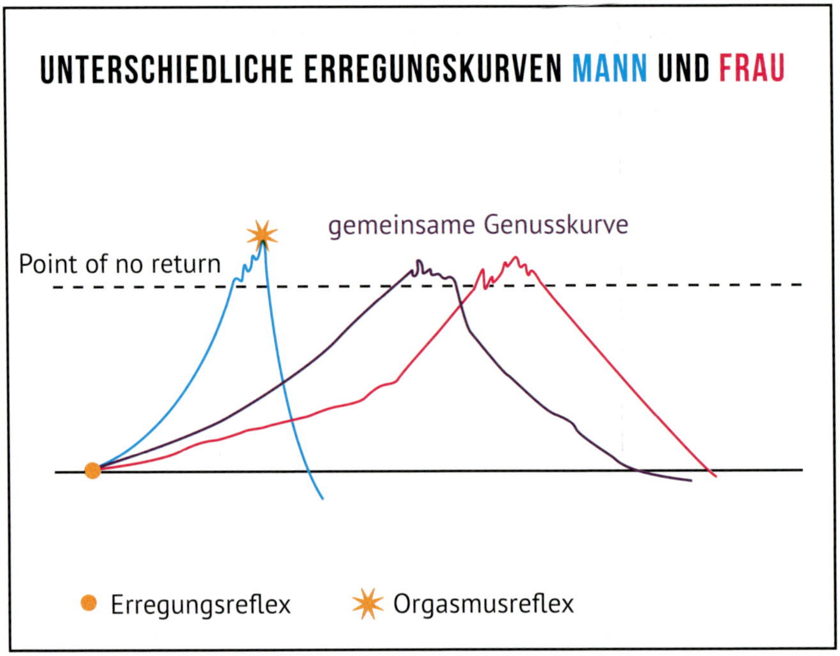


Aber auch die Hormone können der Lust einen Streich spielen. Vielen Frauen macht entweder der Zyklus oder die Pille zu schaffen. Wenn die Hormone nicht stimmen, haben Frauen nicht nur weniger Lust, sondern sie bekommen manchmal auch weniger und weniger intensive Orgasmen. Auch die Tatsache, dass man beim Sex schwanger werden kann, hat Einfluss auf die Lust. Wenn eine Schwangerschaft gewünscht oder zumindest nicht unerwünscht ist, lässt diese Entspanntheit die Lust genießen. Angst vor einer Schwangerschaft ist dagegen ein Lustkiller. Oft steigen das Lustempfinden und die Freude am Sex wieder, wenn die Verhütungsfrage nach erfülltem Kinderwunsch definitiv gelöst werden kann. Und auch Frauen nach der Menopause erleben oft eine ganz neue Lust am Sex.

Der gleichzeitige Orgasmus von Mann und Frau ist eine Wunschvorstellung von vielen. Im echten Leben gibt es keinen Grund, diesen unbedingt hinbekommen zu müssen. Wer darauf hinarbeiten will, achtet darauf, dass der schnellere Partner Pausen einlegt, in denen er den anderen weiter stimuliert. Dabei darf er die Lust nicht verlieren und den anderen nicht zu schnell nach oben bringen.

Beim Sex kommt die Bewegung der Beckenschaukel, die ich noch im Einzelnen vorstellen werde, beiden Geschlechtern für den Orgasmus entgegen. Da die Klitoris den ganzen vaginalen Raum verbindet, stimulieren die Bewegungen der Beckenbodenmuskulatur das ganze Geschlecht der Frau, sowohl außen wie innen. Die Muskeln der gesamten Geschlechtsregion werden dadurch viel stärker durchblutet. Je mehr quantitativ an Blut »reinkommt«, umso mehr kommt als Erregung und Genuss »raus«. Durch die Bewegung des Beckenbodens kann die Frau besser in Erregung kommen und diese steigern. Der Mann kann seine Erregung besser kontrollieren und steuern. So können beide den »Point of no return« im Orgasmus mehr in Einklang bringen und vor allem den Weg dahin ausdehnen, die Bewegungen spüren und genießen. Kommt der Genuss mit ins Spiel, wird die Lustkurve *vor und nach* dem Höhepunkt mindestens so erfüllend und interessant wie die Erregungskurve zum Höhepunkt selbst. Die Vorstellungen, wie lange der Weg bis zum Orgasmus dauern soll, haben sich inzwischen »dank« mancher medialer Bilder im Kopf völlig verzerrt. Es geht für den Mann darum, das Halten der Erektion von wenigen Minuten auf viele Minuten zu verlängern, nicht um halbe bis mehrere Stunden.

Jeder Orgasmus ist ein bisschen anders. Wenn wir uns auf unsere eigene Lust konzentrieren, wird er einfacher. Wer mutiger ist, bekommt ihn häufiger. Wer ihn hinauszögert, erlebt ihn oft intensiver.

## ORGASMUS DER FRAU

Die Erregung der Frau bis zum Orgasmus entwickelt sich phasenweise. Falls sie die Erregung gar nicht wahrnimmt, sollte sie zunächst lernen, die entsprechenden Anzeichen für Erregung wahrzunehmen.

In der *Erregungsphase* bewirken erotische Fantasien, das Liebesgefühl und Berührungen an erogenen Zonen, dass sich der Puls beschleunigt und der Blutdruck steigt. Die Brustwarzen werden hart und die Brüste vergrößern sich. Das ganze Geschlecht füllt sich mit Blut, was eine Spannung und ein Kribbeln in den äußeren und inneren Genitallippen zur Folge hat. Diese werden dunkler und öffnen sich leicht. Die Vagina wird feucht und spannt sich auf, die Klitoris schwillt an und wird, vergleichbar zum Penis, steif. Die Vagina bereitet sich darauf vor, dass der Penis hineingleiten kann.

In der *Plateauphase* verengt sich das vordere Drittel der Vagina durch die mit Blut gefüllten Schwellkörper zur sogenannten »orgastischen Manschette«, um den Penis umschließen zu können. All dies kann man spüren, ebenso den schnelleren Herzschlag, die schnellere Atmung, die zunehmende Muskelspannung und das weitere Anschwellen des gesamten Genitalbereichs mit der aufgerichteten Klitoris. Bei zunehmendem Gespür nimmt die Frau auch im Innenraum verschiedene Empfindungen wahr, beispielsweise das Hartwerden und Größerwerden der G-Zone. Schon vor dem eigentlichen Orgasmus kann die Frau gelegentlich Spasmen spüren, die ihr ermöglichen, in der Erregung nochmals innezuhalten, diese abfallen und wieder ansteigen zu lassen.

Die *Orgasmusphase* wird begleitet durch Muskelkontraktionen der Scheide, der Gebärmutter und des Schließmuskels und kann bis zu 30 Sekunden dauern. Danach entspannen sich die Muskeln wieder, die Schwellungen klingen ab und Klitoris, Scheide und Gebärmutter kehren in den ursprünglichen Zustand zurück. Manche Frauen können in der Erregung bleiben, möchten nochmals zum Orgasmus-Plateau aufsteigen und erleben erneut Orgasmen.

In der *Entspannungsphase* klingt die Erregung langsam ab und der Körper kehrt in den ursprünglichen Entspannungszustand zurück.

Wichtig, um den Orgasmus zu erreichen, sind die Bewegung des Körpers und das Loslassen. Denn allzu große körperliche Anspannung hemmt unser Lustempfinden und damit auch den Weg zum Höhepunkt. Orgasmen lassen sich auslösen durch Stimulation von Klitoris, Vulva (besonders der inneren Genitallippen), des äußeren Drittels der Vagina oder durch Stimulation von G-Zone und der hinteren zwei Drittel der Vagina. Die Unterteilung in klitoralen und vaginalen Orgasmus, von der immer wieder die Rede ist, ist übrigens unsinnig. Denn egal, mit welcher Stimulation, bei jedem Orgasmus ist die Klitoris mitbeteiligt. Genauso wie der Penis des Mannes wird diese erregt, selbst wenn keine spezielle Berührung stattfindet.

## SPIELEND ZUM HÖHEPUNKT

Die Anzahl der Frauen, die noch nie einen Orgasmus erlebt haben oder nur selten einen erleben, hat im Laufe der letzten 20 Jahre erfreulicherweise abgenommen. Doch noch immer wissen nicht alle Frauen, dass dies eine Fähigkeit ist, die sich erlernen lässt. Frauen, die lernen möchten, einen Orgasmus zu haben, sollten sich angewöhnen, ihr Becken beim Sex zu bewegen. Das bedeutet nicht, zu »turnen«, sondern in der Bewegung mittels unterschiedlich starkem, langsamem oder schnellem An- und Entspannen der Beckenbodenmuskulatur der Erregung im Unterleib nachzuspüren. Selbst, wenn das äußere Geschlecht stimuliert wird, ist die Empfindung intensiver, wenn das Becken und der Beckenbogen leicht bewegt werden. Mit fließenden Bewegungen verteilt sich die Erregung im ganzen Körper. Man kann sich vorstellen, man wäre eine Pflanze im Wasser und lasse sich vom Wasser bewegen. Dazwischen kann man nochmals ganz andere Empfindungen wecken, wenn man sein Becken kreist oder mit ihm eine Acht beschreibt. Mit dieser Vorstellung bewegt man sich in die Berührungen hinein und atmet regelmäßig in die *Tiefe* des Bauches ein. Dabei sollte man nicht unbedingt *viel* Luft einatmen. Entscheidender ist, mit der Bewegung des Beckens nach vorne wieder *aus*zuatmen. Ein geöffneter Mund und Töne oder Stöhnen beim Ausatmen erhöhen die Sinnlichkeit.

Wenn viel Erregung da ist, beginnt das letzte Stück bis zum Orgasmus. Um den Punkt zu erreichen, an dem der Orgasmusreflex ausgelöst wird, brauchen wir mehr Intensität. Mit *zu* entspannten Muskeln ist ein Orgasmus nicht möglich. Spannung ist jetzt wichtig und gut für die Entladung. Mehr bewegte Spannung und bewegter Druck im Beckenboden, dem unteren Rücken und dem unterem Bauch erregen mehr. Zum Beispiel werden die Berührungen kräftiger und schneller, die Muskelspannung steigt, die Schaukelbewegung wird schneller, größer und stärker, der Atem wird intensiver und ebenfalls die Fantasien. Es hilft dabei, ruhig einmal zu übertreiben und ebenfalls, sich zu trauen, neue Bewegungen und Laute auszuprobieren. Hilfreich kann es auch sein, den Beckenboden wie eine innere Pumpe zu benutzen oder ihn ganz leicht nach außen zu drücken.

Um oben »über die Schwelle zu gehen« und zu kommen, müssen wir die Spannung wieder reduzieren können. Auch »Sich-gehen-Lassen«

muss geübt werden. Starkes Ausatmen, feste Stöße mit der Hüfte und zwei-, dreimal tiefes Stöhnen könnten förderlich sein. Ein Orgasmus ist ein »Entladen« von körperlicher sexueller Erregung, zusammen mit einem »Entladen« auf der Gefühlsebene. Den Orgasmus erleben wir umso intensiver, je besser wir Brust, Schultern, Hals, Nacken, Kopf und auch Gedanken ebenfalls loslassen können. Wenn wir uns dem Orgasmus nähern, sollten wir uns dem Körper hingeben und ihn einfach machen lassen. Und so in einen wundervollen Zustand hinübergleiten.

Auf keinen Fall sollte man sich mit dem Erreichen eines Orgasmus unter Erfolgsdruck zu setzen, das hemmt nur die Erregung. Der Weg ist das Ziel. Ein gutes Ziel ist es, das, was man erlebt, zu genießen. Denn Genuss ist der beste Weg zum Orgasmus. Ansonsten heißt es: üben, üben, üben … und sich nicht entmutigen lassen. Der Orgasmus kommt vielleicht, wenn Frau ihn am wenigsten erwartet.

## ORGASMUS DES MANNES

Ein Mann genießt es zu spüren, dass sein Penis funktioniert und steif wird. Der Penis bleibt beim Geschlechtsverkehr steif, solange der Mann erregt ist. Deshalb ist es wichtig, dass der Mann beim Sex mit der Frau für seine eigene sexuelle Erregung sorgt und nicht nur daran denkt, was der Frau gefallen könnte. Doch hilft es der Frau in der Regel, wenn der Mann die genitale Penetration länger hinziehen kann. Deshalb ist es gut, wenn der Mann die verschiedenen Phasen des Orgasmus kennt. Vor allem kann er lernen, auf die Signale des Kommens zu achten.

Die *Erregungsphase* kann durch verschiedenste sinnliche Reize von außen oder gedanklich ausgelöst werden, auch ungewollt. Dabei wird der Penis durch den vermehrten Blutfluss größer, steif und richtet sich auf. Der pralle Penis wird sensibler für Berührungen und Druck. Der Hodensack zieht sich zusammen, und die Hoden werden größer, während die Prostatadrüse die Harnblase verschließt. Die Penisspitze wird dunkler. Das Herz schlägt schneller, der Atem geht rascher, manche spüren die Erregung in den Brustwarzen.

In der *Plateauphase* ist bereits ein hoher Grad an Erregung erreicht. Diese kann eine längere Zeit gehalten werden. Der Penis ist jetzt voller Blut und steht ganz. Die Atemfrequenz wird nochmal schneller. Bei zunehmender Erregung treten die sogenannten Lusttröpfchen aus der Penisspitze aus. Darin können bereits Samenzellen enthalten sein. Diesen Zustand der sexuellen Erregung empfinden manche Männer als besonders lustvoll. Will Mann diesen Zustand länger halten, muss er darauf achten, dass die Erregung nicht noch mehr zunimmt, weil sonst der Orgasmus unmittelbar eintritt. Dieses Hinauszögern gelingt mit Übung mittels der Bauchatmung und durch kontrollierte Bewegungen. Ein Mehr an Muskelspannung löst den Orgasmus aus.

Auf dem *Höhepunkt* der sexuellen Erregung steht der Penis in seiner vollen Größe. Bei manchen Männern bis ums Doppelte der Größe in entspanntem Zustand. Die Ejakulation geschieht im Moment der stärksten Anspannung. Es kommt zu einer raschen Folge von Muskelkontraktionen, und das Sperma spritzt aus dem Penis. Ein Gefühl, als ob sich alles zusammenzieht und gleichzeitig explodiert. Nach einer länger andauernden Erregungs- und Plateauphase wird der Orgasmus oft besonders intensiv erlebt.

Nach dem Orgasmus tritt die *Entspannungsphase* ein, die Muskelspannungen im ganzen Körper lassen nach, Atem und Puls beruhigen sich. Die Geschlechtsorgane kehren in ihren ursprünglichen Zustand zurück. Unmittelbar nach dem Orgasmus reagieren die männlichen Geschlechtsorgane nicht auf neue sexuelle Reize. Der Körper braucht eine Zeit der Erholung, die unterschiedlich lang sein kann.

## POINT OF NO RETURN*

Beim Mann gibt es einen bestimmten Punkt in der Erregung, ab dem der Orgasmus nicht mehr zurückgehalten werden kann, den »Point of no return«. Wie findet Mann heraus, wann er an diesen Punkt kommt? Dazu sollte man wissen, dass das Abgeben der Samenflüssigkeit in zwei Etappen geschieht, und zwar in der Emission, dem »Laden«, und der Ejakulation, dem »Abspritzen«. Das Laden geschieht als Reflex. Dabei kommt es zu Kontraktionen in den Samenleitern und in der Prostata, wodurch deren Sekrete in den hinteren Teil der Harn-Samen-Röhre be-

* Die Tipps für das Erkennen der Phase kurz vor dem »Point of no return« sind dem Buch *Make Love* von Ann-Marlene Henning entnommen.

fördert werden. Gleichzeitig kontrahiert ein Muskel, der die Harnblase verschließt, um einen Rückfluss der Sekrete in die Harnblase zu verhindern. Dieser Vorgang nennt sich Emission. Durch den Dehnungsreiz der hinteren Harnröhre kommt es nun zum sogenannten »Point of no return«, das heißt, der Samenerguss, die eigentliche Ejakulation, wird unwiderruflich ausgelöst. Es kommt zu Kontraktionen der Beckenbodenmuskulatur, sodass das Sperma aus der Harnröhre herausgeschleudert wird. Wenn ein Mann rechtzeitig vor dem »Point of no return« seine Erregung halten möchte, dann muss er lernen, die Phase vor der Emission gut zu erspüren. Viele Männer spüren kurz vor dem Kommen zuerst eine große Erregung in der Eichel und dann ein kleines Ziehen. Das entscheidende Zeichen ist diese Erregung in der Eichel. Wenn man das Ziehen spürt, ist es schon zu spät. Wie kann Mann nun den Punkt, ab dem der Höhepunkt nicht mehr aufzuhalten ist, hinauszögern? Das funktioniert, indem man den Beckenboden entspannt, die Muskeln etwas lockert, langsamer stimuliert und tief atmet. Wenn das »Zu-früh-Kommen« ein Problem ist, empfiehlt es sich, in der Selbsterfahrung zu üben, wie sich die Erregungsphasen anfühlen und zu versuchen, drei- bis fünfmal die Erregung zu halten und wieder leicht abfallen zu lassen, bevor man den Orgasmus eintreten lässt. So kann man lernen, wo genau man mit der Erregung ist. Das hilft mehr als »an die tote Katze denken«, wie es mal ein junger Mann in einem Seminar ausdrückte. Sich gedanklich abzulenken, bedeutet für den Mann oft, auf alles, was seine Erregung steigern könnte, zu verzichten. Er konzentriert sich nur noch darauf, nicht zu kommen. Dabei gehen der Genuss und der emotionale Austausch mit der Partnerin völlig verloren.

Was den Männern das Bedürfnis, ihren Orgasmus hinauszuzögern, ist den Frauen der Wunsch, überhaupt zu einem Höhepunkt im Paarsex zu kommen. Darüber habe ich schon geschrieben. Doch es gibt immer eine Ausnahme von der Regel. Ab und zu fragen mich auch Frauen, was sie denn tun sollen, wenn sie zu früh kommen. Das Problem dabei ist, dass sie kommen, obwohl ihre Vagina noch gar nicht feucht genug ist. In der Folge ist für sie der auf den Orgasmus folgende Geschlechtsverkehr oft unangenehm. Diesen Frauen können die Bewegungsmuster dieses Buches genauso helfen wie den »zu schnellen« Männern.

# LOSLASSEN LERNEN – VON ANSPANNUNG UND ENTSPANNUNG

Schon mehrfach habe ich davon gesprochen, wie wichtig für die sexuelle Lust und Erregung das Loslassen ist. Und zwar sowohl das Loslassen »oben« – das emotionale Loslassen – wie auch das Loslassen »unten«, nämlich das genitale Loslassen. In einer Atmosphäre der Anspannung gedeiht kein lustvoller Sex. Weder unter innerlicher, emotionaler Anspannung noch unter einer andauernden äußerlichen, also körperlichen und genitalen Anspannung. Wie können wir lernen loszulassen? Wie gelingt es uns, die innere Anspannung von Gedanken und Befangenheit zu lösen, damit wir Intimität entspannt genießen können? Und wie gelingt es uns, die körperliche Anspannung zu lösen, um locker zu sein für Bewegung und Genuss?

Drei wichtige Faktoren möchte ich Ihnen vorstellen, die Ihnen jeweils einen Schlüssel für die richtige Balance zwischen Anspannung und Entspannung an die Hand geben. Ich habe sie alle schon erwähnt, weil sie so enorm wichtig sind für den Genuss der Erregung. Der eine Schlüssel ist die Entdeckung des Beckenbodens. Diese Muskulatur erschließt uns, wenn wir sie richtig zum Einsatz bringen, echten geschlechtlichen Genuss, und zwar sowohl den Frauen wie den Männern! Sie lernen Übungen kennen, um diese Muskulatur zu erspüren und sie zu trainieren, sie sowohl anzuspannen als auch zu entspannen. Der zweite Schlüssel ist die Übung der Beckenschaukel bzw. der »Doppelten Schaukel«. Mit dieser lernen Sie, Ihren Körper in eine lustvolle Bewegung zwischen Anspannung und Entspannung zu bringen zusammen mit dem Atem. Die »Doppelte Schaukel« verbindet das körperliche »Unten« mit dem körperlichen und emotionalen »Oben« und hilft, einen ganzheitlichen Orgasmus zu erleben. Der dritte Schlüssel ist, durch die Bauchatmung die äußere und innere Entspannung zu vertiefen und durch das Loslassen von Kopf und Schultern die Emotionen des Liebesgefühls freizusetzen. Mit diesen praktischen Anleitungen kommen Sie einem guten und entspannten Körpergefühl ein großes Stück näher!

# DER BECKENBODEN

Der Beckenboden nimmt in der Erregung und Erregungssteigerung eine ganz entscheidende Rolle ein. Man könnte ihn mit dem Resonanzboden eines Instruments vergleichen. Ohne Resonanzboden gibt es keinen schönen Klang. Damit der sexuelle Klang ins Schwingen kommt, muss auch der Beckenboden mitschwingen. Ins Schwingen kommen heißt, Blut in die Beckenregion zu bekommen, die Erregung somit gut zu spüren, und für die Frau, besser feucht zu werden. Das geschieht, wenn wir die Beckenbodenmuskeln im Wechsel leicht spannen, aber auch entspannen können. Dies lässt sich am besten durch Bewegung erreichen. Bewegung kann in gewissen Muskeln Spannung erzeugen, während die Gegenspieler zugleich entspannt werden. Da die Schwellkörper bei Mann und Frau unmittelbar in die Beckenbodenmuskulatur eingebunden sind, werden sie bei jeder Betätigung des Beckenbodens automatisch stimuliert und sorgen für eine erhöhte Empfindsamkeit.

Der Beckenboden ist eine Art innere »Unterhose« aus einem komplizierten Geflecht aus Muskeln, die die Organe im unteren Becken halten. Beide Hände zur Schüssel geformt, bilden in etwa die Größe und Form des Beckenbodens ab. Er besteht aus Muskeln, Bändern und Bindegewebe. Sein Geflecht verläuft vom Schambein bis hinter den After, verbindet die Innenseiten der Knochen und verschließt das nach unten offene knöcherne Becken. In einen Teil dieser Muskulatur sind beim Mann zwei (für Harnröhre und Darm) und bei der Frau drei Öffnungen eingearbeitet, eine zusätzlich für die Vagina. Die Muskulatur sorgt dafür, dass die Öffnungen geschlossen bleiben und sich nur auf Befehl öffnen. Ein guter Muskel ist flexibel. Das heißt, er kann sich anspannen, beispielsweise beim Sport, aber auch komplett entspannen – im Bett, bei der Geburt, auf der Toilette. Interessant ist dieser Muskel beim Sex erst dann, wenn man beides kann, anspannen und loslassen in einer Art »Pumpbewegung«.

Die »Muskelhose« ist dreilagig und handtellerdick, mit längs und quer verlaufenden Muskelfasern, die sich am Damm zu einem starken Fadenkreuz verdichten, dem Zentrum des Beckenbodens.

Die *äußere Schicht* des Beckenbodens verläuft wie eine Acht um die Körperöffnungen herum, ist zuständig für die Schließmuskeln der Ausscheidungsorgane und reagiert zuerst. Sie schlingt sich netzartig um

## BECKENBODENMUSKULATUR, SCHWELL- UND SCHWAMMKÖRPERMUSKULATUR BEIM WEIBLICHEN UND BEIM MÄNNLICHEN GENITALKOMPLEX

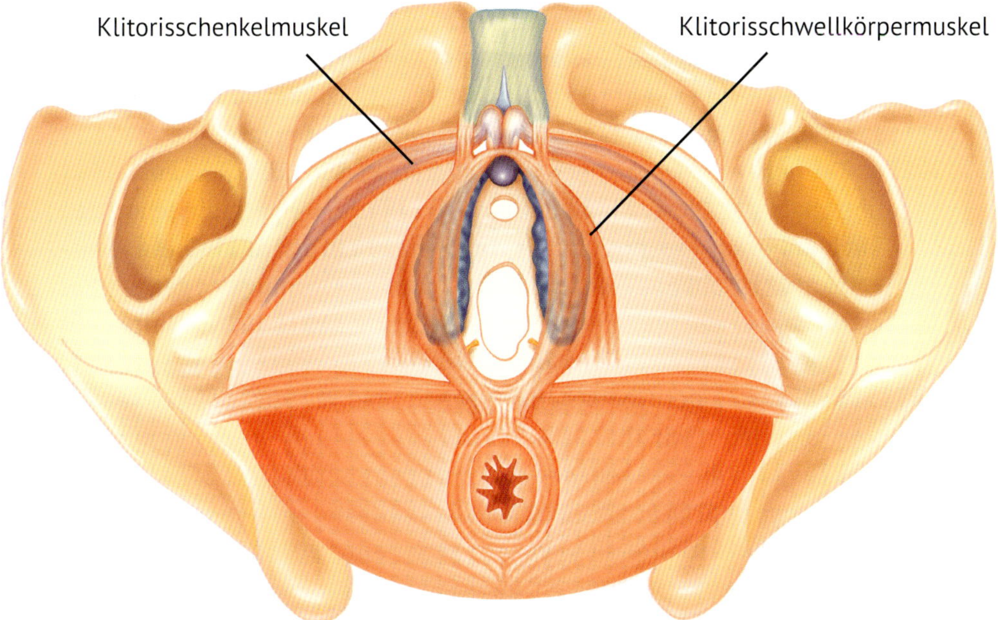


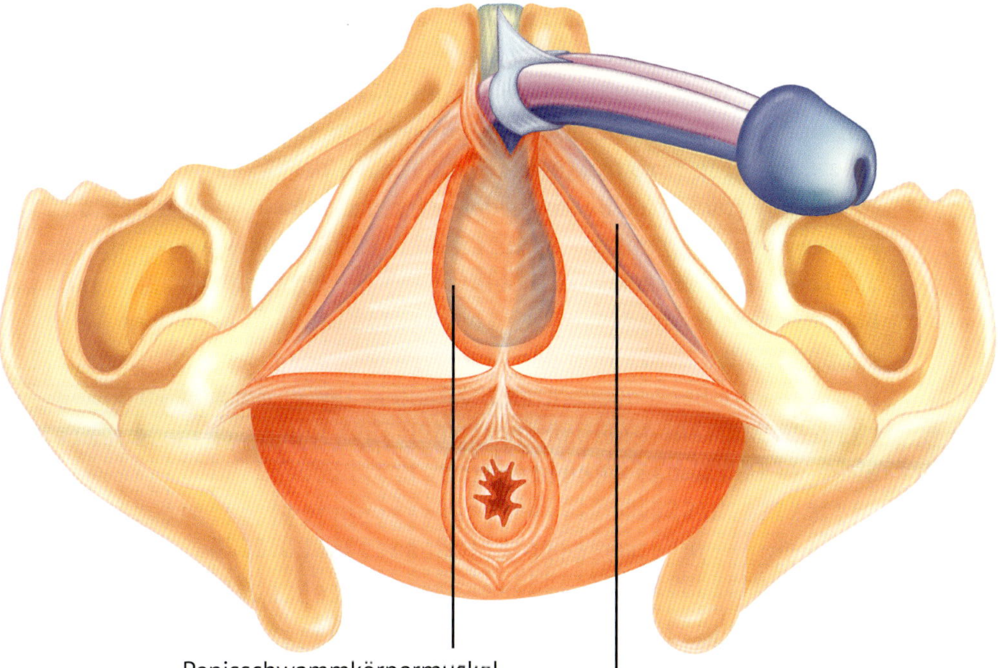

Harnröhre, Vagina, Anus und verläuft am Damm über Kreuz. Bei Frauen umschließt sie die Scheide, bei Männern die Penisbasis. Viele Frauen haben diese Schicht relativ gut trainiert. Wenn wir beim Wasserlassen den Strahl anhalten, aktivieren wir die Schließmuskulatur. (So sollte man aber nicht üben!) Wir spüren diese Muskeln, indem wir einen Mittelfinger gleich am Anfang des Venushügels oder an den Penisansatz legen. Einen Finger der anderen Hand setzen wir an den Anfang der Gesäßspalte, über dem Steißbein. Wenn wir jetzt den Beckenboden anspannen, spüren wir einen zarten Zug unter den Fingern.

Die *mittlere Schicht* liegt im vorderen Bereich des Beckens direkt unterhalb der Blase. Sie bildet eine Art Platte, die sich zwischen den Sitzbeinhöckern spannt und bis zum Schambein erstreckt. Diese »Muskelplatte« ist quergefasert, sie hält die untere Öffnung des ganzen Beckens zusammen und bildet eine Verstrebung zwischen den Hüftgelenken. Das können wir spüren, indem wir die Fingerspitzen auf jeder Seite an den Ansatz der Oberschenkel, genau über die Hüftgelenke setzen. Jetzt aktivieren wir den Beckenboden und spüren unter den Fingern den Zug, den die Muskeln des Beckenbodens auslösen.

*Die innere Schicht* ist die stabilste, breiteste, flächenmäßig größte Schicht und entfaltet sich wie ein sechsteiliger Fächer. Sie trägt die Hauptlast der Organe und ist im gesamten inneren Beckenraum verspannt. Diese Muskellagen ziehen sich vom vorn gelegenen Schambein bis nach hinten zum Steißbein und verstreben beide mit den Oberschenkelknochen. Diese Schicht hat den größten Einfluss auf die Aufrichtung der Wirbelsäule und die gesamte Körperhaltung. Sie bestimmt den Grundtonus und zieht die Beinmuskulatur straff. Bei gutem Training wirkt diese Tragstruktur bis in die Füße hinein.

Ein gut trainierter Beckenboden wirkt sich positiv aus durch die höhere Spannung, mit der er zu »halten« vermag, aber ebenso durch das Lösen des Muskels, das möglich wird. So verhindert er nicht nur Blasenschwäche, der Muskel wird auch empfindsamer. Bei starker Verkrampfung der Muskeln in der Vagina, die beim Sex sehr schmerzhaft ist, kann das Beckenbodentraining helfen, diese Muskeln zu lösen. Wenn die Muskeln dauerhaft angespannt sind, füllen sich die Muskeln nicht mit Blut und es ist nicht möglich, das angenehme Gefühl sexueller Spannung im Becken zu steigern. Bei all diesen Schwierigkeiten ist es hilfreich, den Beckenboden zu trainieren und dabei besonders das Loslassen einzuüben.

## DIE VERSCHIEDENEN SCHICHTEN DES BECKENBODENS

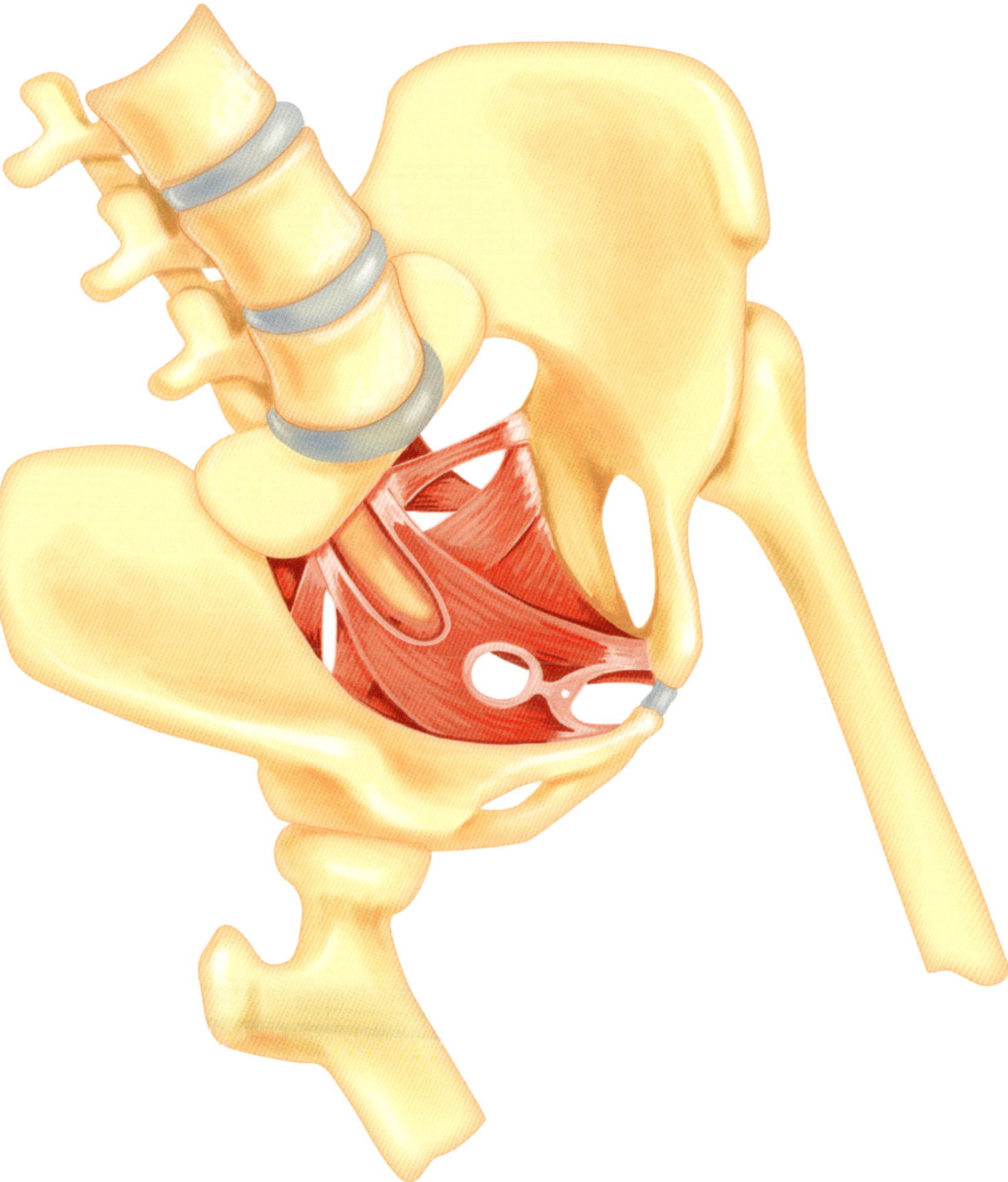

Beim Mann kann zu hohe Muskelspannung die Penisdurchblutung einschränken und später zu Erektionsproblemen führen. Wenn die Blutfülle auf das äußere Geschlecht beschränkt ist, bleibt die Region, die sich angenehm erregt anfühlt, relativ klein und fokussiert – nur im Penis oder nur in der Klitoris. Erregung wird so zu einem lokalen, reduzierten Phänomen. Da sie auf ein kleines Gebiet begrenzt ist, wird sie auch sehr störungsanfällig. Das Blut kann sofort abfließen und die Erregung geht verloren. Entsprechend wird eine orgastische Entladung vergleichsweise »kleiner« ausfallen. Aber auch die totale Entspannung des Beckenbodens ist für den Orgasmus nicht förderlich.

Beim Mann verläuft ein recht großer Teil des Penis innerhalb des Körpers. Darum wird durch die Bewegung des Beckenbodens der Penis mitmassiert. Bei der Frau ist der Beckenboden mit der Klitoris verbunden. Wenn sie die Muskulatur zusammenzieht, wird auch die Klitoris bewegt, was sich positiv auf die Erregbarkeit auswirkt. Außerdem spüren sowohl Männer als auch Frauen beim Sex mehr, wenn die Frau in der Vagina seinen Penis fest umschließen kann.

Die wichtigsten an der Steigerung der sexuellen Erregung beteiligten Muskelgruppen sind die Gesäßmuskulatur, die Bauchmuskulatur und die Beckenbodenmuskulatur. Für die phasische Muskelspannung brauchen wir die Fähigkeit, diese Muskelgruppen unabhängig voneinander zu bewegen. Es braucht seine Zeit, diese Bewegung einzuüben und zu automatisieren und dann in der sexuellen Erregung einzusetzen. Bei den ersten Versuchen kann die Erregung auch schwächer ausfallen oder abnehmen. Am besten übt man den Einsatz dieser Muskelgruppen zunächst allein. Wenn das gut geht, kann man ihre Beweglichkeit auch im Partnersex einüben.

## BECKENBODEN ERSPÜREN UND TRAINIEREN

Als Erstes machen wir uns den Beckenboden bewusst, indem wir in Rückenlage auf einer Matte am Boden liegend die Beine aufstellen. Nun schließen wir die Augen. Das Zentrum der Wahrnehmung ist der Damm. Der Damm ist die Gewebsbrücke zwischen dem Anus und der Scheide bei der Frau oder dem Hodensack beim Mann. Er bildet sich aus Muskeln, Bindegewebe und Haut.

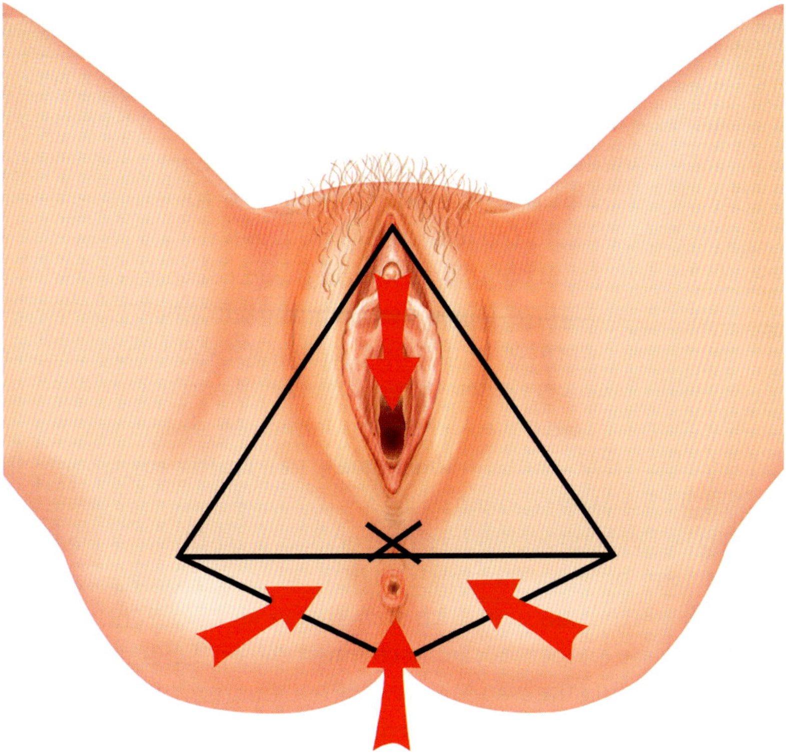

Alle drei Schichten des Beckenbodens ziehen wir sternförmig zur Mitte hin zusammen. Das Zentrum der Wahrnehmung ist dabei der Damm.

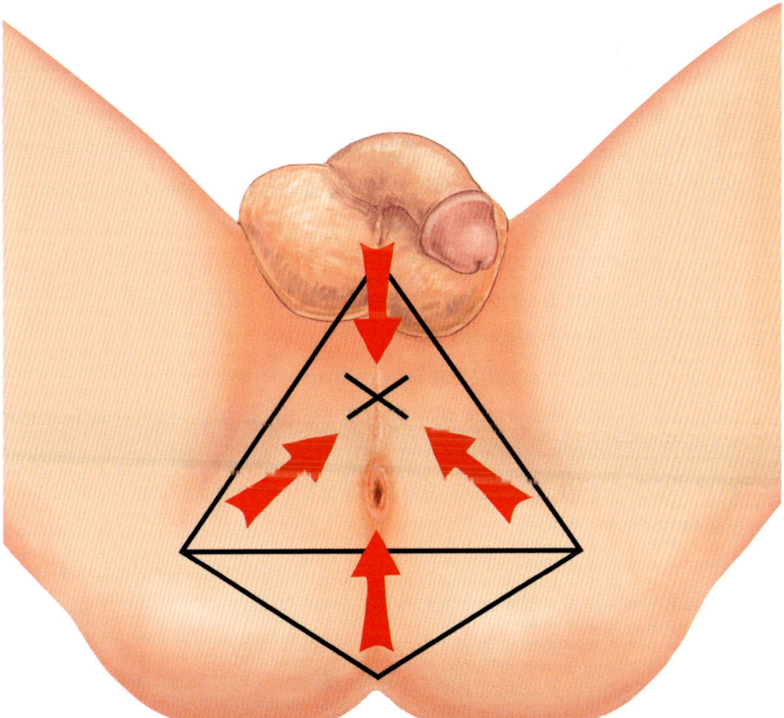

Indem wir Harnröhre und Hoden oder Vagina in uns hochziehen und wieder lösen, bewegen wir die *äußere Schicht* des Beckenbodens. Für eine Frau fühlt es sich an, als ob sie einen Tampon in sich hineinsaugt. Der Mann kann sich vorstellen, dass er die Hoden nach oben in den Unterbauch zieht. Die *mittlere Schicht* regen wir an, wenn wir die Sitzhöcker – das sind die spitzen knöchernen Enden des Beckens unter der Gesäßmuskulatur – gegen den Damm nach innen zusammenziehen. Die *innere Schicht* wird aktiviert, indem wir die Spitze des Steißbeins und den Anus gegen den Damm ziehen. Alle drei Schichten ziehen wir sternförmig gegen die Mitte zum Damm hin zusammen. Das üben wir nun, bis wir alle Anteile gleichmäßig und kräftig anspannen, aber auch wieder loslassen können.

Die Beckenbodenmuskeln zu erspüren, ist Übungssache. Am besten übt man anfangs mehrmals täglich, je zwei Minuten: Alternativ zur Rückenlage kann man auch stehen oder sich aufrecht auf einen Stuhl setzen, die Sitzbeinhöcker nach innen ziehen, langsam anspannen und die Spannung für zwei Minuten halten. Dann wieder langsam entspannen. Versuchen Sie, die Beckenbodenmuskeln anzuspannen, zu halten, noch mehr anzuspannen und dann wieder etwas nachzulassen. Achten Sie darauf, dabei Po und Beine nicht anzuspannen. Es ist wichtig, die Übungen langsam zu machen, um ein besseres Gespür zu entwickeln. Wer dabei konsequent ist, merkt bald, wie sich etwas verändert. Der Beckenboden ist ein dankbarer Muskel.

Die Bauchatmung unterstützt das Spiel der Beckenbodenmuskeln. Beim Anspannen der Beckenbodenmuskeln atmen wir aus, beim Entspannen atmen wir ein. Umgekehrt ziehen sich beim Ausatmen die Muskeln in Bauch und Becken ganz natürlich etwas zusammen, um die Luft herauszulassen. Beim Einatmen entspannen sich die Bauch- und Beckenmuskeln wieder, damit die Luft hineinfließen kann. So stehen Beckenbodentraining und Bauchatmung miteinander in einer sich ergänzenden Wechselwirkung.

Der Mann bekommt für seine Mühe eine härtere Erektion, eine bessere Kontrolle des Orgasmus, sprich, er kann länger durchhalten und hat ein besseres körperliches Empfinden. Frauen bekommen eine bessere Wahrnehmung und spüren ihre eigene Erregung besser. Frauen neigen dazu, eine hohe Spannung im Beckenboden zu haben, und müssen lernen, diesen zu *ent*spannen. Das gelingt, indem man mehrmals am Tag die Beckenbodenmuskeln einmal drei Sekunden stark anspannt, um sie dann langsam zu entspannen, auch indem man den Beckenboden leicht »rauspresst«. Nach der hohen Anspannung ist gemäß dem Verfahren der progressiven Muskelrelaxation die *Ent*spannung tiefer. So kann man tagsüber immer wieder für Entspannung im Beckenboden sorgen. Frauen können übrigens auch ihre High Heels aus dem Schrank holen, um den Beckenbodenmuskel zu trainieren. Das Tragen hoher Absätze kann die Kontraktionskräfte der Beckenbodenmuskulatur verbessern.

## MUSKELN UNTERSCHEIDEN LERNEN

Die Muskeln im Becken sind kompliziert miteinander verflochten, ganz wird es nicht gelingen, sie unabhängig voneinander zu betätigen. Und auch die Pomuskeln gehen immer wieder gerne mit, wenn wir den Beckenboden anspannen. Aber regelmäßiges Üben lässt sie uns immer besser spüren und unterscheiden. So kann man trainieren, die Beckenbodenmuskeln und die Pomuskeln unabhängig voneinander anzuspannen und zu entspannen: Man setzt sich am besten auf die Vorderkante eines Stuhls und legt die Hände auf die Pobacken. Nun spannt man die Beckenbodenmuskeln an. Wenn die Pobacken dabei auch hart werden, versucht man, diese zu *ent*spannen, während die Beckenbodenmuskeln angespannt bleiben. Dann versucht man, die Pobacken anzuspannen, während die Beckenbodenmuskeln *ent*spannt sind. Weiter kann man versuchen, erst die linke Pobacke anzuspannen, dann die rechte. Dann zuerst die rechte wieder loszulassen und dann die linke. Wenn wir so viel wie möglich mit diesen Muskeln spielen, gelingt es uns, diese immer besser zu spüren und unabhängig voneinander anzuspannen.

# BECKENSCHAUKEL

Die Beckenschaukel ist der Schlüssel zum Reichtum der Wahrnehmung des Geschlechts. Sie ist eine Bewegungsübung, die wir ganz bewusst machen und damit unser Becken mobilisieren, unsere Empfindsamkeit stärken und unsere Vorstellung von Sex beeinflussen. Über diese Bewegung werden wir fähig, zu genießen und Erregung geschehen zu lassen. Wir lernen, bewusst zu spüren, innezuhalten und Spannungen loszulassen. Gleichzeitig verbinden wir damit auch eine Bewegung des Oberkörpers und ein bewusstes Ein- und Ausatmen. In dieser Verbindung von Bewegung im Becken und im Oberkörper entsteht so die »Doppelte Schaukel«, in der wir unser »Unten« und »Oben« miteinander in Beziehung setzen. Körperliche Entspannung und emotionale Entspannung können so miteinander verbunden werden.

Die »Doppelte Schaukel« ist keine besondere Turnübung. Im Grunde genommen ist sie ein Reflex, wie ihn schon kleine Kinder haben. Wenn wir Beckenbodenübungen machen, stellen wir fest, dass das Becken automatisch in eine leichte Schaukelbewegung kommt. Diese Beckenbewegung nennen wir die »Untere Schaukel« bzw. die »Beckenschaukel«. Auf natürliche Weise kommen dabei im Oberkörper auch Brust, Schultern und Kopf in eine leichte Gegenbewegung – das nennen wir die »Obere Schaukel«. Diese Wechselbewegung von Unterkörper und Oberkörper nennen wir »Doppelte Schaukel«. Eine ganz natürliche Bewegung ist es, wenn das Becken und die Schultern gleichzeitig durch die Bauchatmung mobilisiert werden, ähnlich wie beim Husten, Lachen oder Schluchzen. Das lässt sich auch gut ausprobieren, dann bekommt man gleich eine Ahnung von der Bewegung. Diese reflexartige Bewegung, die jedem Kind angeboren ist, machen wir uns nun für das Einüben von Bewegung, An- und Entspannung und die Erregungssteigerung zunutze.

Im Stehen können Sie die Beckenschaukel folgendermaßen durchführen: Leicht in den Knien stehend, lässt sich das Becken locker bewegen. Das Becken wird in einer Schaukelbewegung so gekippt, dass sich das Geschlecht beim Ausatmen nach vorne, beim Einatmen nach hinten bewegt (»Beckenschaukel«). Gleichzeitig bewegen sich beim Ausatmen die Schultern leicht nach vorne, das Brustbein sinkt ein, der Kopf sinkt leicht nach hinten. Beim Einatmen gehen Schultern und Kinn leicht zurück, der Kopf kommt in eine aufrechte Position (»Obere Schaukel«). In der »Doppelten Schaukel« krümmt sich die Brust- und Lendenwirbelsäule beim Ausatmen zum Buckel und beim Einatmen zum Hohlkreuz, mit einer entsprechenden Gegenbewegung der Halswirbelsäule.

Die Beckenschaukel sensibilisiert für eine Bewegung, wie wir sie im Sex brauchen. Sie unterstützt damit den phallischen Stolz des Mannes

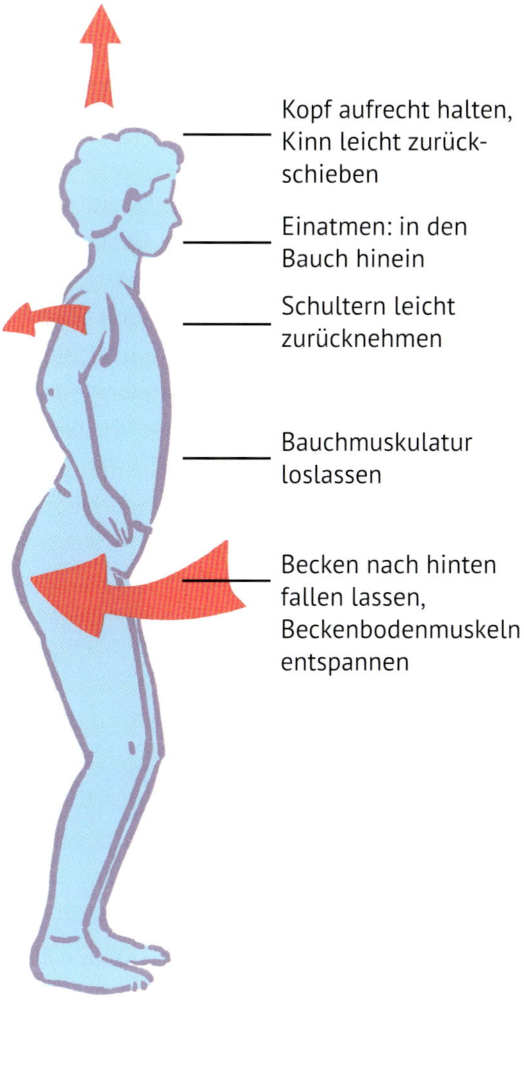


**Beckenschaukel zurück**

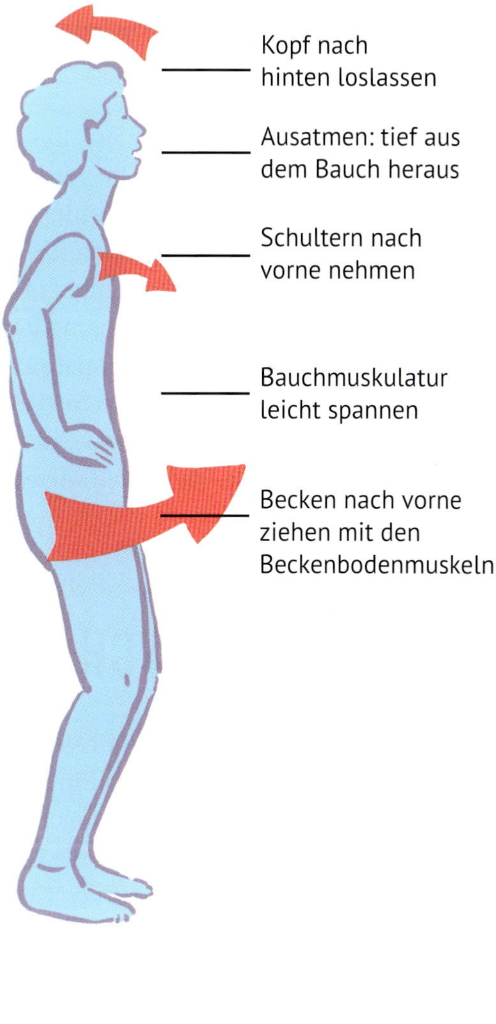


**Beckenschaukel vor**

auf seinen Penis, und sie stärkt seine sexuellen Fantasien, gerne mit dem Penis in die Scheide der Frau einzudringen. Der Mann bekommt mehr Lust darauf, und es macht ihn männlich. Bei der Frau beflügelt die Beckenschaukel die Fantasie, den Penis des Mannes aktiv in ihre Vagina aufzunehmen, und sie fühlt sich weiblich.

Wir sollten diese Bewegung nicht nur im Stehen üben, sondern in den verschiedensten Stellungen. Dies schafft eine noch größere Sensibilität und kommt außerdem auch verschiedenen Stellungen beim Sex zugute.

Neben der Sensibilität für die Beckenbewegung und dem Einfluss auf unsere Fantasie wird dabei auch unsere Wahrnehmung im Geschlecht bewusster. Außerdem ist Bewegung schlicht der einfachste Weg, zum Genuss zu kommen, egal wie. Sie holt uns aus der körperlichen Starre und Anspannung heraus. Und je mobiler wir auch »oben« sein können, mit mehr Bewegung im Oberkörper, desto stärker wird beim Orgasmus auch die emotionale Entladung sein, das Gefühlsfeuerwerk. Wir brauchen dazu kein vorgegebenes Bewegungsmuster. Doch die Beckenschaukel ist eine einfache Form, über die wir lernen können, um dann diese Form auch wieder verlassen zu können.

## ATEMSCHULE

Noch einen weiteren Schlüssel für tieferes Empfinden und für Loslassen möchte ich Ihnen an die Hand geben: die Bauchatmung. Eine gute Atmung bahnt uns den Weg für ein Empfinden, das körperliche und emotionale Gefühle miteinander verknüpft. Die Atmung ist die Verbindung zwischen den Genitalien »unten« und den Emotionen »oben«. Atmen mobilisiert also auf verschiedenen Ebenen die Gefühle beim Sex. Ohne Atmung verlieren wir den Bezug zum Becken und »den Boden unter den Füßen«. Dann spüren wir uns selbst nicht »ganz« und können uns auch nicht auf den Liebespartner einlassen. Dass Atmung aber auch immer etwas mit unseren Emotionen zu tun hat, sehen wir an Phänomenen, die jeder von uns aus dem Alltag kennt: Angst, Wut, Aufregung, Anspannung bewirken, dass wir schnell und kurz atmen, den Bauch einziehen, die Schultern anspannen und diese nach oben ziehen. So gelangt die Luft nicht bis in den Bauch. Auf diese Weise kommt unser Körper in eine Art »Fluchtmodus«. Auch umgekehrt kennen wir den Zusammenhang: Wenn uns der Atem abgeklemmt wird, kann das Angstgefühle auslösen.

Mit einer bewussten Atmung können wir negativen Empfindungen aktiv entgegenwirken. Wenn wir in den Bauch atmen, hilft es uns dabei, dass Aufregung oder Angst nachlassen. Der Körper entspannt sich und es werden Stoffe im Körper freigesetzt, die beruhigen.

Üben können Sie die Bauchatmung gut, wenn Sie auf dem Rücken liegen. So nehmen Sie gleichzeitig auch die Beckenbewegung besser wahr. Sie stellen die Beine auf und lassen die Hände auf dem Unterbauch ruhen. Dann atmen Sie aus – so viel wie möglich. Bauch und Brust gehen etwas zurück. Wenn alle Luft entwichen ist und der Körper wieder nach Luft verlangt, lassen Sie diese wieder in sich hineinfließen. Jetzt weiten sich Bauch und Brust wieder aus. Sie halten die Luft in einer kurzen Pause an, dann atmen Sie wieder aus. Versuchen Sie länger auszuatmen als einzuatmen. Das Einatmen kommt wie von selbst, wenn der Körper das Bedürfnis danach hat. Wenn Sie sehr entspannt sind, gibt es eine kurze Pause zwischen Ausatmen und Einatmen. Atmen Sie ruhig in den Bauch, achten Sie darauf, dass die Schultern dabei nicht nach oben gehen. Beim Einatmen löst sich das Kreuz leicht vom Boden, beim Ausatmen drücken wir es leicht in die Unterlage hinein. Um die Bewegung zu verdeutlichen, hilft es, beim Ausatmen mal zu husten.

Wenn das Becken bei der Übung in Bewegung kommt, können Sie beim Ausatmen die Beckenbodenmuskeln leicht anspannen, die Pomuskeln und Unterbauchmuskeln können ganz wenig mithelfen, die Oberschenkelmuskeln bleiben entspannt. Beim Einatmen, während sich das Kreuz leicht anhebt, können Sie zusätzlich die Muskeln im Beckenbereich leicht nach außen drücken. Grundsätzlich gilt: Wir sollten den Fokus immer mehr auf dem Ausatmen behalten – am besten unterstützt durch geöffneten Mund und mit Ton. Das fühlt sich zunächst vielleicht seltsam an, schafft aber ein intensiveres Empfinden für das Loslassen und entspannt zusätzlich die Gesichtsmuskulatur. Auf diese Weise üben Sie Entspannung und Loslassen mit dem ganzen Körper und Ihrem Inneren.

Eine andere Übung für die Bauchatmung können wir im Sitzen machen. Sie hilft uns auch im Alltag, bei uns zu bleiben und unsere Mitte zu finden: Wir setzen uns aufrecht hin, sodass wir die Sitzhöcker spüren, die Füße sollen einen sicheren »geerdeten« Stand haben. Der Oberkörper ist aufrecht, die Schultern lassen wir locker hängen. Das Kinn ist leicht geneigt, sodass der Scheitelpunkt des Kopfes unser »oberster Punkt« ist, so als ob wir an diesem Punkt »nach oben gezogen« würden. Dann atmen wir tief und achten ganz bewusst darauf, dass wir nicht in den oberen Brustkorb atmen und dass die Schultern sich nicht heben. Wir lassen die Luft tief in den Bauch hineinfließen. Wenn die Frau bei dieser Atemübung auf einem Gymnastikball sitzt, hilft das übrigens dabei, auch das Geschlecht bewusster wahrzunehmen und besser zu erspüren, wenn sie den Atem ganz tief in sich hineinfließen lässt.

Solche Atemübungen »erden«, entspannen und lassen Empfindungen tiefer spüren.

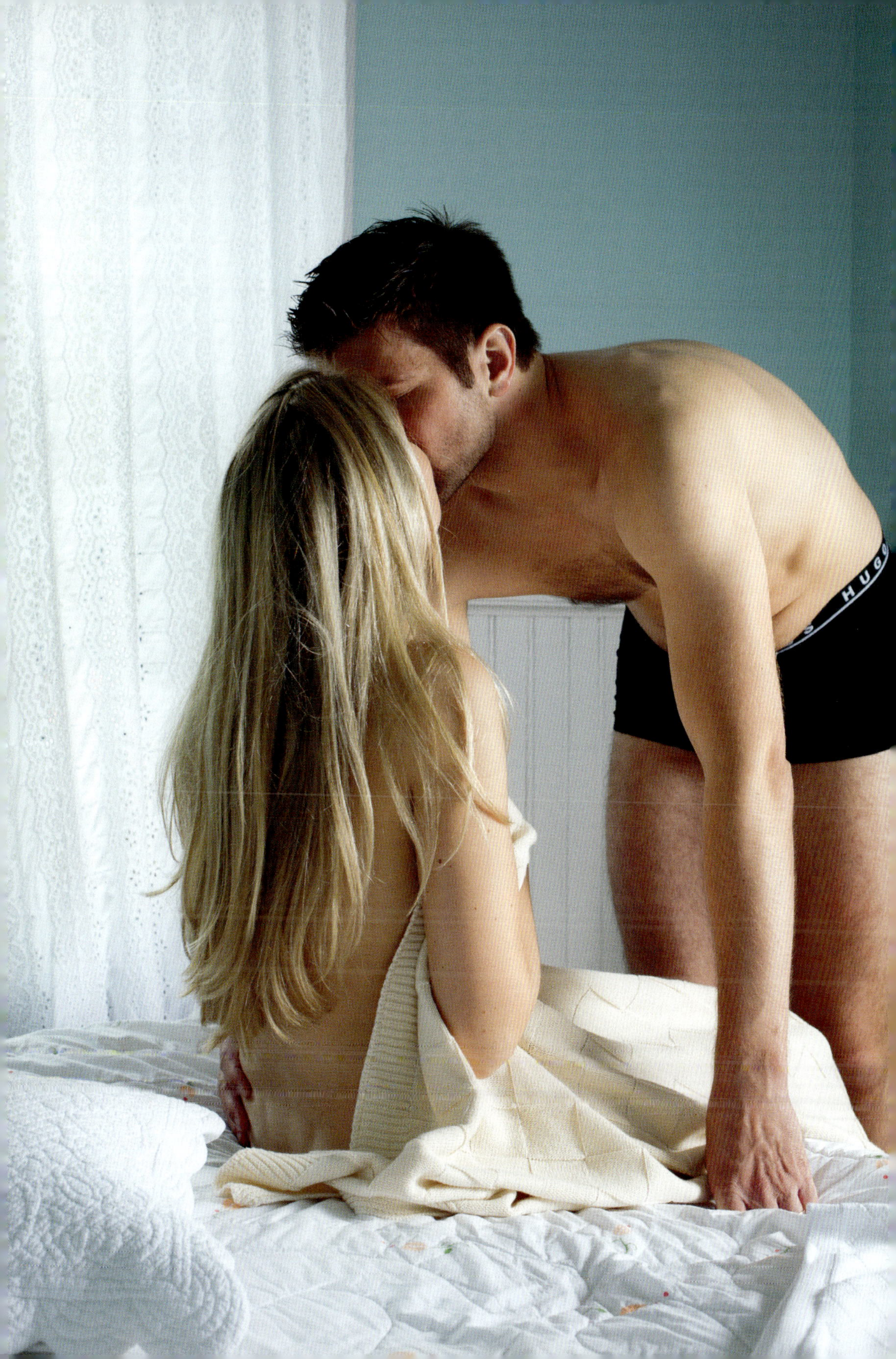

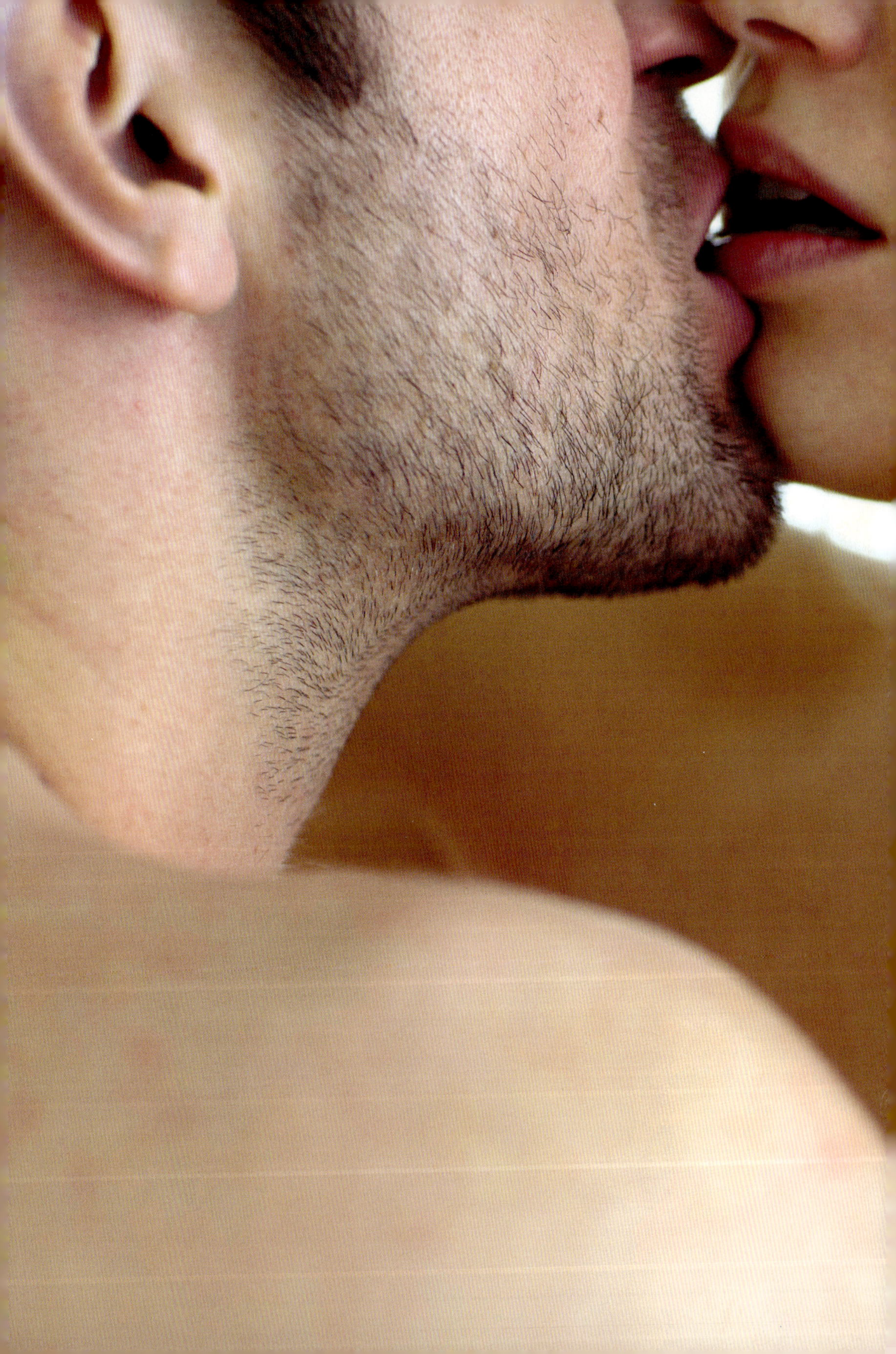

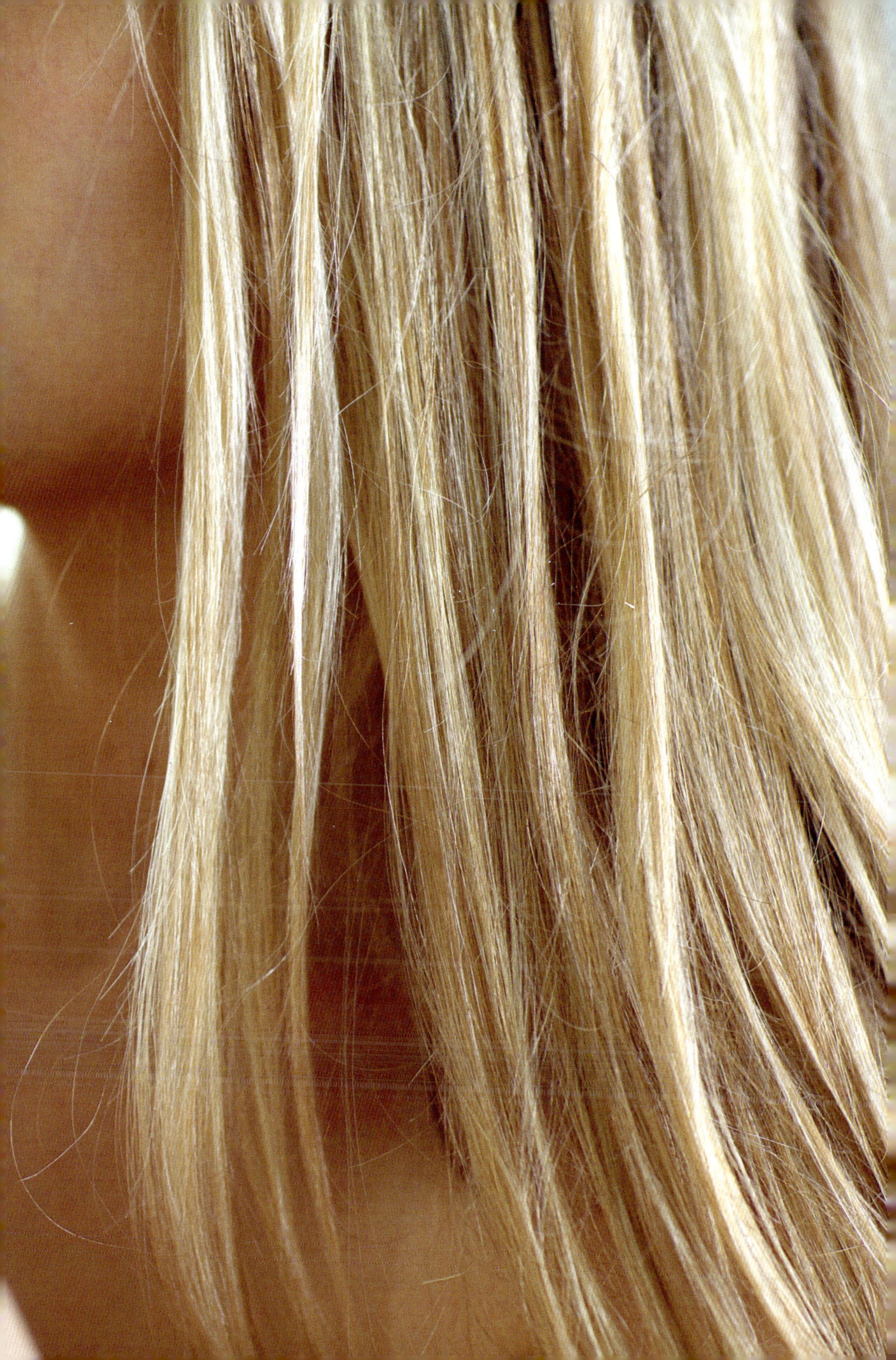

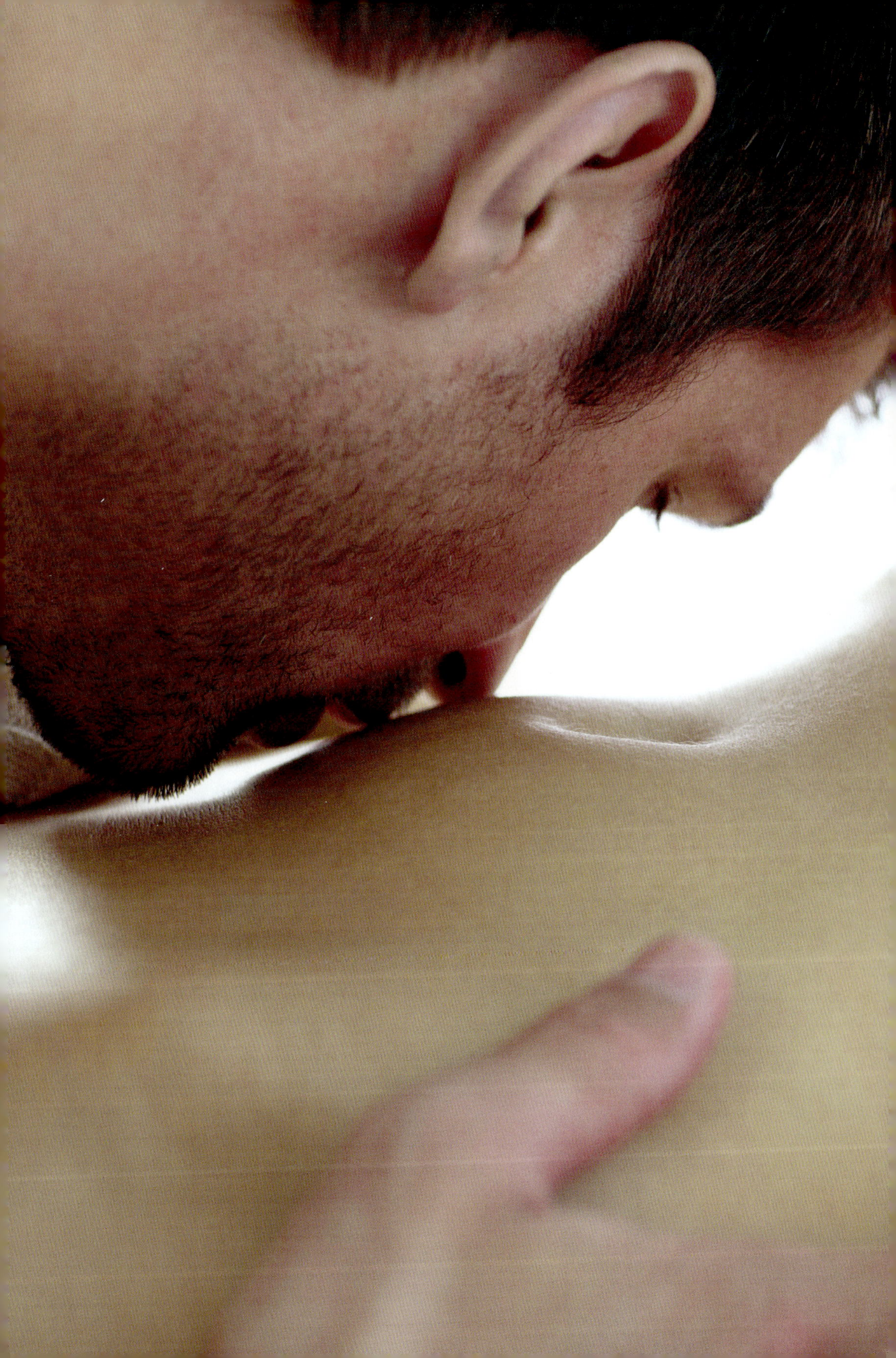

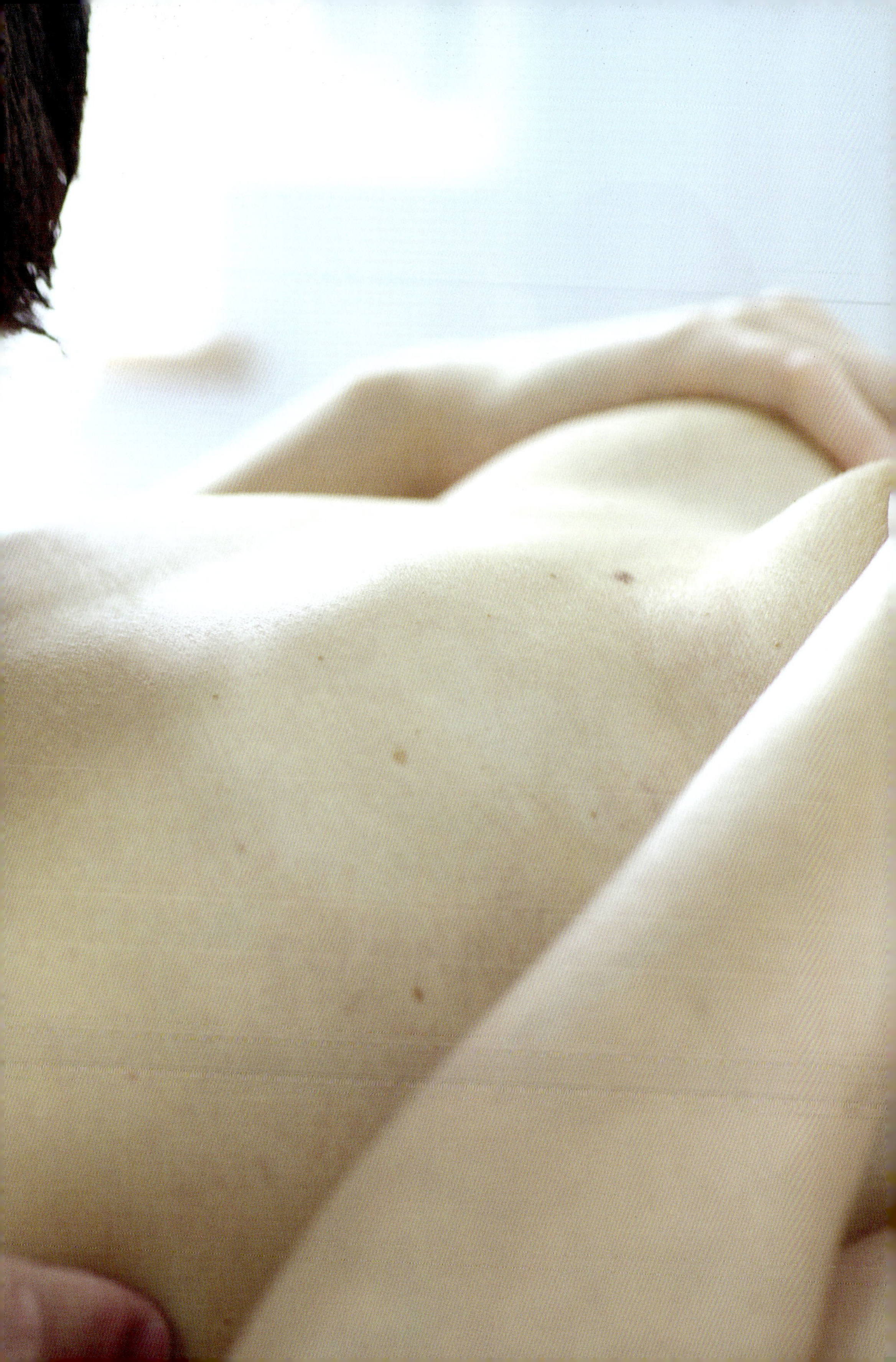

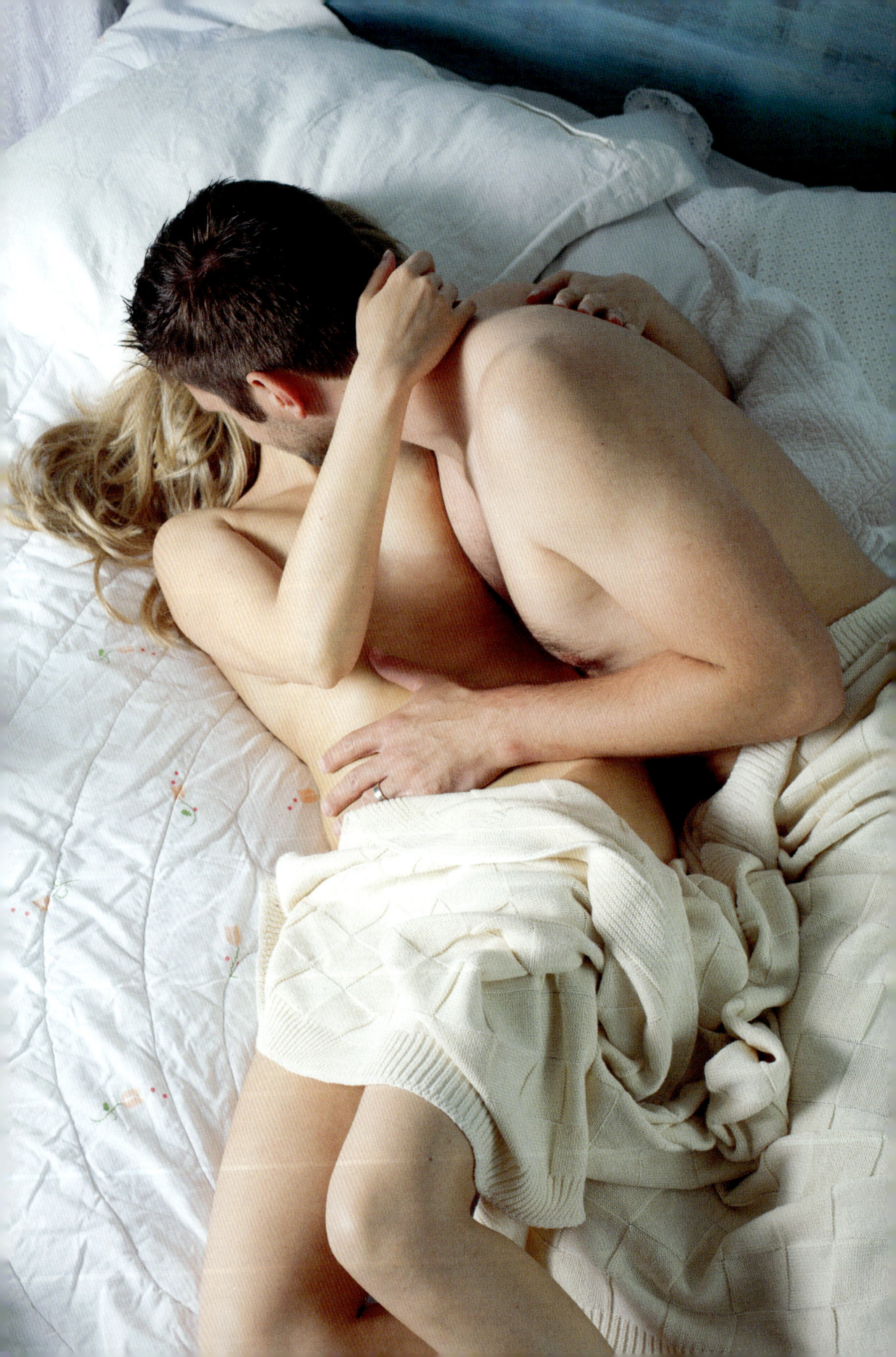

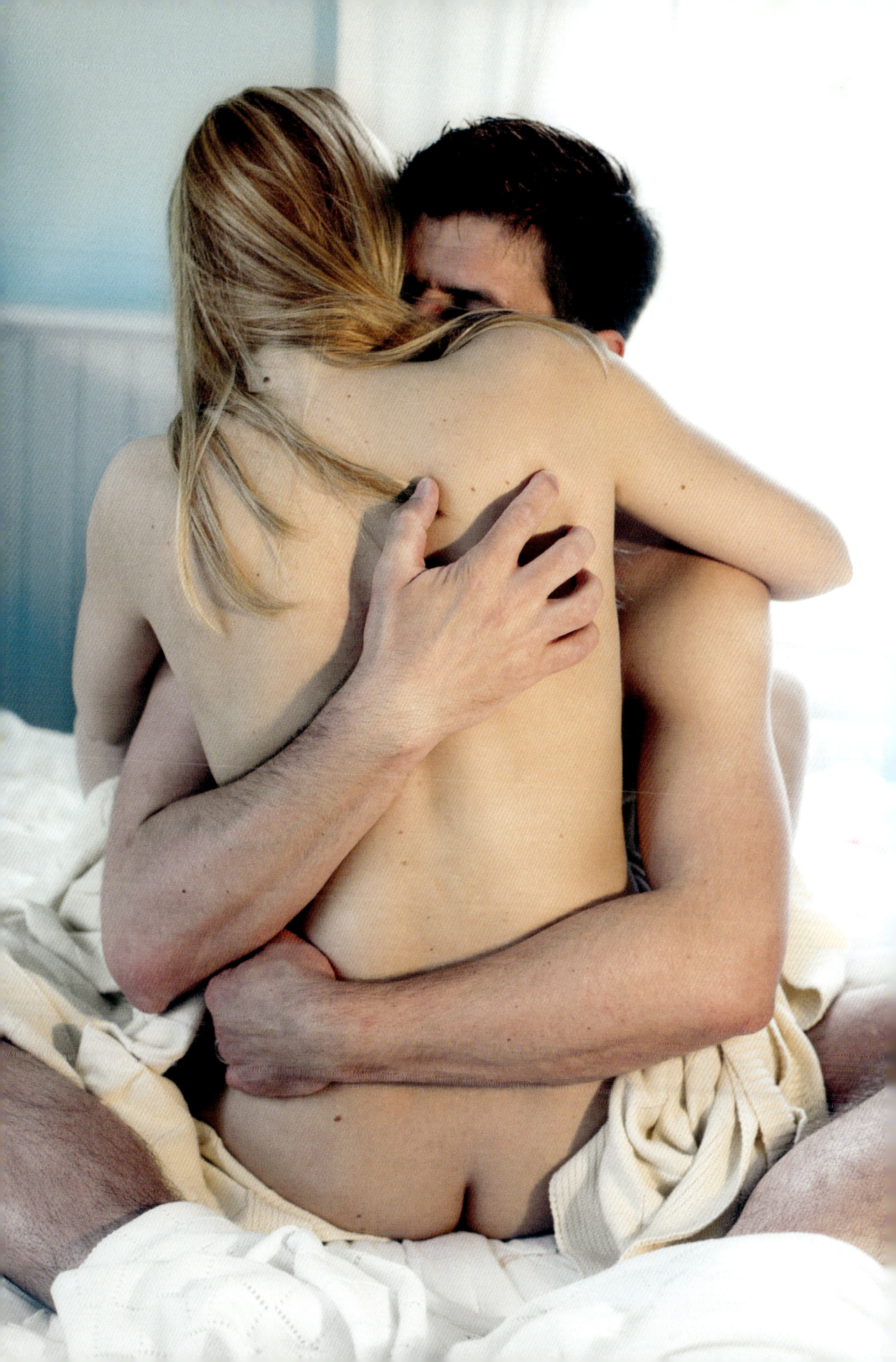

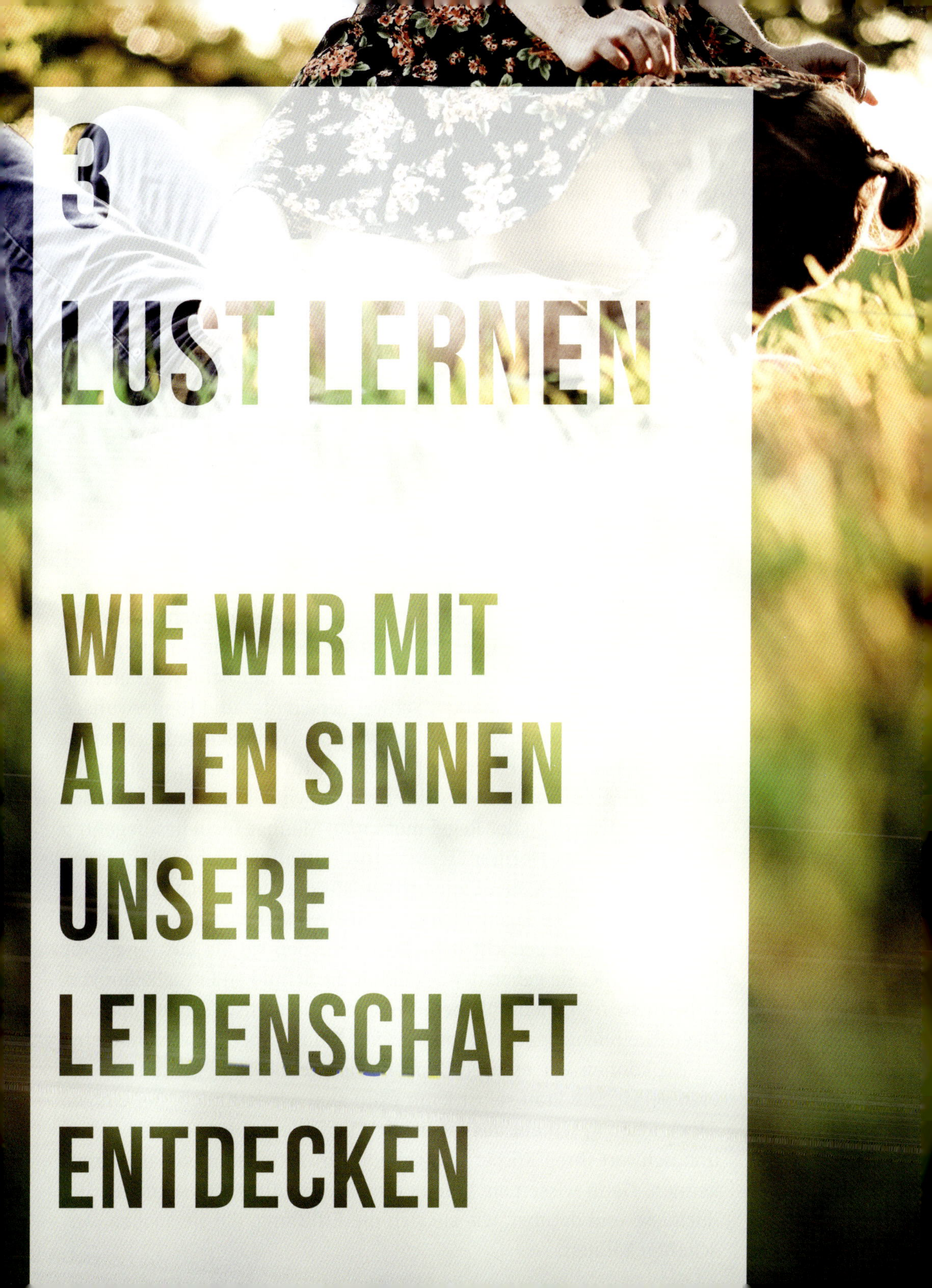

# 3

# LUST LERNEN

## WIE WIR MIT ALLEN SINNEN UNSERE LEIDENSCHAFT ENTDECKEN

Nachdem wir uns nun die körperlichen Aspekte der Erotik von Mann und Frau angeschaut haben und einige Übungen kennengelernt haben, geht es in diesem Kapitel um die sinnliche Seite der Sexualität. Wie können wir eigentlich begehren? Wie steht es denn um unsere Lust? Wie steht es um unsere erotischen Fähigkeiten?

## SEXUELLES BEGEHREN WIEDERFINDEN

Sexuelles Begehren bedeutet, in Gedanken und Fantasie den Wunsch nach einer sexuellen Begegnung positiv vorwegzunehmen. Zu dieser Vorstellung gehört, Lust auf sexuelle Erregung und sexuelle Aktivität zu entwickeln. Die Motivation dafür kann ganz unterschiedlich sein. In der Regel suchen wir eine körperliche sexuelle Befriedigung, ein emotionales Bedürfnis nach Lieben und Geliebtwerden oder beides zusammen. Aber auch durch einen starken Schwangerschafts- und Kinderwunsch kann sexuelles Begehren ausgelöst werden. Wenn Schwangerschafts- und Kinderwunsch die einzige Motivation für Sex waren, besteht die Gefahr, dass das sexuelle Begehren verschwindet, wenn der Wunsch erfüllt worden ist. In der Regel muss man Männer sexuelles Begehren nicht lehren. Das Hormon Testosteron hilft ihnen dabei. Bei Frauen sieht das oft anders aus: Einige haben auf die menschliche Lust sogar eine große Wut. Sie sagen: »Ich kann nicht verstehen, was sich Gott mit der ganzen Sache gedacht hat.« Damit meinen sie die Lust, nicht die Fortpflanzung. Sie geben der Sexualität die Schuld an Ehescheidungen, Pubertätswirren, menschlichem Versagen und menschlichem Leid. Das eigene weibliche Begehren kennen viele Frauen überhaupt nicht mehr.

Wo können wir es wiederfinden, das weibliche Begehren? In der Frau selbst. Die Frau selbst kann es in sich wiederfinden. Bei einigen Glücklichen geschieht das tatsächlich von allein. Diese Frauen lernen unbeschwert ihren Körper und seine intimen Geheimnisse allmählich kennen. Dann wissen sie bereits eine Menge über ihre sexuellen Bedürfnisse und darüber, wie sie sich die Erfüllung, die sie suchen, verschaffen können.

Wenn es nicht automatisch geschieht, kann die Frau durch Übung lernen, wie sie die Erregung lustvoll wahrnehmen und zur orgastischen Entladung und Befriedigung kommen kann. Der weibliche Orgasmus braucht Zeit und eine passende Stimulation. Die Frau muss bei sich herausfinden, welche Stimulation sie benötigt, wie sie sich erregen kann, um das sexuelle Begehren zu aktivieren. Sonst kann sie im entscheidenden Moment diese körperliche Erfahrung nicht abrufen. Erschwerend kommt dazu, dass das sexuelle Begehren der Frau nicht zu jeder Zeit spontan da ist, wie die Erektion des Mannes. Oft ist es abhängig vom Zyklus, verläuft schwankend und ist manchmal träge.

Frauen in einer Beziehung brauchen manchmal auch die ausdrückliche Ermutigung von ihrem Mann, sich selbst zu entdecken. Die meisten Männer, die ich in der Beratung kennenlerne, sind erfreut und erleichtert, wenn sie hören, dass ihre Frau den Mut fasst, bei sich selbst die sexuelle Lust zu finden. Haben sie sich vorher in einer unglücklichen sexuellen Beziehung womöglich als versagende Liebhaber gesehen, so ist es für sie geradezu befreiend, wenn die Frau sich auf den Weg macht, ihre Lust bei sich selbst zu entdecken. Sie erhalten dabei ebenfalls die Chance, mitzulernen und mitzuwachsen in ihrem eigenen Lusterleben. Männer können nur gewinnen, wenn die Frau lernt zu begehren.

## WENN SEX KRAMPF WIRD

Vielleicht nicht in unseren Köpfen, aber gewiss in der Realität, ist das Klischee, dass »Männer immer wollen und können«, längst Vergangenheit. Natürlich auch, weil vermehrt auch Frauen »können und wollen«. Ihr Bedürfnis gleicht sich dem der Männer immer mehr an. Frauen haben vermehrt gelernt und lernen, emotionale Bedürfnisse auch im Sex zu stillen. Umgekehrt lernen Männer, emotionale Bedürfnisse nicht *nur* im Sex zu stillen.

In der Partnerschaft ist es ganz normal, dass das Verlangen nach Sex bei beiden Partnern unterschiedlich groß ist. In unseren Köpfen ist es aber meistens noch immer der Mann, der häufiger Sex haben möchte. Dann gilt es als »Problem«, wenn der Mann weniger Lust hat als die Frau. Selbst Männer glauben manchmal auch einfach daran, dass sie öfter wollen, solange sie nicht öfter können. Sie reden sich ein, dass sie oft wollen, weil es so besser ihrem männlichen Selbstbild entspricht. Dann besteht mehr ein angenommenes als ein tatsächliches Bedürfnis nach sehr häufigem Sex. Ein Paar in meiner Beratung einigte sich darauf, einen Kompromiss zwischen ihrem Selten-Bedürfnis und seinem angenommenen Immer-Bedürfnis zu finden. Das Ziel war daher auch, Sex mehr zu planen, als einfach stattfinden bzw. nicht stattfinden zu lassen. Er war bisher davon ausgegangen, dass er problemlos fünfmal die Woche Sex »wollen wollte«. Im gefundenen Kompromiss und in der Realität stellte sich bald heraus, dass *so* groß sein Bedürfnis dann doch nicht war. Aber er liebte lange die Vorstellung davon.

Wenn »Mann« weniger Lust hat, dann aus denselben Gründen wie die Frau. Einerseits, weil vielleicht der sexuelle Trieb, beziehungsweise das Bedürfnis nach Sex, grundsätzlich nicht so stark ist. Dann gibt es Männer, die wie Frauen Lust lernen müssen, weil sie sich diese nicht zugestehen. Oder sie sind in ihrem Alltag so gefordert, dass ihnen die Lust förmlich vergangen ist. All diese Männer leiden unter der Erwartung, dauernd können zu müssen. Verbunden mit der Erwartung, nicht nur für die eigene Lust sorgen zu müssen, sondern auch für die Lust der Frau. Für sie ist Sex mit Leistungsdruck verbunden. Sie spüren den Druck, ein perfekter Liebhaber sein zu müssen. Die allgegenwärtige Überflutung mit Sex durch die Medien und die Bilder der Pornografie verstärken diesen noch. Bei dem, was Männer dort sehen, können sie nicht mithalten. Die aggressive Werbung für Potenzmittel schürt zusätzlich Versagensängste und vermittelt ein Bild von Sex als Leistungssport. Über Sex und Leidenschaft Bescheid zu wissen, nimmt diesen Männern Druck und hilft ihnen, zu einem erfüllten und sinnlichen Sexleben zu gelangen. Diese Männer können, wie die Frauen, lernen, ihren Körper lustvoll zu genießen und herauszufinden, wie viel Lust zu ihnen passt.

Zunehmend begegne ich aber auch sexuellen Lerngeschichten von Männern, die es nötig machen, dass er umlernen muss, weil Drogen, Alkohol, übermäßiger Pornokonsum oder Computergames im Spiel sind. Sex ist, wie ich schon früher erwähnt habe, gekoppelt mit dem Belohnungszentrum im Hirn. Sex, Pornografie, Drogen, Alkohol und Games schütten dieselben Botenstoffe und Glücks- und Bindungshormone aus, und ihr Dauerkonsum kann bewirken, dass daneben der Sex mit der Partnerin nicht mehr attraktiv genug ist oder dass die Erektion leidet. Auch wer sich in der Beziehung mehrheitlich selbst befriedigt, empfindet Geschlechtsverkehr aus denselben Gründen mühsam, anstrengend und ineffizient.

Ganz allgemein scheint sich vermehrt ein sexueller Überdruss breitzumachen, als Folge der Dauerpräsenz von Sex in unserem heutigen Leben durch verschiedenste Medien. Diese Reizüberflutung schlägt zunehmend auf die Libido. Immer mehr Männer, auch jüngere, klagen über Erektionsprobleme. Aber auch Faktoren wie Stress im Beruf, wenig Schlaf und hohe Ansprüche an Beziehung und Elternschaft machen sexmüde.

Wir sollten der Übersexualisierung mit einer gewissen Gelassenheit entgegentreten und uns von den überzogenen Ansprüchen distanzieren. Man *kann* im Sex viel probieren, aber man *muss* gar nichts. Erfüllende Sexualität ist viel simpler und bescheidener, als das uns die Sexindustrie verkaufen will. Sex ist auch einfach ein Wohlfühl- und Wellnessfaktor in einer Liebesbeziehung. Es ist schön, seinen eigenen Körper über den Sex zu erleben und zu genießen. Deshalb sollten wir versuchen, nicht auf Sex zu verzichten. Sex ist zwar nicht allein verantwortlich für den guten Zustand einer Liebesbeziehung, aber ein wichtiges, verbindendes und stabilisierendes Element.

# HAUTNAH

Die Kraft der Berührung in der Sexualität steht immer in Verbindung mit der Haut. Berührungen der Haut sind für uns überlebenswichtig. Ohne Stimulation der Haut stagniert die Entwicklung jedes menschlichen Wesens. Säuglinge können an mangelndem Körperkontakt sterben.

> »Die Haut umhüllt uns vollkommen, ist das früheste und das sensitivste unserer Organe, unser erstes Medium des Austauschs und unser wirksamster Schutz. Wahrscheinlich ist sie neben dem Gehirn das wichtigste unserer organischen Systeme. Der am unmittelbarsten mit der Haut verbundene Sinn, der Tastsinn, der Ursprung aller Empfindungen, wird vom menschlichen Embryo vor allen anderen Sinnen entwickelt. [...] Ein Mensch kann leben,

wenn er blind und taub ist, weder hören noch schmecken kann, aber ohne die Funktionen der Haut ist er nicht lebensfähig.«[22]

*Ashley Montagu (1905-1999) britisch-amerikanischer Anthropologe*

Die Haut ist das ausgedehnteste Organ des menschlichen Körpers. Die Frau besitzt eine größere Hautoberfläche, mehr erogene Zonen und eine höhere Sensibilität für Berührungen als der Mann. An sich hätte die Frau also einen »biologischen Vorteil« gegenüber dem Mann, mehr erotische »Nutzfläche« für Berührungen. Aber das ist für sie nur dann ein Vorteil, wenn sie eine positive Einstellung zu Berührungen hat.

Frauen und Männer empfinden Berührungen unterschiedlich: Eine Frau stuft eine sexuelle Berührung nur dann als lustvoll ein, wenn die Beziehung zu dem Berührenden intim und vertraut ist. Anders die Männer. Je mehr sie eine Berührung als sexuell wahrnehmen, umso angenehmer, herzlicher und vergnüglicher empfinden sie diese.

Auch familiäre Prägungen spielen für das Empfinden eine Rolle: Waren in meiner Familie Berührungen erlaubt, werde ich in der Sexualität mehr Lust verspüren. Deshalb sind für die sexuelle Entwicklung neben dem Vorbild auch vielfältige Berührungserfahrungen wichtig. Kinder lernen verschiedenste Empfindungen kennen durch Berührungen und Selbstberührungen. In der Familie lernen sie die Intimität kennen durch Ankuscheln und Schmusen oder durch die respektvollen Berührungen des Erwachsenen beim Baden und Waschen. Körperspiele wie das Erraten von Buchstaben, die auf den Rücken gemalt werden, das Erraten, mit wie vielen Fingern jemand auf den Rücken tippt, »Fingerverse«, »Blinde Kuh« und andere Sinnesspiele für Kinder unterstützen den Aufbau der Empfindsamkeit und Erotik. Ebenso das Erleben der Elemente auf der nackten Haut, wie Wasser, Luft, Sand, Gras, oder auch nackt herumspringen zu dürfen.

Ob man Berührungen und Zärtlichkeiten genießen kann, hängt aber auch von der Muskelspannung ab. Manche Menschen, die Zärtlichkeiten »nicht ausstehen können« oder »kitzlig sind«, sollten mal darauf achten, ob sie diese Schwierigkeit vielleicht nur deshalb haben, weil sie es gewohnt sind, bei sexueller Erregung die Muskeln anzuspannen. Dann werden Berührungen unangenehm, und man will sie vermeiden. Wenn dem so ist, sollte man unbedingt in der Berührung versuchen, mit Entspannung und Bewegung entgegenzuwirken.

Paare, die frisch verliebt sind, berühren sich gerne. Nach etwa einem Jahr Beziehung tauschen Paare die meisten Berührungen aus. Danach nimmt die Häufigkeit von Berührungen tendenziell wieder ab. Deshalb sollten wir Berührungen im Alltag nicht dem Zufall überlassen. Wir sollten viel bewusster und regelmäßiger zum geliebten Partner hingehen, uns neben ihn setzen, ihn häufiger kurz berühren, ihm im Vorübergehen die Hand auf die Schulter oder auf die Hüfte legen. Man sollte sich ruhig kurz an den Partner drücken, ihn mal von hinten umfassen, wenn man sich im Haus begegnet, ihm mit einem alten biblischen Wort mehr »anhangen«.

## SCHLECHTE ERFAHRUNGEN

Das Bedürfnis nach Nähe und das Bedürfnis nach sexuellem Kontakt ist nicht dasselbe. Aber es kann natürlich gleichzeitig da sein und auch befriedigt werden. Wer Sex will, könnte auch Nähe wollen. Wer Nähe will, möchte vielleicht nicht unbedingt Sex. Wonach uns ist, sollten wir entsprechend kommunizieren können, um nicht laufend missverstanden zu werden oder eine Annäherung zu missinterpretieren. Wenn wir Berührungen zwingend mit sexuellem Kontakt gleichsetzen, können wir sie als negativ empfinden. In unserer Lebensbiografie mag es Faktoren geben, die unsere Sexualität erst bereichern, wenn wir sie verarbeitet haben.

Vielleicht verbinden wir mit Berührungen schlechte Erfahrungen und empfinden sie deshalb nicht als schön. Negative Erfahrungen können zärtlichen Körperkontakt und die Intensivierung und Steigerung des Lusterlebens schwierig machen. So kann durch eine Berührung die sexuelle Intimität einer Situation plötzlich verschwinden. Die Liebkosungen reißen ab, der Körper spannt sich an und die Atmung wird kürzer. Man verliert den inneren Kontakt zum anderen, der Körper gerät in eine Art »Angstmodus«, man erstarrt. Oder man ergreift die »Flucht nach vorne« und sucht womöglich nur noch den Orgasmus, damit die als bedrohlich empfundene Situation der Nähe schnell vorbei ist.

Es ist wichtig, vergangene Erfahrungen zu reflektieren, zu sehen, was davon in die Gegenwart »hineinspukt«. Manchmal ist es nötig und sinnvoll, sich damit an eine fachlich geschulte Person für Therapie, Beratung oder Seelsorge zu wenden, die einen dabei unterstützt, diese Erlebnisse zu bewältigen. Oft hilft es, das jeweilige negative sexuelle Erleben an die damals beteiligte Person »zu binden«, um sich selbst davon zu lösen. Das Ziel dabei ist, das vergangene Erlebte nicht mehr länger als Teil von sich selbst zu sehen, als Teil der momentan geliebten Person oder als Teil der gemeinsamen Beziehung. Dieses Bewusstwerden ist nötig, damit Mängel und Wunden der Vergangenheit heilen können und so eine Öffnung für neue Erfahrungen geschaffen werden kann. Die neue Erfahrung wird dann zu etwas Eigenem, Einmaligem, das nur heute, jetzt, mit dieser Person erlebbar ist und nichts mit der Vergangenheit zu tun hat. Diese Art der Einordnung und Lösung von Vergangenem kann auch Menschen helfen, die nicht damit klarkommen, wenn der geliebte Partner in der Vergangenheit schon viele sexuelle Erfahrungen in anderen Beziehungen gemacht hat.

## NICHT LÄNGER KONTAKTLOS

Ich habe schon darüber gesprochen, dass Männer in der Selbsterfahrung manchmal sehr starr und mechanisch auf das eigene Geschlecht bezogen sind, aber wenig Erfahrungen mit sinnlichen Berührungen haben. Dieser Mangel an eigenen Berührungserfahrungen macht Männer manchmal auch unbeholfen beim sexuellen Vorspiel und beim Geschlechtsverkehr. Ihre Partnerinnen vermissen dann oft die Nähe zärtlicher Kontakte beim intimen Zusammensein. Frauen sollten sich darüber nicht beklagen, sondern lieber ihrerseits aktiv werden und ihre Männer berühren.

> »Da fand ich ihn, den meine Seele liebt. Ich ergriff ihn und ließ ihn nicht mehr los.«
>
> *Hoheslied 3,4*

Frauen können ihre Männer Zärtlichkeit und Zartheit lehren, indem sie sie ihnen geben. Auch liebevolle Worte sind zärtliche Berührungen, die Männer ganz besonders brauchen. Ein so zärtlich berührter Mann wird beginnen, dem Körper der Frau anders zu begegnen. Dann erwacht und lebt die erotische Berührung.

Besonders die Hände sind zentral für eine körperliche Kommunikation. Wenn Hände berühren, kommunizieren sie ein Gefühl in zwei Richtungen: Ich *berühre*, und zugleich *werde* ich auch berührt. Berührung hat immer eine Wirkung für beide Partner. Das ist wichtig zu wissen, wenn ich darunter leide, zu wenig Zärtlichkeit in der Beziehung zu erhalten. Ich kann mir diese Zärtlichkeiten beim anderen auch abholen, indem ich *ihn* berühre.

Es geht hier noch gar nicht darum, zu berühren, um damit zu erregen oder auf Geschlechtsverkehr hinzusteuern, sondern vielmehr um den Hautkontakt an sich. Man lädt ein oder wird eingeladen, sich zu berühren – ganz ohne weitergehende Erwartungen. Es geht darum, regelmäßige Kontakte zu einer Gewohnheit werden zu lassen.

Ich fordere Paare gerne dazu auf, öfter nackt zu schlafen oder einzuschlafen. Das hilft, gegenseitige Zuneigung aufzubauen und zu erhalten. Die einfache Tatsache, dass sich Haut und Haut berühren, erhöht den Spiegel des Kuschelhormons Oxytocin in unserem Körper. Das führt wiederum zu einem erneuten Bedürfnis nach Berührung, Beziehung und Kontakt und trägt so zur seelischen Gesundheit bei.

Paare sollten diesen Zustand einfach genießen, sich darin wohlfühlen. Sie lässt vielleicht ihre Hand auf dem Geschlecht des Mannes ruhen. Oder seine Hand ruht auf ihren Brüsten oder ihrem Geschlecht. Manchmal, aber vielleicht auch nicht, entsteht daraus eine intimere Begegnung. Vielleicht steigt das Verlangen, zu streicheln und gestreichelt zu werden, spürt man den verschiedenen Berührungen nach und lässt bewusst den Körper sich mitbewegen. Man lässt die körperliche Annäherung der Hand, des Körpers, des Kopfes zu, spürt der Erregung nach – und lässt sich von ihr davontragen.

Gelegentlich kann das auch aus dem Schlaf heraus geschehen. Ich plädiere sehr dafür, offen zu sein für ungewöhnliche Zeitpunkte für Sex, Tag und Nacht.

> »Ich schlief, aber mein Herz war wach. Horch, mein Geliebter klopft.«
>
> *Hoheslied 5,2*

Gleichzeitig ermutige ich dazu, Sex bewusst einzuplanen. Oft wehren Paare gleich ab, wenn ich diese Möglichkeit erwähne. In ihrem Kopf geht Sex nur, wenn die Lust spontan kommt. Bei näherem Nachfragen zeigt sich dann aber doch, dass bei diesen Paaren der Sex meist mehr aus Gewohnheit geschieht als aus spontaner Lust heraus. Er ergibt sich bei günstigen Umständen, mittels nonverbaler Absprache oder aus dem Empfinden heraus, »es« jetzt doch wieder einmal zu tun, weil das letzte Mal schon lange her ist. Ich sage: Geplanten Sex zu haben ist ganz einfach. Wie zuvor beschrieben, legen wir uns nackt zusammen ins Bett oder an einen anderen Platz, an dem wir uns wohlfühlen, berühren uns und daraus wird ganz schnell mehr werden.

## WIE MAN RICHTIG GUT BERÜHRT

Berührung ist eine erotische Fähigkeit. Für die meisten Menschen sind die erotischen Fähigkeiten wie Sex genießen, genitales und emotionales Loslassen und die Fähigkeit zum Orgasmus lern- und erreichbar. Erotische Fähigkeiten hängen davon ab, ob sich beide Partner mit unterschiedlichen sexuellen Praktiken wohlfühlen. Ob sie als Paar überhaupt verschiedene Praktiken kennen und ausprobieren. Ob ihr Denken über Sex sie ermutigt oder davon abhält, sich erotische Fähigkeiten und sexuelle »Kniffe« anzueignen und dazuzulernen. Für eine Frau ist es zum Beispiel ganz entscheidend, ob der Liebste sie fantasievoll, lustvoll und geschickt erregen und befriedigen kann, damit sie auch penetriert werden will.

Erotische Fähigkeiten entwickeln sich aus meiner sexuellen Persönlichkeit heraus. Sie entwickeln sich aus meinen sinnlichen Möglichkeiten, bei mir selbst Lust, Begehren und Freude an der Erotik zu wecken durch all meine Sinne. Erotische Fähigkeiten sind meine Möglichkeiten, durch Sehen, Riechen, Schmecken, Hören, Tasten und gleichzeitig Spüren all meine Sinne zu wecken und mich in den Strom sexueller Lust hineinzubegeben. Je mehr Sinne mit einbezogen sind, desto höher wird das Lusterleben und desto intensiver die Empfindungen. Dabei spielt der Tastsinn die bedeutendste Rolle. Er verbindet sich mit all den anderen Sinnen.

Es ist gut zu wissen, dass Berührungen nicht einfach der Auftakt oder ein Teil des Vorspiels zum Sexualakt sind. Berührungen sind Sex. Berührungen eröffnen die unterschiedlichsten, reichsten sensorischen

Wege für den Sexualakt überhaupt. Wenn wir tiefe Gefühle füreinander empfinden, werden Berühren und Küssen zu einem intensiven sinnlichen Erlebnis. Bereits die Begegnung von Körper zu Körper ist eine positive sinnliche Erfahrung. So gesehen ist das Ziel der intimen Begegnung nicht einfach der Orgasmus.

Berührung ist Verführung und Erotik gleichzeitig. Sie ist eine Einladung zu mehr Intimität. Sie drückt Sehnsucht nach dem anderen aus und versucht ihn anzulocken. Sie will verführen. Um den anderen für ein Liebesspiel zu gewinnen, muss man zuerst verführen, seinen Partner ansehen, sich zeigen, sich annähern, ihn streicheln und sich küssen.

Das Küssen ist die wohl sinnlichste Berührung, die es gibt. Beim Küssen drücken wir unmittelbar und ohne Worte unsere Empfindungen aus, sanft oder heftig, fordernd oder hingebungsvoll. Für viele ist Küssen intimer als Sex, sind dabei die Gefühle viel intensiver. Doch manchmal können sich Paare kaum erinnern, wann sie sich das letzte Mal richtig lange und heiß, intensiv und verführerisch geküsst haben. Kaum aufhören können die beiden Liebenden im Hohelied, die Vorzüge des Mundes, der Lippen und der Zunge des anderen zu preisen.

> »Deine Lippen, meine Braut, sind wie träufelnder Honig.
> Ja, Honig und Milch sind unter deiner Zunge.«
>
> *Hoheslied 4,11; NLB*

> »Seine Wangen sind wie Balsambeete voll duftender Kräuter,
> seine Lippen wie Lilien, triefend von flüssiger Myrrhe.«
>
> *Hoheslied 5,13; NLB*

Vom Küssen des Mundes ausgehend finden wir viele Körperstellen, die sich küssend berühren und erforschen lassen. Es ist etwas sehr Erotisches, den ganzen Körper des Partners zu entdecken, Zentimeter für Zentimeter.

# AUGEN AUF

Sex gewinnt an Lust, wenn ich mich dem Liebespartner unverkrampft zeigen und mich vom anderen ansehen lassen kann. Wenn ich den anderen lustvoll ansehen kann. Unsere Augen lieben mit. Dass man den Körper des Partners ganz und gar begehrenswert finden kann, das sehen wir an Sulamith, die ihren Geliebten von Kopf bis Fuß anschaut:

»Was hat denn dein Freund voraus
vor anderen Freunden,
du Schönste unter den Frauen,
dass du uns so beschwörst?«,

fragen die Mädchen von Jerusalem die junge Liebende.

Und sie antwortet:

»Mein Geliebter glänzt weiß und rot
wie Milch und Blut,
schöner als Zehntausend!
Sein Haupt ist wie Gold,
seine Locken fallen wie Dattelrispen,
schwarz wie das Gefieder der Raben.
Seine Augen sind sanft wie Tauben am Bach,
seine Zähne weiß, wie gebadet in Milch.
Seine Wangen blühen wie ein Balsamgarten,
seine Lippen leuchten wie Lilien.
Seine Hände sind wie reines Gold,
seine Hüften sind ein Kunstwerk
aus Elfenbein,
seine Schenkel wie Säulen aus Alabaster,
anzusehen wie die Zedern des Libanon!
Sein Mund ist süß und voll Schönheit,
und sein ganzes Wesen ist Wonne.
So ist mein Geliebter, ja, so ist er,
ihr Töchter Jerusalems!«[23]

*Hoheslied 5,9-16 nach Jörg Zink*

Dann lässt sich Sulamith auch von ihrem Geliebten anschauen:

»Schön bist du, meine Freundin,
so wie Tirza, wunderbar wie Jerusalem,
herrlich wie ein mächtiges Kriegsheer!
Schau mich nicht an, denn deine Augen verwirren mich!
Dein Haar gleicht einer Ziegenherde,
die vom Gebirge Gilead talwärts zieht.
Deine Zähne sind wie eine Herde Mutterschafe,
die gerade aus der Schwemme kommen.
Jeder von ihnen hat seinen Zwilling,
keiner von ihnen fehlt.
Deine Schläfen hinter deinem Schleier
schimmern wie eine Scheibe vom Granatapfel.«

*Hoheslied 6,4-7; NLB*

Wenn wir davon gesprochen haben, dass Frauen ohne Selbsterfahrung nur romantische Bilder von Beziehung im Kopf haben, kommt uns hier mit dem Bild von Sulamith die ganze Kraft sexueller Selbstsicherheit entgegen. Erotik pur, die selbst den Geliebten etwas einschüchtert, weil sie ihm in die Augen schaut.

Der wirksamste Weg, die Intimität zu verstärken, ist Hinschauen. Den anderen ganz bewusst ansehen und den Anblick seines Körpers auf die Sinne wirken lassen. Und die Augen öffnen beim Küssen oder beim Sex. Sich nicht nur von der Fantasie wegtragen lassen, sondern beim Partner bleiben. So zeige ich mich dem anderen mit allem, was mit mir gerade passiert: mit meiner Lust, meiner Liebe, vielleicht auch meiner Unsicherheit und Angst. Sich im Orgasmus zu zeigen, ist das Intimste überhaupt.

## MUNDAKROBATIK UND HANDEROTIK

Lustvolle Berührungen beginnen beim Erforschen mit Händen und Mund. In der Berührung sind die Hände wie Augen, die entdecken und beschreiben. Als Liebende beschreiben wir einander gegenseitig, wie sich die Berührungen anfühlen und wo wir gerne berührt werden. Verschiedene Berührungsarten verschaffen dem Körper unterschiedliche Lusterlebnisse und erregen. Wir müssen für uns herausfinden, wie wir den Partner gerne berühren und wie wir gerne berührt werden. Variationen von Streicheln, Berühren, Tasten, Kneten, Druck, sanftem Massieren wecken an verschiedenen Stellen verschiedenartige Empfindungen.

Mann und Frau haben gemeinsame, aber auch jeweils eigene erogene Zonen. Erogene Zonen, die beide gemeinsam haben, sind die Genitalorgane, die Lippen, die Zunge, die Nase, der Nacken, die Schultern, die Brustwarzen sowie die Innenseite der Oberschenkel.

Die Frau hat mit der Klitoris eine einzigartige Lustzone: Bei gleicher Oberfläche hat die Klitoris doppelt so viele Nervenenden wie die Eichel des Penis und ist das einzige Organ, dessen ausschließliche Funktion das Lusterleben ist. Andere sexuell erregbare Zonen bei der Frau sind Wangen, Ohren, Brüste, die Taille und die Pobacken. Beim Mann gibt es eine größere Sensibilität an den Wimpern, den Ohrläppchen, am Nabel, am unteren Rücken und am Damm.

Wenn wir gegenseitig den ganzen Körper des anderen entdecken und liebkosen wollen, dann können wir so vorgehen: Erst erforschen wir den oberen Körperbereich mit variantenreichen Berührungen am Gesicht, am Nacken, an den Schultern, an den Armen, am Rücken, an der Brust. Erst danach gehen wir weiter zum unteren Körperbereich des anderen, erforschen ihn dort mit Händen und Mund, berühren ihn auf verschiedene Weisen am Gesäß, an den Oberschenkeln, am Geschlecht, an den Beinen, an den Füßen. Am Geschlecht wollen wir vielleicht mit Mund, Zunge und Händen oder anderen Berührungen bis zum Orgasmus oder kurz davor stimulieren.

Schließlich gilt es das Körperinnere der Frau zu entdecken. Unterschiedliche Berührungen in der Scheide, im Mund mit Fingern und Zunge bis hin zum Eindringen des Penis in die Vagina in verschiedenen Stellungen ermöglichen höchsten Genuss. Sexuelles Genießen, verbunden mit genitalem und emotionalem »Sich-gehen-Lassen« bringt unseren Körper bis zum Orgasmus.

## WIE MAN RICHTIG GUT BERÜHRT

**Handballett**

**Sanftes Berühren**

Mit minimalem Druck der Fingerspitzen, der flachen Hand oder auch einem Körperteil (Unterarm, Gesicht, Brustwarzen, Lippen ...) über die Haut fahren.

**Streicheln**

Mit wenig Muskelkraft mit der ganzen Handfläche über den Körper des anderen streichen, ihn »umhüllen« und so Wärme vermitteln.

**Massieren**

Kneten von tiefer liegendem Gewebe und Muskulatur. Zum Beispiel vermittelt festeres Zupacken an Schultern, Rücken, Taille, Hüfte oder Pobacken intensivere Gefühle.

**Sehnen und Begehren wecken**

Berührungen andeuten mit einigen Millimetern Distanz – das weckt das Bedürfnis zu berühren und beim anderen das Bedürfnis, berührt zu werden.

**Berühren mit ganzem Körpereinsatz**

Aus dem Vollen schöpfen: Es gibt keinen Körperteil, der sich nicht zum Berühren eignet oder nicht berührt werden könnte.

**Mitbewegen – Aktiv berührt werden**

Berührungen werden intensiver und genussvoller, wenn der Berührte aktiv die berührende Hand sucht, sich in die Hand des anderen hineinbewegt, mit der Bewegung des ganzen Körpers und der Atmung. Noch stärker wird der Genuss des Berührtwerdens und Hineinbewegens, wenn man seine eigene Hand auf die berührende Hand legt, mit dieser mitgeht oder sie auch aktiv über den Körper führt.

**Anschauen und erregt werden**

Das Erleben von Erregung wird noch gesteigert, wenn wir mit dem Blick die berührende Hand verfolgen, uns ansehen und die Hände als zusätzliche Augen betrachten.

# GITARRENSPIELER SIND GUTE LIEBHABER

Das sagt eine Studie. Untersuchungen zum Thema Sex sind zuweilen ganz amüsant. Doch so falsch ist diese Behauptung nicht. Der gute Liebhaber ist ein kompetenter »Musiker«, der wie ein Gitarrenspieler das »Instrument Frau« behutsam, aber gekonnt in die Arme nimmt. Wie der Liebhaber seine Sulamith: »Seine Linke liegt unter meinem Kopf, und seine Rechte umfasst mich« (Hoheslied 2,6).

Er verfügt über eine feine Fingertechnik und bringt den Resonanzboden des weiblichen Geschlechts zum Klingen. Die Saiten der Lust finden sich im inneren und äußeren Geschlecht der Frau. Die Klitoris gilt als das Erregungstool der Frau. Viele Frauen und Männer wissen, wo sich die Klitoris-Perle befindet. Was viele nicht wissen, ist, dass die Klitoris im Körperinnern Schenkel hat, die die ganze Scheidenregion umgeben und Klitoris und Scheide miteinander verbinden, wie ich bereits im Kapitel »Vulva und Vagina entdecken« beschrieben habe. Die 8000 wundervoll empfindsamen Nervenenden, mit denen die Klitoris ausgestattet ist, warten nur darauf, berührt, geliebt, gestreichelt und geküsst zu werden. Dieses Organ, die anatomische Entsprechung zum Penis des Mannes, hat nur eine Funktion – die Lust. Wenn wir beklagen, dass Sex in den Paarbeziehungen nicht stattfindet, weil die Frau keine Lust hat, dann sollten Frauen, Männer, Paare diesem »Anlasser« für den Sex der Frau viel mehr Aufmerksamkeit widmen. Der einzige Zweck der Klitoris besteht darin, der Frau Wohlbefinden zu schenken. Reine Lust, nichts sonst. Eben dafür geschaffen, dass Frau Lust auf Sex und am Sex bekommt. Diese Lust wird sich von der Klitoris aus in das Innere des Körpers fortbewegen und auch die Empfindungen in der Vagina wecken. Die Empfindsamkeit der Vagina kommt nicht von selbst. Sie bildet sich aus durch fortgesetzte regelmäßige Berührungen, auch innen. Dadurch wird nach und nach auch die Penetration für die Frau immer lustvoller.

Am besten kann die Region um die Genitallippen, aber auch innen an der Vagina, erregt werden und feucht werden durch verschiedene Berührungen, die der Liebhaber behutsam ausprobieren und einüben kann: durch Reiben, Streicheln, Drücken, Massieren, Zupfen, Küssen und variantenreiches Liebkosen mit der Zunge. Zusätzlich kann die

Frau durch An- und Entspannen der Beckenbodenmuskulatur von innen diese Region mitmassieren und durch eine leichte Schaukelbewegung in die Hand des Partners hinein die Erregung steigern. Das kann viel lustvoller sein als die direkte Berührung der Perle, die sehr empfindlich ist. Die Erregung und der Orgasmus werden großflächiger und bleiben nicht auf die Region der Klitoris-Eichel beschränkt. Der Mann kann bei der Liebkosung seiner Frau all diese Veränderungen erspüren, sehen, durch Berührung verstärken und miterleben bis zum Orgasmus.

Doch auch die Frau ist Liebhaberin und kann dem Mann durch Berührung an und um den Penis mit Reiben, Streicheln, Drücken, Massieren, Kneten und Küssen mit Zunge und Mund Lust verschaffen. Sie und der Mann können in der Erregungsphase viele körperliche Veränderungen wahrnehmen. Beide spüren, wie durch die Erregung vermehrt Blut in den Penis fließt und der Penis dadurch größer und steif wird. Mit größerer Erektion schwellen die Hoden an und werden dichter an den Körper gezogen, die Vorhaut des Penis ist jetzt zurückgezogen. Nicht nur der Penis stellt sich auf, auch die allgemeine Muskelspannung im Körper steigt, die Brustwarzen werden hart und empfindlich, und Puls und Atemfrequenz werden schneller. Die Hoden sind zwar empfindlich, aber werden sie sanft gehalten und behutsam bewegt, ist das lustvoll. Zwischen Hoden und Anus liegt der Damm. Druck in diesem Bereich kann ebenfalls sehr erregend sein. Erregend ist auch die Berührung am hinteren Teil des Penisschafts bei der Penisnaht. Wird die Eichel für Berührungen befeuchtet, wird die Lust noch größer. Mit den Beckenbodenmuskeln kann der Mann die ganze Region von innen mitstimulieren und mit einer Schaukelbewegung gegen den Körper oder in die Hand der Frau die Erregung steigern.

## SINNLICH BEWEGTER GENUSS

Skifahrer sind ebenfalls gute Liebhaber, meint die Sexualtherapeutin Ruth Westheimer[25]. Skifahrer haben gelernt, sich aus dem Becken heraus zu bewegen. Bewegung des Körpers bringt auf jeden Fall zusätzlichen sinnlichen Genuss, vor allem in den ganzen Beckenbereich und die angrenzenden Körperregionen. Das habe ich schon mehrfach betont, weil es so enorm wichtig ist, wenn wir mehr Sinnlichkeit erleben wollen. Bewegung können wir nicht nur allein einüben, wir können und sollten es auch gemeinsam beim Sex tun. Zusammen können wir unsere Körper in alle Richtungen bewegen, genussvoll und fließend, die Muskelspannung wechselt ab. Die Atmung fließt frei, und die Bewegungen sind langsam und bedacht, damit wir daraus und aus dem Kontakt mit dem Gegenüber möglichst viel Genuss ziehen können. So sind unsere Körper in stetigem, wechselndem sinnlichem Kontakt. Diese Bewegungen und Berührungen zielen noch nicht auf den Orgasmus ab. Die Erregung allein ist lustvoll und befriedigend.

## SCHAUKELN

Dass die Beckenschaukel* besonders geeignet ist, höchsten Genuss in sexueller Erregung und beim Orgasmus zu ermöglichen, wissen Sie nun bereits. Wenn Sie schon einige Übungen jeweils für sich allein gemacht haben, können Sie das nun auch zusammen tun.

Eine schöne Position, um die Beckenschaukel gemeinsam als Paar zu üben, ist es, wenn beide Partner dicht aneinander auf dem Rücken bzw. leicht seitlich liegen, sodass der Rücken der Frau leicht an Schulter bzw. Brust des Partners angeschmiegt ist. Die Beine sind leicht geöffnet. Jeder ist frei, um mit dem Becken ondulierende und wellenförmige Bewegungen zu machen. Die rechte Hand liegt auf dem Geschlecht des anderen, somit kann jeder sein Geschlecht in die Hand des anderen hineinbewegen, mal in kleinen langsamen, mal in kräftigeren schnelleren Bewegungen. Die Beine können sich in verschiedene Positionen bewegen, was auch unterschiedliches Empfinden im Geschlecht auslöst. Beim Ausatmen den Mund öffnen, wenn man sich nicht gerade küsst. Der Oberkörper wird mit dem Atmen in eine leichte Schaukel gebracht. Die Frau lässt den Mann in dieser Stellung ihre äußere und innere Zone entdecken und gibt sich dieser Entdeckungsreise mit leichter Bewegung hin. Ebenso spürt sie mit der Hand seiner Erregung nach, verstärkt sie und lässt ihn sich in ihre Hand hineinbewegen.

---

* Siehe dazu auch die Übung im vorangegangenen Kapitel »Den Körper kennen«.

## INTENSITÄT GEWINNEN

Zusätzlich zum Schaukeln des Beckens kann man sein Becken auch kreisen und seitwärts bewegen. Die Erregung verteilt sich so besser im Körper, und der Orgasmus wird intensiver. Es ist gut, wenn der Mann möglichst viele Bewegungen ausprobiert, mit den Muskeln und dem Atem spielt, sich so besser wahrnimmt und lernt, den Penis und die sexuelle Erregung zu steuern. Auch die Frau kann mit den Hüften kreisen oder eine Acht beschreiben. Diese Bewegung stimuliert zusätzlich die Scheidenwand.

Die Bewegungen des wellenförmigen Modus variieren in der Intensität, der Schwingungsweite und den Rhythmen. Dabei werden oberflächliche und tiefe Nervenrezeptoren im ganzen Körper stimuliert, mit einem Fokus auf der Genital- und Beckenregion, der es möglich macht, den Anstieg der sexuellen Erregung allein und mit dem Partner zusammen mit dem Becken zu steuern bis zu einem kräftigen Orgasmus. Verschiedene Tempos, aber auch der Einsatz von mal mehr, mal weniger Kraft fühlen sich ganz unterschiedlich an. Heftig muss nicht schnell heißen in der Bewegung. Der Mann kann sich ganz langsam, aber kraftvoll nach vorne bewegen, dazu beim Ausatmen einen lauten Ton aus dem Bauch heraus von sich geben. Bei der Schaukel nach vorn spannt er gleichzeitig die Beckenbodenmuskeln an, beim Schaukeln nach hinten ins Hohlkreuz entspannt er sie wieder. Dieses Spiel des Beckens und der Muskeln während dem Sex sorgen für eine gute Erektion und dafür, dass der Mann seine sexuelle Erregung gut und intensiv spürt.

Das Mitbewegen von Brust und Nacken ist die »Obere Schaukel« des wellenförmigen Erregungsmodus und braucht etwas mehr Übung als die Beckenschaukel. Es hilft, Denken und Anspannung loszulassen, wenn wir uns selbst Kopf, Hals und Nacken streicheln oder uns vom Partner ausstreichen, leicht bewegen, halten lassen. Kann man die »Doppelte Schaukel« (»Obere Schaukel« und Beckenschaukel) in der sexuellen Erregung einsetzen, so erlebt man die Sexualität in noch größerer körperlicher und emotionaler Intensität. So fühlen wir uns dem Partner viel mehr verbunden, unser Selbstgefühl und unser Selbstwert werden gestärkt, und wir nehmen uns mehr wahr in unserer Männlichkeit und Weiblichkeit.

# SEXLUFT SCHNUPPERN*

Neben der Bewegung ist Bauchatmen ein weiterer heißer Tipp für den Sex. Warum? Weil Bauchatmung die Anspannung löst und wir dabei viel mehr spüren. Tiefes Atmen macht uns sicherer und den Sex genussvoller. Zudem geht das Gehirn in einen Zustand über, in dem unsere Wachsamkeit reduziert ist – eine wichtige Voraussetzung für Lusterleben und Loslassen. So erlebt man die Sexualität in größerer körperlicher und emotionaler Intensität.

Wir brauchen dazu nichts weiter zu tun, als die tiefe Bauchatmung, die wir uns bereits mit Übungen angeeignet haben, in den Sex zu integrieren. Bauchatmen beim Sex bewirkt, dass Becken und Unterbauch in Bewegung kommen. Beim Einatmen wird die Muskulatur in Bauch und Beckenbereich gedehnt und entspannt. Beim Ausatmen zieht sie sich wieder etwas zusammen. Männer haben die Tendenz, beim Sex ziemlich kurzatmig zu sein. So können sie die Erregung schlecht kontrollieren und kommen unter Hochspannung. Wenn sie in den Bauch hinein atmen, können sie die sexuelle Erregung besser steuern, spüren sie intensiver, größer und können darin als ganzer Mann ihren Platz finden. Frauen sollten das Gefühl bekommen, dass sie durch das Einatmen den Bauch, den Unterleib und sogar bis ganz unten die Höhle der Vagina bis zu den Genitallippen mit Luft füllen.

Die emotionale Intensität lässt sich zusätzlich steigern, indem wir Brustkorb und Nacken mitbewegen und auch Kiefer und Gesichtsmuskulatur locker lassen. Dazu öffnen wir den Mund und atmen hörbar mit einem »Aaaah« aus oder stöhnen. Zusammen mit der Atmung, den Emotionen und der Stimme »oben«, ertönt ein Echo »unten«. Auf diese Weise kommt der Brustkorb ins Vibrieren, und dieses Vibrieren stimuliert bis hinunter ins Geschlecht. Noch sinnlicher wird es, wenn wir auch mal mit der Zunge durch die eigene Mundhöhle fahren oder die Lippen berühren.

Um nun im Sex die Atmung optimal einzusetzen, sollte man sich vor allem auf die Ausatmung und die Beckenbewegung konzentrieren. Für die Gestaltung und Steigerung der sexuellen Erregung ist das Spiel

* Siehe dazu auch die Übung zur Bauchatmung im Kapitel »Den Körper kennen«.

mit schnellerer Ausatmung und schnellerer Bewegung wichtig. Die Vorstellung und Fantasie dabei ist, dass man sich mit dem Becken zum anderen hinbewegt, hinstößt beim Ausatmen, und zwar beide, Mann und Frau, der Mann penetrierend, die Frau aufnehmend. Achtung, je schneller wir atmen, desto weniger Luft sollten wir einatmen, um eine Hyperventilation zu vermeiden. Nicht *viel*, sondern *nach unten* einatmen – dann kräftig und mit Ton ausatmen.

# EROTISCHES FEUERWERK DER FANTASIE

Ein sehr guter Weg, das sexuelle Begehren in der Partnerschaft zu fördern und zu erhalten, sind Fantasien. Erotische Vorstellungen und Tagträume können den genitalen Erregungsreflex auslösen oder die sexuelle Erregung verstärken. Während der sexuellen Begegnung intensivieren wir die sexuellen Handlungen, indem wir sie durch Worte oder Bilder stimulieren. Es sind innere bildhafte Szenarien und Geschichten, die uns Lust bereiten, die wir aber nicht unbedingt alle in die Realität umsetzen wollen. Fantasien können eher emotionale Inhalte haben wie Verliebtheit, Nähe, Intimität sowie zärtliche und romantische Erotik oder aber explizit sexuelle, genitale Vorstellungen vom Geschlechtsakt.

Damit ist nicht gemeint, dass wir uns andere Personen oder Paare in ihrer Intimität vorstellen, sondern vielmehr, dass wir eine erotische Fantasie und Vorstellung von uns selbst und unserem Partner entwickeln. Das sexuelle Begehren in der Partnerschaft erfordert es, dass sich Mann und Frau selbst und gegenseitig erotisieren, sich also Fantasien und erotische Gedanken erlauben. Wenn wir es uns erlauben, dass gewisse Ereignisse, Gesten und Worte für uns eine sexuelle Bedeutung erhalten, machen wir einen besonderen sexuellen Genuss möglich. Diese Sexiness kommt vor allem aus meinem Inneren, dem sexuellen Selbstgefühl und weniger durch Bilder oder Anregung von außen. Als begehrender Mensch besitze ich Selbstvertrauen, kann mich wertschätzen und trete als erotisches Wesen auf.

Gerade wenn ich mit sexuellem Begehren Mühe habe, sollte ich meine Fantasien genauer betrachten. Bin ich darin stolz auf meine Weiblichkeit oder Männlichkeit? Bin ich in meinen sexuellen Fantasien handelnd oder zuschauend? Aktiv oder passiv? Kommt meine genitale Stimulierung darin vor oder nicht?

Sehe ich mich entsprechend meinem biologischen Geschlecht als Frau in meiner Vaginalität voller sexueller Durchsetzungskraft und kann mir vorstellen, penetriert und in meinem Innenraum ausgefüllt zu werden? Sehe ich mich als Mann in meiner phallischen Erotisierung voller Stolz auf meinen Penis und meine Erektion? Habe ich einen sinnlichen Bezug zu meinem Körper und besonders zum Geschlecht? Habe ich das Bedürfnis und kann ich mir vorstellen, zu penetrieren?

## BEI MIR SELBST BLEIBEN

Wenn Frau und Mann Sex haben, dann kreisen ihre Gedanken und ihre Aufmerksamkeit oftmals um den anderen. Was dieser vielleicht will, macht, was ihm gefällt. Zu wissen, was dem anderen Lust verschafft, ist zwar auch wichtig, aber erst in zweiter Linie. Für diese Lust ist der Liebespartner selbst verantwortlich. Das meint nicht, egoistisch nur seine eigenen Ziele zu verfolgen und den anderen nicht im Bewusstsein zu haben. Aber für viele Liebespartner bewirkt die Konzentration auf das Gegenüber den Verlust oder eine Einschränkung der eigenen sexuellen Lust. Männer können über die Jahre eine Erektionsstörung entwickeln, wenn sie nur für die Lust der Frau sorgen. Frauen dagegen entwickeln oft erst gar keine sexuelle Lust, wenn sie nur dem Partner sexuell zu Diensten sind.

Wer Intimität intensiver erleben will, sollte mit der Aufmerksamkeit bei sich selbst bleiben. Bei sich nachspüren, was beim Sex mit einem passiert, in einem vorgeht. Was empfinde ich in meinem Körper, jetzt, genau in diesem Moment? Wie fühlt es sich an, wenn er meine Brüste berührt? Wie fühlt sich seine Haut unter meinen Fingern an? Welche Gefühle regen sich in mir? Nur so kann ich mich in meinem ganzen Wesen dem anderen zeigen.

Als Liebhaberin oder Liebhaber ist man vor allem dann für den anderen interessant und erregend, wenn man in seiner Lust in erster Linie darauf achtet, das zu sein oder zu tun, was einem selbst gefällt. Die eigene Lust wiederum braucht eine sexuelle Identität als Mann oder Frau, die sich aus der Beschaffenheit des männlichen und weiblichen Körpers speist.

## SEXUELLE IDENTITÄT

Die Art und Weise, wie ich beim Sex meinen Körper einsetze, überträgt sich auf meine sexuellen Fantasien. Eine verkrampfte Körperhaltung beim Rubbeln vor dem Computer zum Beispiel beeinträchtigt und hemmt die Männlichkeit. Eine entspannte und loslassende körperliche Haltung ermöglicht eine ganz andere körperliche Wahrnehmung, aber auch die Selbstwahrnehmung als sexuelles Wesen. Deshalb sind Körperübungen wie die Beckenschaukel und die Bauchatmung auch für die sexuelle Identität wichtig. Weil diese die Fantasie stärken, männlich zu sein, verbunden mit dem Gefühl von Prallsein und mit dem Wunsch zu penetrieren oder einzudringen. Oder für die Frau, weiblich zu sein, verbunden mit dem Gefühl, in der Erregung weit zu werden und dem Wunsch, in der Vagina ausgefüllt und penetriert zu werden.

Viele Frauen müssen diese Regung erst kennenlernen. Sie erleben ihr inneres Geschlecht weder als sinnlich noch als verlangend. Das aber wäre die Voraussetzung: dass die Frau ihren eigenen körperlichen Innenraum wahrnimmt, daraus die Lust entwickelt, Geschlechtsverkehr zu haben und somit das Verlangen hat, dass der Mann in sie eindringt und sie von ihm genommen wird. Den Penis genussvoll in der Scheide zu spüren, kann man lernen. Wenn die Frau bei der Selbsterfahrung das Innere der Scheide massiert, entwickelt sie mit der Zeit Fantasien, den Penis in die Scheide aufzunehmen und ausgefüllt zu werden. Indem sie ihren Körper zusätzlich mitbewegt, erlebt sie eher die Fantasie, beim Sex aktiv aufnehmend zu sein.

Die Fantasie des Mannes ist die, dass er sich in seiner Sexualität als eindringend vorstellen und erleben kann. Die bewusst gefühlte Erektion und die Fähigkeit des Eindringens sind Teil seiner eigenen Potenz. Das ist wichtig für den Mann. Wenn von Spüren, Empfinden, Wahrnehmen die Rede ist, könnte man vielleicht meinen, als Mann »Softie« werden zu müssen. Doch für den Sex kann das »gefährlich« sein. Um sich in der Erektion stolz und männlich zu fühlen und seine sexuellen Fantasien in diese Richtung zu prägen, sollte Mann Selbsterfahrung auch mal im Stehen machen. So spürt der Mann seine Kraft und fühlt sich selbstsicherer.

Der phallische Mann ist ein Mann, der stolz auf seine ganze pralle Männlichkeit ist. Er ist in der Lage, sich und der Frau höchsten Genuss zu verschaffen. Viele Frauen hegen erotische Fantasien, genommen zu werden in einer gewissen Festigkeit. Frauen wünschen sich sexuell sichere, zupackende, aber trotzdem empfindsame, behutsame Männer. Eine Frau wünscht sich, dass auch der Mann selbst sich höchsten Genuss verschafft. Es geht darum, zu nehmen und genommen zu werden. Und wie bei den Berührungen erhöht es die Lust auf Nehmen und Genommenwerden, wenn man mit den Augen das Eindringen des Penis verfolgt.

# VERFÜHRUNG

Verführung! Manche Zuhörer meiner Vorträge zucken bei diesem Stichwort regelrecht zusammen. Sie assoziieren mit Verführung den Teufel, die Schlange, die Geschichte um die verbotene Frucht im Garten Eden. Aber Verführung ist nicht an und für sich negativ und verwerflich. Sie kann auch etwas Gutes und Positives sein. In der Paarbeziehung hat Verführung für den Reichtum unseres Sexlebens einen absolut berechtigten, ja geradezu unverzichtbaren Platz. Wenn uns diese erotische Kultur so völlig fehlt, dann hat das Auswirkungen auf den Sex. Bei vielen Paaren fristet das Liebesspiel ein trostloses, verwahrlostes Dasein. Sie wissen nicht, wie sie den anderen für Sex gewinnen können. Das Liebesspiel findet weder in der Fantasie und schon gar nicht im Rollenspiel statt. Aber die Liebe will umworben und umschmeichelt werden, sonst wird sie langweilig. Wohl dem Paar, das auch noch nach Jahren reizt, verführt und umwirbt.

> »Öffne mir, meine Schwester, meine Freundin, meine Taube,
> meine Vollkommene!«
>
> *Hoheslied 5,2*

## STRATEGIEN SIND GEFRAGT

Wir verzichten auf wunderbare Qualitäten, wenn wir nicht verführen und uns nicht verführen lassen. Verführung ist die Kunst, Strategien zu entwickeln, um die geliebte Person dafür zu gewinnen, auf meine Bedürfnisse einzugehen, mich »an den Mann« oder »an die Frau zu bringen«. Dafür setzen wir unsere inneren und äußeren Reize ein. Verführung bedeutet, verführerisch zu sein in der Sprache, den Gesten, der inneren Haltung. Das erfordert gewinnendes Verhalten und eine gewisse Kreativität, und diese sind – die Aussage dieses Buches – lernbar.

Was ist Verführung? Verführung ist die Kunst, verführend zu wirken und sich dieser Wirkung bewusst zu sein! Verführung in der Partnerschaft bedeutet, zu sehen und gesehen zu werden. Das funktioniert nur, indem man sich einander gegenseitig zeigt. Die eine Variante von Verführung basiert auf einem verführerischen Äußeren. Dieses verführerische Äußere lässt den Liebsten dahinschmachten: »Du hast mir das Herz geraubt, meine Schwester, meine Braut. Du hast mir das Herz geraubt mit einem einzigen Blick aus deinen Augen, mit einer einzigen Kette von deinem Halsschmuck« (Hoheslied 4,9). Und Sulamith erkennt ihre verführerische Kraft, indem sie ausdrückt: »Ich gehöre meinem Geliebten, und nach mir ist sein Verlangen« (Hoheslied 7,11).

Eine zweite Variante ist, mein Innenleben zu offenbaren, zu zeigen, wer ich bin, was ich denke, fühle, wünsche und begehre. Das soll für den anderen attraktiv sein? Ja, das ist es. Es gibt nichts Attraktiveres als einen Menschen, der für sich selbst gut sorgen kann und weiß, wer er ist und was er will. Diesem Menschen spürt man ab, dass er nicht darauf angewiesen ist, andere zu seinen Gunsten zu manipulieren. Das wirkt auf das Gegenüber sehr anziehend.

Durch Verführung kann ich also den anderen dafür gewinnen, auf meine Bedürfnisse einzugehen. Und die Bedürfnisse des anderen? Natürlich sind diese genauso wichtig wie meine. Den Stellenwert, der ihnen zusteht, bekommen sie aber nur, wenn auch der andere gelernt hat, seine Bedürfnisse auszudrücken, dafür zu werben, zu verführen, sie selbst auszuleben. Damit wird dieses herrliche Spiel der Verführung zum gemeinsamen Glück. »Zu einem Spiel der Seele, einem Spiel der Leiber, zum Spiel, sich zu vereinigen« (Jörg Zink).[26] Liebe will Hingabe, aber nicht nur. Liebe ist eine Form des Hingebens, aber auch des Sichfindens.

# RARMACHEN

Verführung benötigt eine gewisse Distanz. Zeitliche Distanz und optische Distanz. Erst diese ermöglicht Sehnsucht, um eine sexuelle Begegnung zu erträumen. Das Schlüsselwort dafür heißt »Loslassen«.

In meinem Praxisraum steht ein Blechschild mit der Aufschrift »Loslassen, immer wieder loslassen«. Es ist immer wieder interessant, wie Menschen auf diesen Satz reagieren. Vor allem Frauen. Sie erkennen sich wieder und lachen. Sie erkennen sich wieder und seufzen. Andere sehen den Satz, werden wütend und erklären, weshalb Loslassen in ihrer bestimmten Situation nicht möglich ist. Doch es ist meine tiefe Überzeugung und Erkenntnis: Wir brauchen tatsächlich immer wieder das Loslassen, die Distanz. Wenn es zu »eng« wird, dann wollen wir weg, wollen wir »ausbrechen« oder es entstehen Konflikte. Loslassen tut uns gut. Den anderen eine Zeitlang entbehren zu müssen, entfacht neu das Verlangen nach ihm. Es steigert die Attraktivität, die geliebte Person in Gesellschaft aus einer gewissen Distanz zu beobachten, sie im Gespräch mit anderen zu sehen und so in sich sexuelles Begehren zu wecken. Kurze oder längere Abwesenheiten schaffen Raum, den anderen für mich zu erotisieren, indem ich mir eine sexuelle Begegnung mit ihm ausmale.

Durch Vorstellung und Fantasie lösen wir körperliche Zeichen sexueller Erregung aus. Diese wahrzunehmen und darauf einzugehen, lässt den Wunsch nach einer sexuellen Begegnung mit dem anderen weiter ansteigen. In Verbindung mit der Fantasie steht mir ein reiches Repertoire zur Verfügung, mich selbst in Erregung zu versetzen, mich anzutörnen, mich auf eine sexuelle Begegnung einzustimmen, diese zu ersehnen, sie mir auszumalen, den anderen dazu zu verführen und die sexuelle Begegnung in der Realität stattfinden zu lassen.

> »Einer Stute an den Prachtwagen des Pharao vergleiche ich dich, meine Freundin.«
>
> *Hoheslied 1,9*

## LOCKRUF

Verführung ist Locken, Flirten und Sich-verlangend-Zeigen. Die Frau lockt mit anderen Gesten des Begehrens als der Mann. Sie lockt mit sinnlichem Blick, ihrer Kopfhaltung, der Hand, die durchs eigene Haar fährt, ihrer Hüftbewegung, mit dem leicht geöffneten Mund, dem Finger, der über ihre Lippen fährt, der Hand, die sie über ihren eigenen Kopf und ihren eigenen Körper gleiten lässt ...

Marilyn Monroe war eine Meisterin der Gebärden der Verführung. Auf praktisch allen Fotos posiert sie mit offenen Lippen und zurückgeworfenem Kopf, oft die Hände oder Arme nahe am Kopf, in den Haaren oder auf dem Körper.

Der Mann lockt mit einem auffordernden, sicheren und selbstbewussten Blick, mit dem er die Frau festhält. Seine Körperhaltung ist aufrecht und präsent. Er zeigt sich männlich geerdet, steht fest auf dem Boden und schiebt das Becken leicht vor. Er berührt auch mal die Frau, hält ihre Hand etwas länger. Der Tangotanz ist ein gutes Beispiel für gegenseitige Verführung. Die für ihn typische Körperhaltung drückt Sicherheit aus, die Abwechslung von Nähe und Distanz sowie seine auffordernden Gebärden und Blicke machen seinen Reiz aus.

> »Meine Taube verbirgt sich hinter den Felsen, verharrt in einem Versteck in der Felswand. Lass mich dich sehen; lass mich deine Stimme hören! Denn deine Stimme ist wundervoll und du siehst so schön aus.«
>
> *Hoheslied 2,14; NLB*

## DAS MACHT MICH AN

Natürlich ist auch eine gewisse sexuelle Anziehung nötig, um die andere Person begehrenswert zu finden. Wir stehen nicht alle auf dasselbe. Wir haben sogenannte »Geheimzeichen«, Schlüsselreize, bevorzugte »Antörner«, auf die wir anspringen. Was uns am anderen gefällt, sind maßgebliche Auslöser des Erregungsreflexes in den Genitalien. Je vielfältiger diese Anziehungscodes sind, je mehr Sinne ich einbeziehen kann, desto mehr Möglichkeiten habe ich, die Lust auf den Liebespartner zu aktivieren.

Anziehend ist alles, was in uns eine emotionale Verbindung und eine genitale Erregung auslöst. Die Gesten, Handlungen, Worte, Rituale, Wesenseigenschaften wie Charakter, Charisma, Charme oder Intelligenz des anderen wirken anziehend auf uns, aber natürlich auch körperliche Merkmale wie Gesicht, Augen, Hände, Figur, »gutes Aussehen«. Beim Mann machen uns breite Schultern, kräftige Arme und Hände, eine ausgeprägte Augenbrauenpartie oder ein markantes Kinn an, bei Frauen die weiblichen Attribute. Bei beiden wirken auch Duft, Körperpflege und eine gesunde Fitness attraktiv. Das alles spielt eine große Rolle für die Anziehung. Diese Merkmale befriedigen vor allem die emotionalen Bedürfnisse.

Dazu kommen die genitalen Merkmale des Körpers, die uns am anderen erregen. Die nackte Gestalt, besondere Details des Körpers, Busen, Po, Penis, Vagina, die Haut, der Geruch, aber auch die Lust des anderen und die explizit sexuellen Gesten, Handlungen, die sexuelle Sprache und Laute wie das Stöhnen. Diese befriedigen meine genitalen Bedürfnisse, machen den Liebespartner sexuell anziehend und lösen so das begehrte Ziehen und Pulsieren der Erregung aus.

Verführung in der Liebe erfordert ein Spiel mit der erotischen Unbeschwertheit, die wir uns gemeinsam durch Freiheit und Intimität erschließen. Indem wir Dinge tun oder sagen, immer im Einverständnis mit dem anderen, die wir uns vielleicht nie erträumen konnten. Jedes Liebespaar sollte für sich eine erotische Kultur entwickeln, die erotische Spannung, Anziehung und eine gewisse »Magie des Augenblicks« möglich macht. Was uns gefällt, kann sich im Laufe der Zeit, mit fortschreitendem Alter oder durch neue Lebensumstände verändern, und auch indem sich die Beziehung zum eigenen Körper verändert. Mit Dauer und Vertrautheit einer sexuellen Beziehung mag ich vielleicht plötzlich andere Dinge. Oder wir finden als Paar Möglichkeiten, trotz gewisser Einschränkungen und Umstände sexuelle Befriedigung auf vielerlei Art zu erlangen.

# SPRECHEN SIE »SEXISCH«?

Zur Verführung gehört auch die erotische Sprache. Sprache macht etwas mit uns. Beherrschen wir sie nicht, fühlen wir uns unsicher. Sind wir ihrer mächtig, werden wir schlagfertig, unterhaltsam und als Person interessant.

Wer eine Fremdsprache erlernt, muss Vokabeln und Grammatik büffeln. Mit »Sexisch« funktioniert es im Prinzip genauso. Es bedeutet, die Sexualorgane beim richtigen Namen zu nennen sowie eigene Begriffe zu finden, die sie zu »meinem« machen. Es gilt, erotisierende Wörter zu finden. Die erotische Sprache reicht vom Liebesgeflüster bis zum Dirty Talk. Sie erinnern sich: überschäumend, heftig, übermütig, ausgelassen, lustig, kraftvoll, üppig, froh, fröhlich, wollüstig, frivol, vulgär. Zum Vokabular gehören Gesten, Geheimzeichen, Codewörter. Zur Sexsprache gehört es, über die eigene sexuelle Lerngeschichte zu sprechen, über die mit Sex verbundenen Gefühle, sich gegenseitig den erregten Körper zu beschreiben und noch vieles mehr.

Natürlich ist es auch in Ordnung, *beim* Sex nicht zu sprechen. Aber es *vorher* zu tun, ist eine wichtige Erregungsquelle. Einem sexisch sprechenden Paar geht der Erotikstoff nicht so schnell aus. Sie reden, um die Lust auf Sex zu wecken. Sie beleben die Liebesgefühle, indem sie über alte Erinnerungen sprechen, Fotos oder Briefe hervorholen und erotische Geschichten und Fantasien austauschen. Vielleicht lieben sie Rollenspiele. Sie reden beim Sex davon, wie es sich anfühlt, wenn das eigene Geschlecht »wach« wird. Sie beschreiben, was sie erregt oder was sie gerade tun. Sie legen erotisierende Liebesschwüre ab, benutzen Reizworte wie »hart«, »nass«, »nehmen«, »genommen werden«, »ficken« oder fantasievolle poetische Ausdrücke.

Wer Sexisch lernen und sich ein witziges, freches, frivoles, schamloses, anrüchiges, verruchtes und deftiges Vokabular zulegen will, dem empfehle ich das erheiternde Buch von Klaus Heer: *WonneWorte – Lustvolle Entführung aus der sexuellen Sprachlosigkeit.*

## PAAR VOR KIND

Damit Verführung überhaupt möglich wird, müssen wir uns passende Gelegenheiten schaffen und unsere Prioritäten entsprechend setzen. Ich sage Paaren immer ganz klar: Die Ehe und die Paarbeziehung hat Vorrang vor den Kindern. Nicht unbedingt im Zeitumfang, aber in der Gewichtung. In erster Linie sind wir ein Paar und erst in zweiter Linie Eltern. Oft höre ich dann den Einwand, Eltern blieben wir ein Leben lang, ein Paar vielleicht nicht. Doch das ist eine Frage der Perspektive. Wenn wir das Ziel haben zusammenzubleiben, dann heißt es: Ein Paar bleiben wir, die Kinder ziehen irgendwann aus. Eltern bleiben wir zwar in der Beziehungskonstellation, aber nicht in der Funktion. Elternschaft hört auf und sollte zwingend aufhören. Marilyn Yalom, Frauen- und Geschlechterforscherin, sagt, »Frauen neigten dazu, mit ihren Kindern eins zu werden, ihnen alles unterzuordnen und würden dabei die Partnerschaft vergessen.«[27] Im Film »Yaloms Anleitung zum Glücklichsein« sagt sie den bemerkenswerten Satz, dass Ehen unter anderem deshalb so häufig scheiterten, weil sich bei den meisten Paaren alles nur noch um die Kinder drehe. Wenn ich in Erziehungskursen danach frage, was den Eltern ihrer Meinung nach am wenigsten gut gelingt, um ihre Beziehung zu pflegen, dann steht auf der Liste vieler Paare ganz weit oben der Punkt, »Zeit allein als Paar ohne die Kinder zu verbringen«. Die Paare konnten sich nicht vorstellen, jährlich ein Wochenende, wenn möglich sogar eine ganze Woche, allein ohne ihre Kinder zu verreisen. Nicht, weil die Kinder das nicht verkraftet oder die Eltern keine Babysitter gefunden hätten, sondern weil vor allem die Mütter sich nicht vorstellen konnten, ihre Kinder jemand anderem anzuvertrauen. Dabei ist Zweisamkeit für die Paarbeziehung so wichtig. Mindestens ein Wochenende im Jahr – Ihre Ehe wird es Ihnen danken!

## »ES« ÖFTER TUN

Lust und Erotik sollten in einer Beziehung unbedingt denselben Stellenwert einnehmen wie alle anderen Alltagswichtigkeiten, für die wir Zeit oder Energie aufbringen. Oft werden Lust und Erotik aber dem Zufall überlassen. Je verkümmerter diese sind, desto schwerer lassen sie sich im Alltag wecken. Sex wird dann oft zu einer Pflichtübung, die man erfüllt, falls die Zeit, die Energie, die Lust noch reichen ...

Sexy ist das auf keinen Fall. Manche Paare in der Beratung sagen, wenn Sex endlich mal stattfinde, sei er schon befriedigend. Sie wüssten eigentlich gar nicht, weshalb sie »es« nicht öfter täten. Sie tun es nicht öfter, weil sie keine Kultur der Verführung haben, und weil sie Sex im Alltag nicht einplanen. Beides, die Kultur der Verführung und das Einplanen, setzen voraus, dass man fähig ist, Muße zu haben. Der Philosoph und Kulturwissenschaftler Byung-Chul Han sagt: »Wir haben heute keinen Feierabend mehr. Heute haben wir nur Unterbrechungen der Arbeitszeit, die immer kürzer werden. Feierabend bedeutet nicht einfach das Ende der Arbeit. Da beginnt eine ganz andere Zeit. Eine Feier-Zeit. Wir haben jene Hoch-Zeit des Festes verloren, die eine Erfahrung des Verweilens möglich macht.«[28] Sex braucht Verweilen.

Wer abends lange fernsieht, Pflichten erfüllt bis kurz vor dem Zubettgehen, bis zur letzten Minute im Bett online ist, wer an Samstagen, wenn alle Kinder außer Haus sind, nicht zusammen ins Bett geht, wer nie zusammen einen Abend mit Nichtstun auf dem Sofa verbringt, nie Händchen haltend einen Abendspaziergang ums Wohnquartier macht, wer nie, wenn die Kinder früh im Bett sind, einfach die Hüllen fallen lässt, wird vielleicht nur in den Ferien Sex haben. Oder dann erst recht nicht. Das gibt es leider, und so verliert man die Übung im Sexhaben, was ihn meist auch nicht besonders aufregend sein lässt.

# SEELENSEX

Körperliche Bedürfnisse sind ein Faktor, weswegen wir gerne Sex haben. Aber es gibt noch einen anderen Faktor, der tiefer greift. Der Hauptmotor, um mich im Sex hinzugeben, ist der Wunsch, dass meine seelischen Grundbedürfnisse gestillt werden. Wir wollen im Sex unsere Emotionen befriedigen, möchten Sicherheit, Verschmelzung und Bestätigung der Beziehung erleben. Es tut der Seele gut, dass ich beim anderen in Sicherheit bin, er mich nicht verlassen wird und dass wir eins sind. Sex bedeutet auch, »nach Hause zu kommen«. Der Sex erfüllt mein Bedürfnis nach Wertschätzung. Ich spüre, dass ich begehrenswert- oder liebenswert bin. Im Sex kann ich auch grundsätzlich die Bestätigung meiner Person finden, dass ich ein sexy Mann oder eine sexy Frau bin, dass ich sexuell kompetent bin. Das alles sind wichtige Zutaten, um Sex zu mögen. Sie sagen aber noch nichts über das Lustempfinden aus. Die Befriedigung der Emotionen kann auch stattfinden, wenn der Sex nicht aus leidenschaftlichem körperlichem Begehren heraus passiert. Sie hängt auch nicht unbedingt von der Qualität des Sexes ab.

Die Emotionen der Verliebtheit oder die romantischen Gefühle allein wecken nicht unbedingt die Leidenschaft. Auch eine gute Qualität der Beziehung oder Gefühle von tiefer Verbundenheit garantieren keine Lust auf Sex. So wie ich sexuelles Begehren ohne Liebesgefühle empfinden kann, kann das Liebesgefühl auch ohne sexuelles Begehren existieren. Um die Partnerschaft allerdings auf Dauer lebendig und leidenschaftlich zu erhalten, ist es wichtig, wenn auch die Lust auf Sex ihren Platz erhält.

Beides, das emotionale Liebesgefühl und der körperliche Drang nach Sex, hat seine Berechtigung. Ich nenne den körperlichen Drang nach Sex die Erregung »unten« und das emotionale Liebesgefühl die Erregung »oben«. Es lässt sich beobachten, dass Frauen und Männer häufig einen entgegengesetzten Zugang zu ihren emotionalen bzw. körperlichen Gefühlen haben.

Frauen finden einfacher über die Emotionen und das Liebesgefühl einen Zugang zu sexueller Erregung, zur Wahrnehmung ihres Geschlechts und zur Lust auf Sex, haben also einen Zugang *von oben nach unten*. Männer finden umgekehrt besser über die Erregung ihres Geschlechts und die Lust auf Sex hin zum Liebesgefühl und den Emotionen, also *von unten nach oben*. Diese beiden Wege sind gleichwertig. Es ist nicht der eine besser als der andere. In unserer Gesellschaft werden wir allerdings viel mehr zu emotionalem Lernen angeleitet als zu genitalem Lernen. In der christlichen Lebenswelt gar können wir uns unter »genitalem Lernen« kaum etwas vorstellen, es scheint uns fremd und macht uns sogar Angst. Dabei ist es für unsere Beziehungen ein absolut wertvoller Ansatz, das körperliche Begehren zu stärken.

Es ist gut, wenn es uns möglich wird, den Körper wie einen Schalter zu benutzen, um aus dem Inneren heraus Lust auf Sex »anknipsen« zu können. Damit sind Sex und letztlich auch das Liebesgefühl viel weniger störungsanfällig und weniger gefährdet durch momentanen emotionalen Stress wie Alltagsbelastung, vorangegangene Unstimmigkeiten, enttäuschte Vorstellungen usw. Wir können die Motivation für sexuelle Betätigung aus dem Körper selbst holen. Wenn wir genitale Erregung lernen, steigern wir damit die Intensität des emotionalen Erlebens, ob es nun um Liebe, Sicherheitsbedürfnisse oder Selbstbestätigung geht. Dieses genitale Lernen ist möglich mit körperlichen Mitteln und durch Steigerung der sinnlichen, lustvollen Qualität des Sexes.

## ÜBERGROSSES LIEBESGEFÜHL – ÜBERGROSSER DRANG

Manchmal sind das Liebesgefühl und der körperliche Drang, den wir verspüren, nicht im Gleichgewicht. Dann liegt der Schwerpunkt entweder im »Oben« oder im »Unten«:

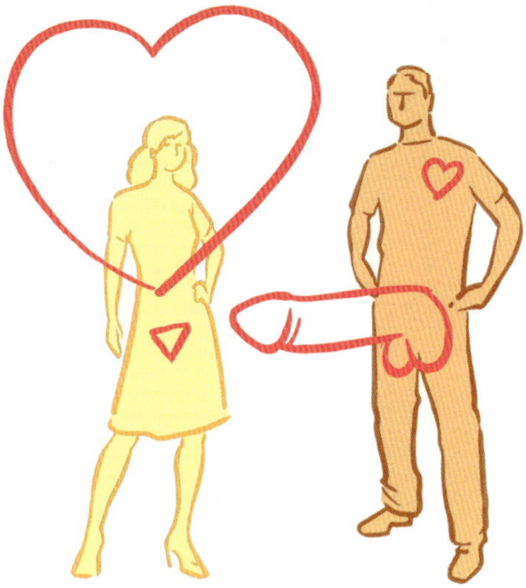

♀ eher klammernd, Eifersucht
♂ eher übergroße Ritterlichkeit

♀ ♂ sexueller Drang, übergroßer Verschmelzungswunsch

Das übergroße Liebesgefühl können Mann und Frau spüren, ebenso auch übergroßen sexuellen Drang. Bei Frauen zeigt sich das übergroße Liebesgefühl häufig in starkem Klammern am Partner, bei Männern eher in einer sehr stark ausgeprägten »Ritterlichkeit«.

Der übergroße Drang zeigt sich bei beiden in einem starken und häufigen Wunsch nach Geschlechtsverkehr. Doch selbst wenn ein Partner jeden Tag Sex will, kann mehr ein starker emotionaler Verschmelzungswunsch dahinterstecken, um sich der Liebe des anderen sicher zu sein. Ebenso ist übergroße Ritterlichkeit und das übergroße Liebesgefühl nicht unbedingt »im Interesse des anderen«, sondern vielleicht mehr ein egoistischer Besitzanspruch.

## GESUNDES »OBEN« UND »UNTEN«

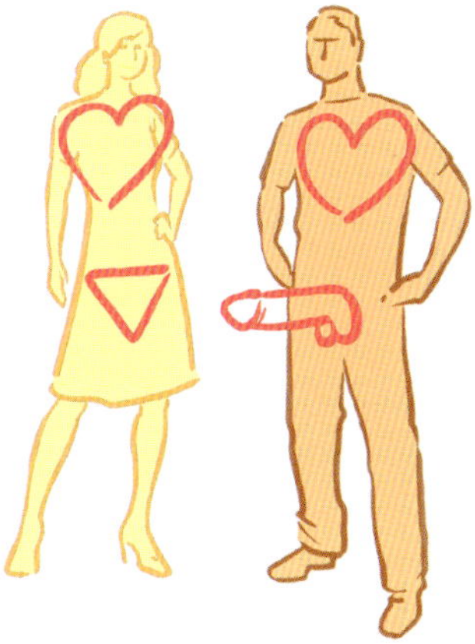

Wir nehmen sexuelles Begehren entweder als emotionales Gefühl oben im Körper oder als genitale Erregung unten im Körper wahr. Das Ziel ist es, fähig zu werden, sexuelles Begehren *unten* und Erregung *oben* gleichzeitig und auch mehr oder weniger ausgeglichen zu spüren.

Ein guter Weg, dahin zu kommen, ist die bewusste Bewegung des Körpers. Die Mobilität durch die »Doppelte Schaukel« bringt eine stärkere emotionale Wahrnehmung und Intensität für den, der einen übergroßen genitalen Drang hat. Und dem, der ein übergroßes Liebesgefühl hat, bringt sie eine größere und bessere genitale Wahrnehmung und das Bedürfnis, genitalen Sex erleben zu wollen.

Was wir körperlich machen, hat einen unmittelbaren Einfluss auf die Emotionen. Wir können seelische Anspannungen lösen, indem wir die körperlichen Verspannungen lösen. Körperbewegung löst Glücksgefühle aus. Jede Veränderung im Körper löst gleichzeitig eine Veränderung im Empfinden aus. Manchmal sind Gefühle im Körper sogar eher spürbar als im Hirn: Ein Bauchkribbeln, ein Zittern, ein Herzklopfen – sie sind oft erste Indizien, dass mit den Gefühlen etwas im Gange ist. Es gibt also eine psychosomatische Wechselwirkung, die wir nutzen können, wenn wir entweder unser Liebesgefühl oder unseren körperlichen Drang stärken wollen.

# WOHL DEM PAAR ...

Glücklich das Paar, bei dem beide Partner gelernt haben, sich an ihrer Sexualität zu freuen. Sie haben ihr eigenes Geschlecht und ihren Körper kennengelernt und auch Geschlecht und Körper des anderen. Sie kennen die Erregung, sie genießen die Erregung, und sie nähren erregende Gedanken. Sie haben gelernt, die Erregung in sich selbst zu suchen und zu wecken, und sind nicht auf Reize von außen festgelegt. Sie können sich selbst begehrenswert erleben und den anderen sexuell begehren. Sie erwarten sexuellen Genuss und den damit verbundenen Höhepunkt.

Glücklich die Frau, die den Sex begehrt, verbunden mit dem Gefühl, sich dem Liebsten zu öffnen. Die ihre Erregung genießt, lustvoll die entstehende Blutfülle im Genitalbereich wahrnimmt und die »aufgespannte« Vagina. Die das Bedürfnis hat, ausgefüllt zu werden, einzuladen. Die den Wunsch hat, in ihrem vaginalen Innenraum empfangen zu können, penetriert zu werden und dadurch sexuellen Genuss zu empfinden.

Glücklich der Mann, bei dem der Sex den Wunsch auslöst, eintreten zu wollen in die Liebste. Die Lust, einzudringen in ihren vaginalen Innenraum und ihre Weichheit zu spüren. Der den Wunsch hat, zu penetrieren und dadurch sexuellen Genuss zu empfinden. Oder wie der Jüngling im Hohelied sagt: »die Palme zu besteigen!«

In ihren beiden Körpern übersetzt sich das Begehren in heiße Wangen, steigenden Puls und heftigeren Atem, dann in eine starke genitale Erregung. Beide durchfährt ein großes sexuelles Lusterleben durch das Anschwellen der Geschlechtsorgane, ein gutes Feuchtwerden bei der Frau und eine gute Erektion beim Mann. Sie spüren den Drang zu leichten Kontraktionen, verbunden mit intensivem emotionalem Erleben im Oberkörper.

Sie akzeptieren die Erregung mit Hochgenuss, sorglos und ohne schlechtes Gewissen. Ihr Lusterleben steigt. Die Spannungen steigern sie durch Stimulationen von außen mithilfe der Sinnesorgane. Oder von innen als Produkt ihrer Fantasien und Vorstellungen, der Atmung und der Bewegung des Körpers. Die Körper wollen sich im Einklang bewegen. Aus dem Becken heraus wecken sie die Erregung, verteilen sie im ganzen Körper, genießen sie. Sie erlauben sich, Lust zu erleben, um sie dann, ohne sich zu sehr anzustrengen, zu steigern bis zur Entladung im Orgasmus.

»Wie schön bist du, und wie lieblich bist du,
oh Liebe voller Wonnen.
Deine Brüste sollen mir wie Trauben des Weinstocks sein
und der Duft deines Atems wie Apfelduft
und dein Gaumen wie vom würzigen Wein,
der einem Liebhaber süß eingeht,
der die Lippen der Schlafenden erregt.«

*Hoheslied 7,7.9b-10*

In der Fantasie wünschen sich Mann und Frau ursprünglichen, unkontrollierten, hemmungslosen Sex. Nicht gewalttätigen Sex. Und keinesfalls über ihren Willen hinweg.

»Und so lernen sie die Kunst,
zu lieben und doch nicht zu besitzen,
zu führen und doch nicht zu herrschen,
sich hinzugeben, ohne zu gehorchen,
zu bergen und doch nicht zu verschlingen,
nahe zu sein und doch nicht festzuhalten,
sich zu binden, ohne Freiheit zu nehmen.«[29]

*Jörg Zink*

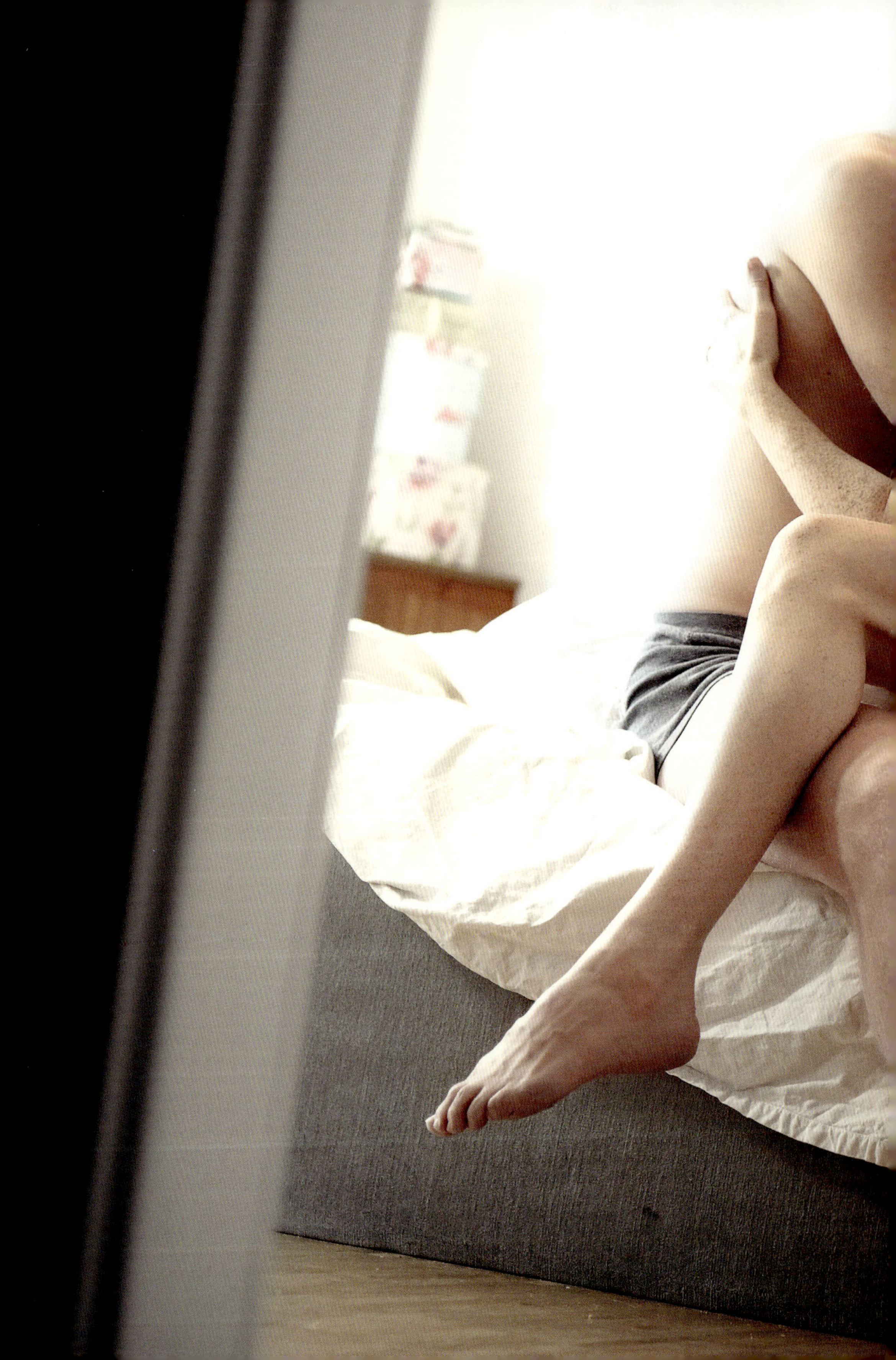

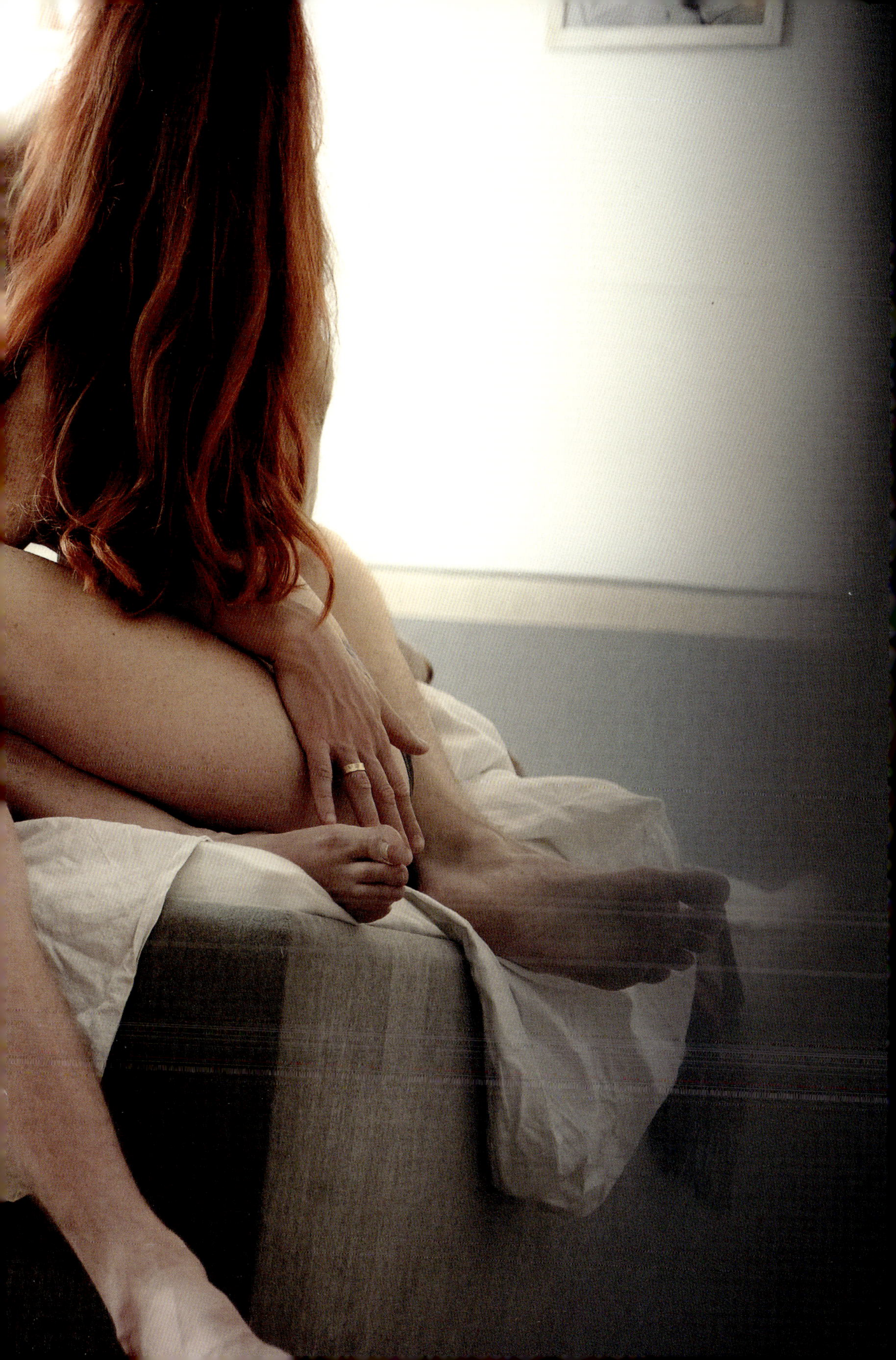

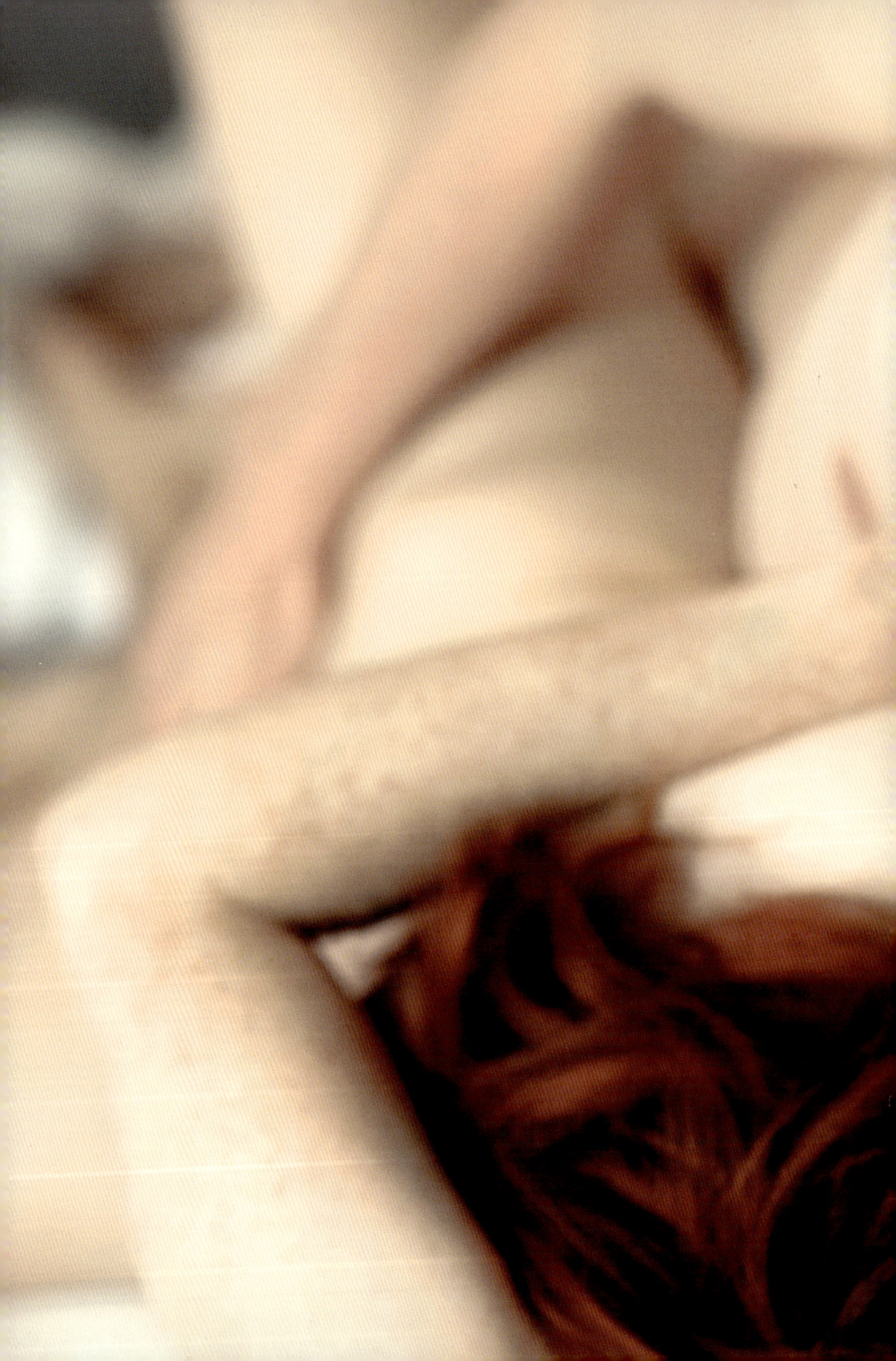

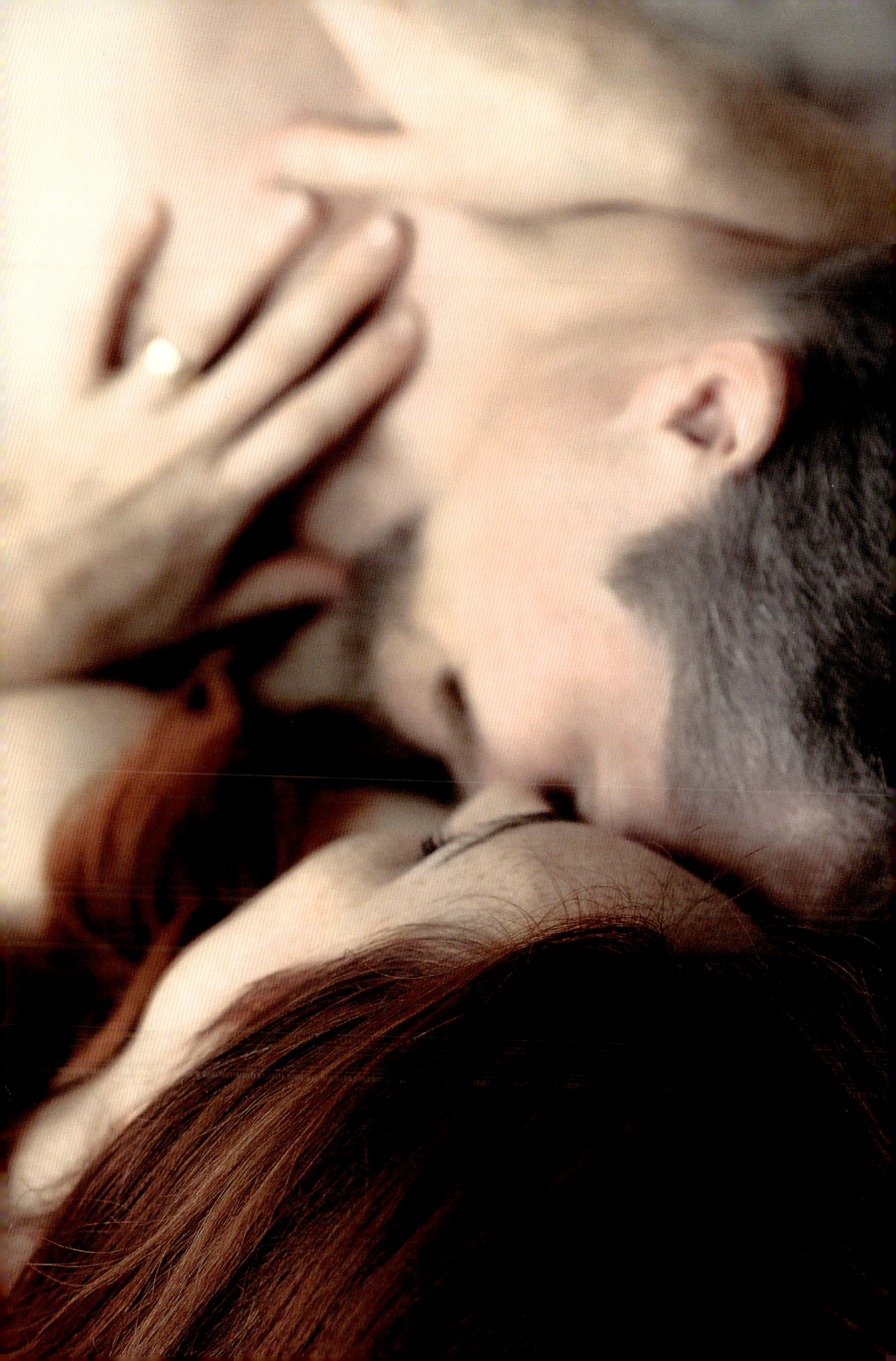

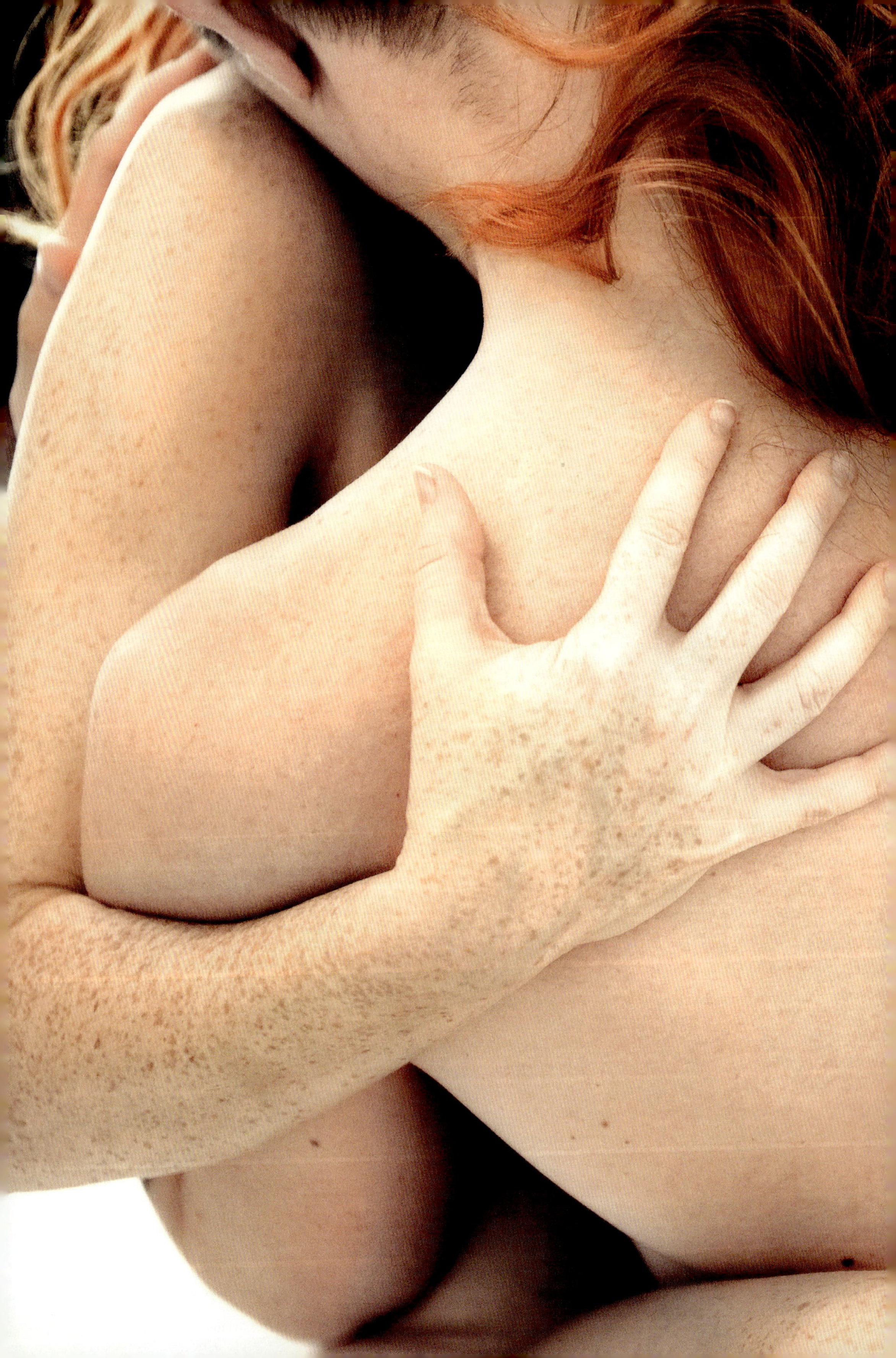

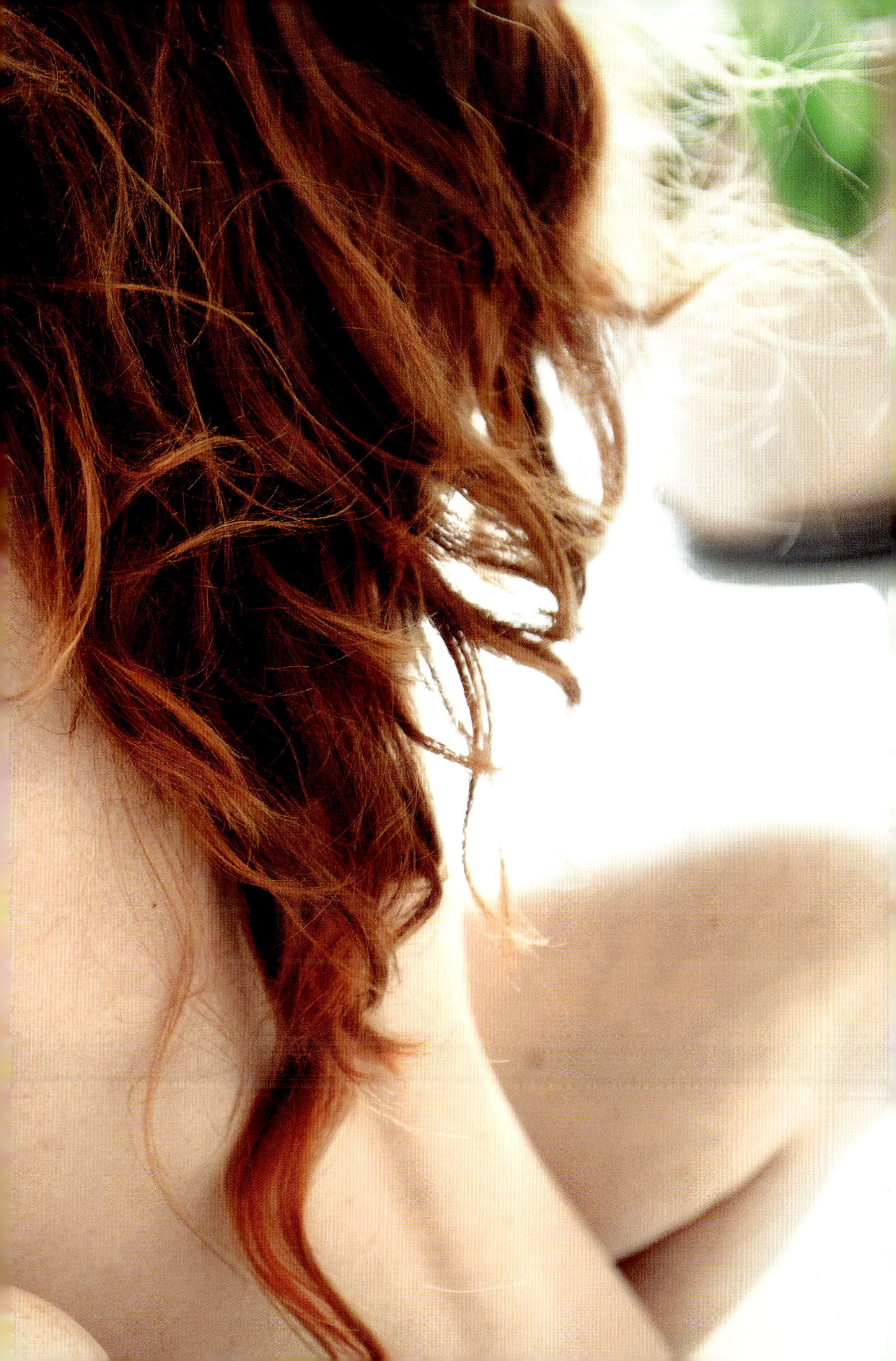

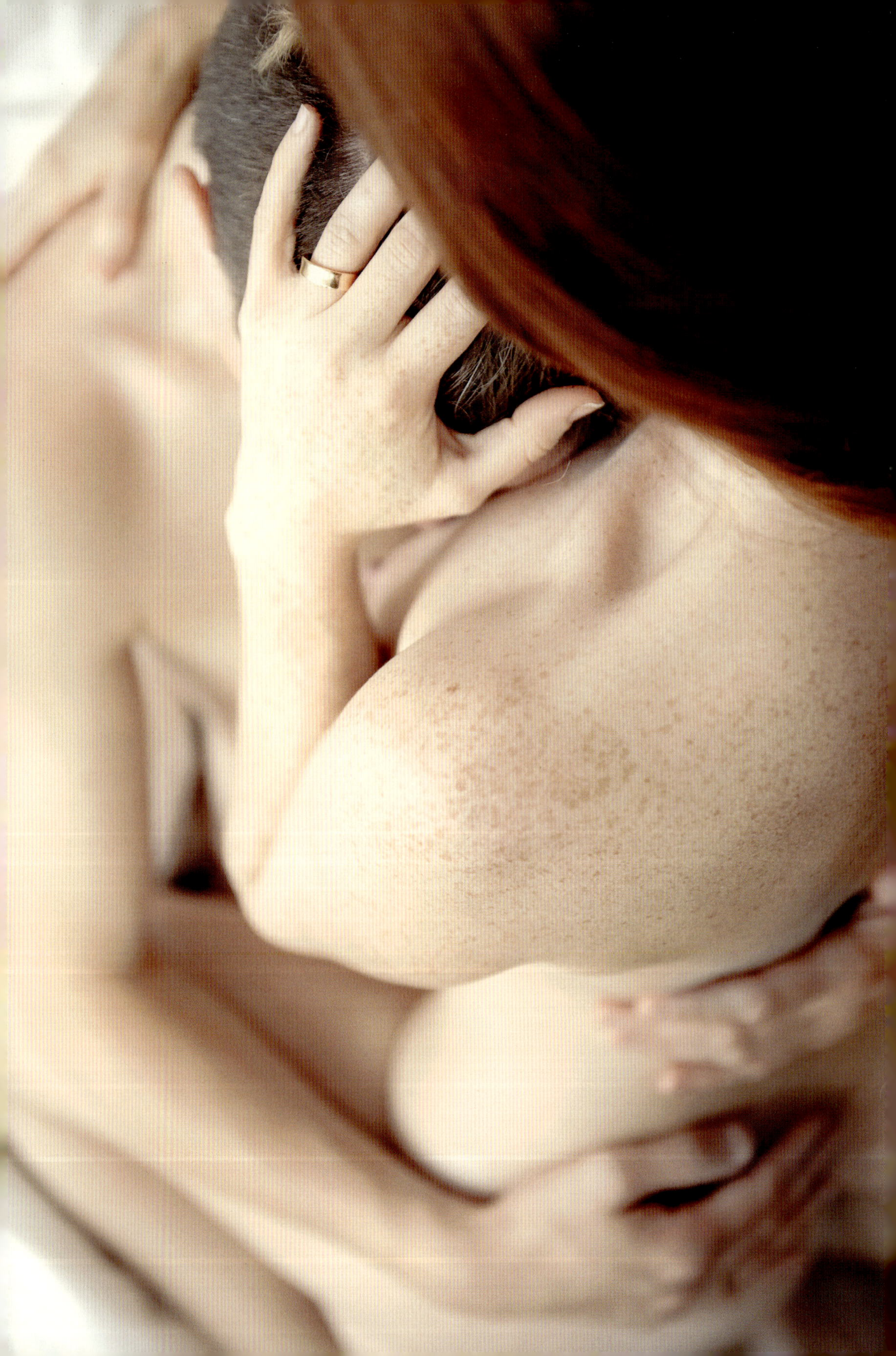

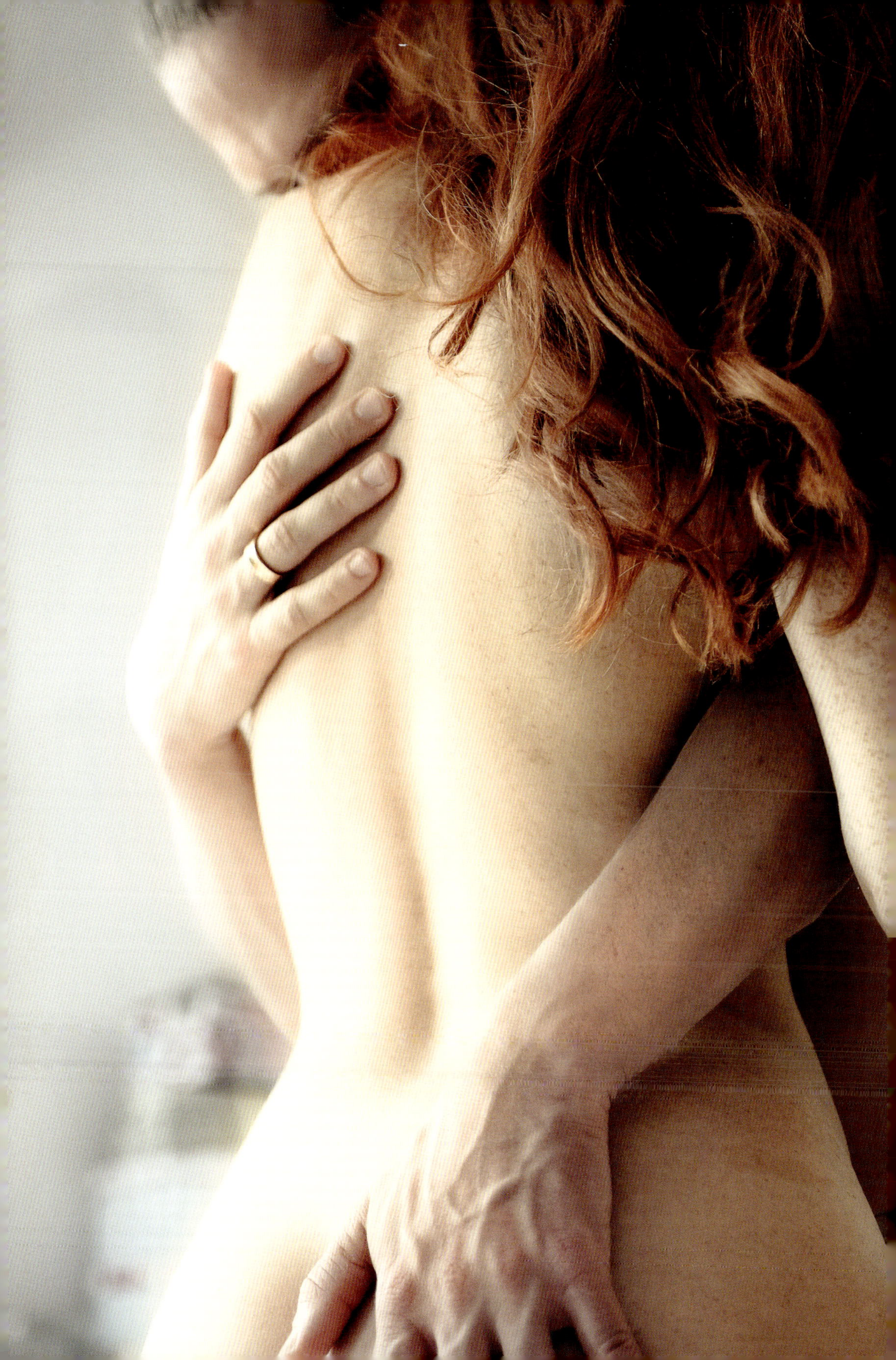

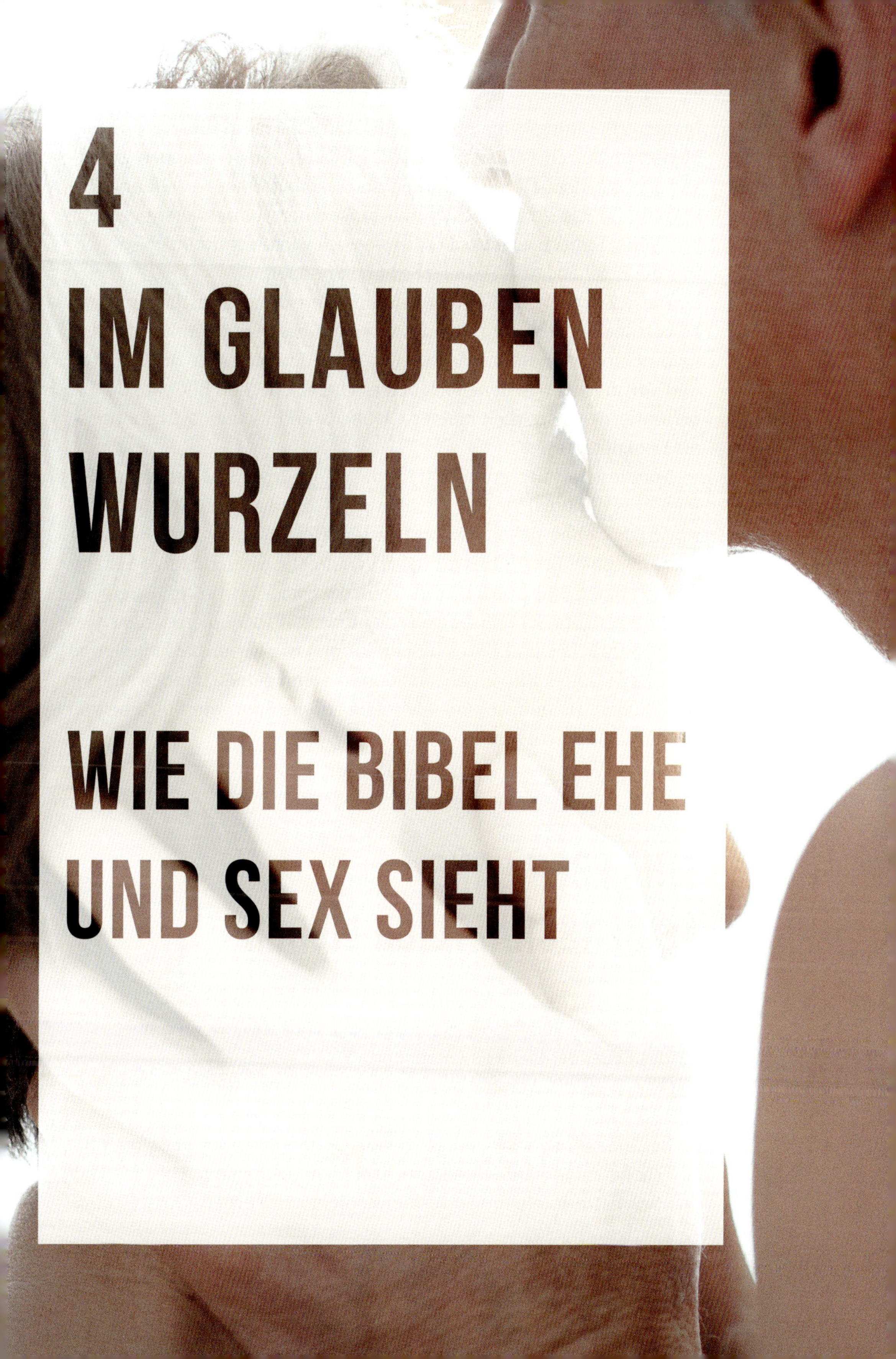

# 4

# IM GLAUBEN WURZELN

## WIE DIE BIBEL EHE UND SEX SIEHT

In meine Beratung kommen Menschen mit säkularem Hintergrund und Menschen aus christlichem Umfeld. Ich berate beide Gruppen grundsätzlich vor dem Hintergrund meiner sexologischen Ausbildung. Einerseits ist das für Menschen aus christlichem Umfeld erstmals sehr befreiend. Danach aber wird es für sie auch wichtig, miteinzubeziehen, was die Bibel über die Themen Sex und Ehe sagt.

Diese Themen auch und gerade im Kontext des christlichen Glaubens zu beleuchten, ist mir seit Jahren ein besonderes Anliegen. Deshalb nehme ich auch immer wieder gerne Einladungen zu Predigten und Vorträgen an, in denen ich beides einbeziehe, den Blick auf die Bibel unter dem Eindruck meines Glaubens und meine Fachkenntnisse als Sexualberaterin.

Vor diesem Hintergrund will ich das folgende Kapitel der Frage widmen, was die Bibel zu den Themen sagt, die uns in diesem Buch beschäftigen, ohne dabei den Anspruch auf ein vollständiges Bild oder abschließende Erkenntnis zu haben. Vielmehr will ich einige Schlaglichter auf die Bibel werfen, die zeigen, dass das Wort Gottes unsere Sexualität als gute Schöpfungsgabe sieht, dass sie den Paarsex als etwas ganz Natürliches und Gutes beschreibt und wie wir uns als Mann und Frau nach Gottes Bild ergänzen können. Denn gerade dann, wenn wir im Glauben wurzeln, kommen wir dem auf die Spur, wie Gott Ehe und Sex für uns erdacht hat.

## EIN LEBEN LANG LEIDENSCHAFTLICH LIEBEN

> »Sex ist die Reibfläche, an der wir versuchen,
> das Feuer der Liebe zu entzünden.«[30]
>
> *Gerd Uhlenbruck*

In der Bibel finden wir gerade so viele Stellen über Sex, dass man ihn als Thema nicht ignorieren kann. Trotzdem meinen manche, das Thema Sex hätte in einem Gottesdienst nichts zu suchen. Dass es diese

Stellen gibt, bedeutet meines Erachtens aber, dass Sex für Gott keinesfalls unwichtig ist. Es gibt das Hohelied, welches Erotik sehr poetisch beschreibt und einem geradezu Lust auf Sex macht, dazu noch ein paar interessante Stellen in Sprüche und Prediger. Dann gibt es viele Passagen, die deutlich davor warnen, lieblos miteinander umzugehen und sich auf sexuelle Abenteuer einzulassen. Auch Paulus äußert sich ganz konkret zum Thema Ehe-Sex.

> »Nun zu der Frage, die ihr mir in eurem Brief gestellt habt. Ihr sagt: ›Es ist gut für einen Mann, überhaupt nicht zu heiraten.‹ Ja, aber damit niemand zu einem sexuell zügellosen Leben verleitet wird, ist es besser, wenn jeder Mann seine Frau und jede Frau ihren Mann hat. Der Mann soll seine Frau nicht vernachlässigen, und die Frau soll sich ihrem Mann nicht entziehen, denn weder die Frau noch der Mann dürfen eigenmächtig über ihren Körper verfügen; sie gehören einander. Keiner soll sich dem Ehepartner verweigern, außer beide wollen eine Zeit lang verzichten, um für das Gebet frei zu sein. Danach kommt wieder zusammen, damit euch der Satan nicht in Versuchung führen kann, weil ihr euch nicht enthalten könnt. Ich sage euch dies als Rat, nicht als Befehl.«
>
> *1. Korinther 7,1-6; HFA*

Offenbar hatten die Korinther angenommen, es wäre am besten, doch gänzlich auf Sex verzichten. Solch ein Denken begegnet mir manchmal auch. Es gibt Menschen, die eine richtige »Wut« auf den Sex haben und sich fragen, was sich Gott eigentlich dabei gedacht hat, die Verbindung von Mann und Frau in dieser Weise einzurichten. Sie denken, die Welt wäre eine bessere Welt ohne Sex. Doch Paulus stellt sich entschieden dagegen. In der Ehe gibt er dem Sex sogar einen hohen Stellenwert wegen der Gefahr der sexuellen Zügellosigkeit. Paulus ermutigt die Gemeinde daher, Sexualität in der Ehe auf eine erfüllende und befreiende Art auszuleben.

Wie lässt sich das praktisch umsetzen?

Ob unsere sexuellen Sehnsüchte in der Ehe gestillt werden, hängt entscheidend davon ab, ob es uns gelingt, dass der Sex in der Ehe auch auf Jahre hinweg lebendig bleibt, indem wir uns den Partner in unserer Vorstellung und Fantasie sexuell begehrenswert erhalten.

Ich hörte in einem Trauversprechen eine junge Frau zu ihrem Bräutigam sagen: »Du bist einfach ein geiler Siech*!« Die Schlüsselfrage wird sein: Kann sie das auch in fünf oder zehn Jahren noch so von Herzen sagen?

Der Amerikaner David Schnarch, einer der richtungsweisenden Sexualtherapeuten der Gegenwart, hat 2006 eine Online-Umfrage gemacht,[31] in der nur gerade 10 % der Befragten angaben, ihr Sexleben sei erotisch und leidenschaftlich, 22 % fanden, ihr Sex sei lebendig und gut. Die übrigen 68 % gaben an, sie hätten Probleme mit dem sexuellen Verlangen: Die Zustandsbeschreibungen reichten von »tot« über »komatös und in Gefahr, völlig abzusterben« bis »eingeschlafen – brauche einen Weckruf«. Diese Umfrage zeigt laut Schnarch *nicht*, dass die Menschen verkorkst sind, sondern dass ein mangelndes sexuelles Verlangen eine völlig alltägliche Erscheinung ist. Der deutsche Sexualtherapeut Ulrich Clement hat ein Buch geschrieben mit dem Titel *Guter Sex trotz Liebe*. Das sagt doch ziemlich viel darüber aus, dass sich Sex und Liebe auf lange Sicht nicht zwangsläufig gegenseitig beglücken.

Junge Menschen mit ihrem sexuellen Drang (Mann) und ihren Liebessehnsüchten (Frau) können sich oft nicht vorstellen, dass in der Ehe die Lust auf Sex ziemlich schnell verschwinden kann und Paare sich darum bemühen müssen, überhaupt Sex zu haben. Der Sex kann gut sein – trotzdem scheinen auf Dauer Sexualität und eine langfristige Partnerschaft nicht zueinanderzupassen. Probleme mit dem sexuellen Verlangen sind zu einem häufigen Scheidungsgrund geworden.

Die amerikanische Anthropologin Helen Fisher hat sich eingehend mit der romantischen Liebe befasst und ist zu dem Schluss gekommen, dass diese und die Wollust zeitlich begrenzt und zum Verwelken verurteilt seien, weil das Gehirn diesen »überdrehten« Zustand nicht lange aufrechterhalten könne. Romantische Liebe sei dazu da, einen Paarungspartner aus dem Kreis der Bewerber auszuwählen, nicht um eine dauerhafte und stabile Partnerschaft aufrechtzuerhalten.

Zu Beginn einer Beziehung sind Verliebtsein und gegenseitiges Verlangen oft kein Problem, weil uns dabei die Hormone zu Hilfe kommen. Ein chemischer Cocktail aus erhöhtem Dopamin und Noradrenalin im Hirn, ausgelöst durch die starken Gefühle, kann sogar automatisch se-

* Ein schweizerdeutscher Begriff für »cooler Typ«.

xuelle Erregung und Orgasmen auslösen. Der Sex ist zwar nicht unbedingt perfekt in der Ausführung, aber aufregend. Nach drei Jahren Ehe hat sich die Biochemie jedoch wieder beruhigt. Wenn ich also eine jahrzehntelange sexuell befriedigende Partnerschaft will, muss ich wissen, wie ich mich am anderen erfreuen kann. Die Frage lautet also: Ist es möglich, langfristig guten Sex in der Ehe zu haben, und wenn ja, *wie* ist es möglich?

Viele Menschen streben unbedingt danach, diese Gefühle des Anfangs auf Dauer aufrechtzuerhalten. Wenn sie merken, dass das von allein nicht funktioniert, gehen sie dazu über, nach entsprechenden Kicks von außen zu suchen. Diese müssen in der Folge immer extremer werden, weil sie sich ebenfalls mit der Zeit abnutzen. Für meine berufliche Praxis lese ich oft auf Online-Zeitungsportalen mit, was andere Sexberaterinnen zu verschiedensten Themen raten. Da kann man davon lesen, dass Menschen Wünsche äußern, mal dieses und jenes auszuprobieren, um die aufregende Lust des Anfangs wieder zu spüren. Aus dieser Motivation heraus wird die Versuchung zu sexuellen Abenteuern ziemlich groß.

Daher sollten wir in diesem Punkt umdenken: Die Ehe *hat* das Potenzial, die Sehnsüchte von Mann und Frau zu erfüllen. Aber wir müssen uns von der Vorstellung lösen, dass romantische Liebe ein Leben lang währt. Stattdessen sollten wir uns auf den Weg von Bindung und gegenseitigem Erkennen einlassen. Das beinhaltet Intimität, Leidenschaft, Erotik, Respekt vor sich selbst und dem Partner gegenüber und gegenseitige Sympathie – also: Wir müssen uns *mögen*.

David Schnarch erklärt, dass es darum geht, einen leidenschaftlichen, sanften und liebevollen Sex kennenzulernen, der die Seele erfüllt und Ähnliches bewirken kann wie «knisternde« Erotik. Dazu empfiehlt er »ein wenig Humor, eine gewisse Bodenhaftung und einen Hauch von Abenteuerlust«[32].

Eine klare Aufforderung zu Lust und Erotik in der Ehe steht im Buch der Sprüche. An den Mann gerichtet, heißt es da:

> »Deine Quelle sei gesegnet, erfreue dich an der Frau deiner Jugend! Die liebliche Hirschkuh und anmutige Gämse – ihre Brüste sollen dich berauschen jederzeit, in ihrer Liebe sollst du taumeln immerdar!«
>
> *Sprüche 5,18.19*

An die Frauen adressiert, könnte der Appell so klingen: Deine Quelle sei gesegnet, erfreue dich am Mann deiner Jugend! Der elegante starke Hirsch und kämpferisch kraftvolle Gamsbock – seine Lenden sollen dich berauschen jederzeit, in seiner Liebe sollst du taumeln immerdar!

Da beschreibt Paulus Sex wesentlich nüchterner. Er sagt: »Der Mann darf sich seiner Frau nicht verweigern, und genauso wenig darf sich die Frau ihrem Mann verweigern. Nicht die Frau verfügt über ihren Körper, sondern der Mann, und ebenso verfügt nicht der Mann über seinen Körper, sondern die Frau« (1. Korinther 7,3-4; NGÜ).

Keiner soll sich dem anderen verweigern – hier ruft Paulus klar zur Aktivität im Ehebett auf. Luther übersetzt in Vers 3 nicht mit »verweigern«, sondern »leisten« und hält sich damit näher an den Urtext: »Der Mann leiste der Frau, was er ihr schuldig ist, desgleichen die Frau dem Mann.« Mit dem Ehepartner zu schlafen, ist also ein aktives *Erfüllen*, eine *Bringschuld*.

Paulus deklariert Sex in der Ehe somit als eine Verpflichtung. Gleichzeitig macht Paulus mit seiner Randbemerkung in Vers 6 »Das sage ich aber als Erlaubnis und nicht als Gebot« (Luther) deutlich, dass diese Anweisung als Rat aufzufassen ist, als Empfehlung. Jeder soll dem anderen den Wunsch nach Nähe, Zärtlichkeit und Sex erfüllen. Es ist eine »Bringschuld«, damit die Freude aneinander bleibt. Liebe braucht den Sex. So verstehe ich auch dieses Plädoyer.

Paulus war ein guter Beobachter. Es scheint mir, dass Paulus etwas davon wusste, dass Sex nicht einfach so passiert und automatisch klappt. Ich persönlich verstehe den Text auch so, dass er mit dieser Bemerkung zum Ausdruck bringt: »Durch meine seelsorgerliche Erfahrung, die mich zum Mitwisser von viel Eheleid gemacht hat, bin ich zu der Einsicht gelangt, dass es gut ist, wenn ihr euch gemeinsam und gleichverantwortlich um ein erfüllendes Sexleben bemüht.«

Auch David Schnarch sagt, das Sex nicht eine »natürliche Funktion« ist, die einfach klappt. Er meint, dass die meisten Menschen denken, sexuelles Verlangen stelle sich bei gesunden Menschen, die einander lieben, automatisch ein, dass dies aber ein Irrtum sei.

Wenn sexuelles Verlangen nicht automatisch eintritt, lohnt es sich, einmal nach den ganz praktischen Gründen zu fragen: Was verhindert denn Sex? Wie kommt es, dass ich meinem Partner schuldig bleibe, was ihm zustehen sollte? Meine Beobachtung ist: Das Problem ist der

Alltag. Überlagert von alltäglichen Pflichten, Haushalt, Kindern, Beruf, Beziehungsstress und Problemen mit sich selbst, wird die Lust auf Sex geradezu verschüttet.

Frauen meinen oft, nicht »zu können«, wenn etwas in der Beziehung nicht stimmt, weil er »gerade nicht das Richtige« oder »gerade etwas Falsches« oder »gerade gar nichts gesagt hat«. Weil er sich »tagsüber keine Mühe gegeben hat«, weil er zu wenig hilft. Frauen schmollen, sind beleidigt, fühlen sich vernachlässigt usw. Frauen stellen oft Bedingungen, dass Sex stattfinden kann. So entziehen Frauen sich ihrem Mann.

Männer wiederum fühlen sich abgelehnt, wenn die Frau sich entzieht. Eine einzige herabsetzende Bemerkung reicht bei Männern aus, das anfängliche Verlangen augenblicklich zu beenden. In der Folge entziehen sie sich ebenfalls. Männer, die sexuell nicht auf ihre Rechnung kommen, kompensieren dies nicht unbedingt in einer Affäre oder mit Prostituierten. Viele verzichten auch einfach auf Sex, manche flüchten in den Solosex und ins Internet, schauen Pornos. Die Frauen im Internet nörgeln nicht an ihnen herum, sind nicht so kompliziert und stellen keine hohen Ansprüche. Andere Männer vergraben sich in die Arbeit, suchen Ablenkung in anderen Tätigkeiten außer Haus. Auch für sie selbst oft unbemerkt, melden sie sich innerlich aus der Beziehung ab.

Wenn einer der Partner beginnt, sich dem anderen zu entziehen, wird die Gefahr groß, dass sich beide einander entziehen.

Nun schreibt Paulus in Vers 4: »Nicht die Frau verfügt über ihren Körper, sondern der Mann, und ebenso verfügt nicht der Mann über seinen Körper, sondern die Frau« (NGÜ).

Wie ist das richtig zu verstehen, dass mein Körper meinem Partner gehört? Die Geschichte und ein Blick über den Tellerrand unserer Kultur zeigen, dass solche Äußerungen auch aufs Schlimmste missinterpretiert werden können. Es gibt auf der Welt viele Orte und Situationen, wo Frauen nicht frei über ihren Körper verfügen können, und Kulturen, in denen der Körper der Frau als Eigentum des Mannes angesehen wird. Sie »gehören« ihren Vätern, ihren Männern oder fremden Männern, die sie versklaven und ausbeuten. Die wenigsten Frauen verkaufen ihre Körper zu ihrem eigenen Nutzen. Prostitution ist ein weltweit gespanntes Netz von Menschenhandel und moderner Sklaverei. Es gibt Vergewaltigung auf der ganzen Welt. Auch Frauen, die regelmäßig geschlagen werden, haben keine Kontrolle über ihren Körper. Es liegt auf der Hand, dass all das dem, was Paulus meint, aufs Ärgste widerspricht.

Das »Verfügen«, von dem Paulus spricht, ist ganz klar etwas Gegenseitiges. Keiner der beiden Partner hat allein das Sagen, ob Sex stattfindet oder nicht, auch die Frauen nicht. Es ist ein genialer Schachzug, dass Paulus die »Hoheit«, die Vollmacht über den Körper dem jeweils anderen zuspricht. Wir können es mit einer »Bankvollmacht« vergleichen. Beide haben gleichberechtigt Zugriff darauf und müssen sich gegenseitig vertrauen, dass der andere diese Vollmacht nicht missbraucht. Dem entspricht es, wenn wir als Partner dem anderen nicht befehlen, sondern unsere Wünsche äußern: »Ich hätte dich gerne. Ich wünsche mir, dass wir zusammen Sex haben. Wann und wo können wir uns dazu verabreden?« Dem entspricht es aber auch, dass wir respektieren, wenn der andere mal nicht mag oder kann.

Weshalb ist die Sexualität so wichtig in der Ehe? Im zweiten Teil von Vers 5 werden die negativen Folgen aufgezeigt, wenn die Sexualität brach liegt. Die Versuchung kommt: »... es sei denn, ihr beschließt gemeinsam, eine Zeitlang auf den ehelichen Verkehr zu verzichten, um euch ganz auf das Gebet zu konzentrieren. Aber danach sollt ihr wieder zusammenkommen; sonst könnte euch der Satan in Versuchung bringen, weil es euch schwerfallen würde, euer sexuelles Verlangen zu kontrollieren« (1. Korinther 7,5; NGÜ).

Sex ist wichtig, weil Sex verbindet. Und zwar auf eine andere Weise als gemeinsame Erlebnisse. Die Erfahrung in der Paarberatung zeigt, dass sich Paare schleichend auseinanderleben, wenn sie keinen Sex mehr haben. Und dann ist der Schritt, an anderer Stelle Erfüllung zu suchen, nicht mehr weit.

Keinen Sex mehr zu haben, bedeutet oft, dass die Nähe verloren geht. Es gibt keinen Hautkontakt mehr, keine Küsse, keine Zärtlichkeiten. Beide Partner »verhungern« seelisch. Bis die Affäre kommt, haben sich viele Paare innerlich längst aus der Ehe verabschiedet. Auch deshalb ist es so wichtig, die Nähe und Zärtlichkeit wieder zu suchen und zu pflegen. Ein gemeinsames Schlafzimmer und gemeinsame »Zubettgehzeiten« fördern diese Zweisamkeit. Selbst die kurzen Momente des Im-Bett-Liegens vor dem Einschlafen halten die Liebe wach und schaffen Nähe.

Die Häufigkeit, wie oft Sex stattfindet, ist dagegen sehr individuell, weil nicht alle Menschen ein gleich starkes sexuelles Bedürfnis haben. Es gibt keine Norm, nichts, was »normal« oder »nicht normal« wäre.

Jedes Paar trifft für sich eine übereinstimmende Vereinbarung, oft in einem Kompromiss unterschiedlicher Bedürfnisse. Ein häufiger Grund, weshalb Paare keinen Sex haben, ist, dass sie auf die Lust warten. Doch je länger ein Paar zusammen ist, desto weniger spontan kommt die Lust. Auch beim Sex kommt der Appetit mit dem Essen. Es ist eigenartig, dass wir uns zu fast jeder Tätigkeit und jedem Vergnügen verabreden und vorausplanen, nur beim Sex denken Paare, dass er sich spontan ereignen sollte – dann, wenn einen die Lust dazu überkommt. Wir nehmen uns zum Beispiel vor, regelmäßig Sport zu treiben. Wenn es uns wichtig genug ist, entwickeln wir eine Routine und lassen uns auch nicht laufend von schlechtem Wetter oder anderen Umständen davon abhalten. In vielen Bereichen handeln wir so im Leben. Nur in Bezug auf Sex lehnen wir das völlig ab. Sex in einer langen Partnerschaft dürfte manchmal etwas pragmatisch betrachtet werden, im Sinn von »es ist gut, wenn er stattfindet«. Weil er zusammenhält, weil er ein Ritual der Nähe ist, weil er Intimität und Vertrautheit schafft und Stress abbaut. In langen Beziehungen ist Sex die Möglichkeit, Genuss und Vergnügen miteinander zu teilen. Es muss nicht alles perfekt sein, bevor Sex stattfinden kann. Es geht darum, Sex so zu gestalten, dass er einem als »lohnend« erscheint.

Ich will damit nicht sagen, dass man sich zum Sex zwingen soll, wenn man Probleme mit dem Verlangen oder der Lust hat. In dieser Hinsicht wird es nicht besser, wenn »man es einfach tut«. Vor allem ein Mangel an emotionaler Intimität kann das Verlangen beeinträchtigen. Dann spiegelt eine verkümmernde Sexualität die verlorene Nähe nur wider, sie ist nicht die Ursache. Solche Schwierigkeiten sollte man an der Wurzel angehen und Wege und Hilfen dafür suchen.

# SICH GEGENSEITIG ERKENNEN IM SEX

> »Dann sagte Gott: ›Jetzt wollen wir den Menschen machen, unser Ebenbild, das uns ähnlich ist. Er soll über die ganze Erde verfügen: über die Tiere im Meer, am Himmel und auf der Erde.‹«
>
> *1. Mose 1,26; HFA*

Über die Schöpfung wird viel diskutiert und gestritten. Für mich schließt das Anerkennen von Erkenntnissen der Wissenschaften eine göttliche Schöpfung nicht aus. Was die Schöpfungsgeschichte klar ausdrückt: Als Krone der Schöpfung entsteht – herrlich geschaffen – der Mensch. Warum? Gott wünscht sich Gemeinschaft. Gott gestaltet den Menschen in einer Gottesebenbildlichkeit, damit er ihm ein Gegenüber ist.

> »So schuf Gott den Menschen als sein Ebenbild,
> als Mann und Frau schuf er sie.«
>
> *1. Mose 1,27; HFA*

Gott sehnt sich nach Beziehung, nach intimer Beziehung. Ein Mensch nach dem Bild Gottes zu sein, ist in der Bibel in erster Linie eine Beziehungsfrage. Gott schuf den Menschen als Mann und Frau. Das bedeutet, dass der Mensch von Anfang an auch auf Beziehung untereinander angelegt ist. Gott erschafft Mann und Frau nicht nur als Ebenbild und Gegenüber zu sich selbst, sondern auch jeweils als Gegenüber zueinander. Schon in dieser Schöpfungsordnung ist das Mannsein und das Frausein mitsamt der Sexualität des Menschen verankert. Höher könnte man unser Mannsein und Frausein gar nicht adeln. So lesen wir schon im nächsten Kapitel über die Verbindung zwischen Mann und Frau: »Darum wird ein Mann seinen Vater und seine Mutter verlassen und seiner Frau anhangen, und sie werden sein ›ein‹ Fleisch« (1. Mose 2,24; Luther).

Der Mann löst sich aus seinem »Elternhaus«, wird eigenständig und beide gehen eine verbindliche Beziehung miteinander ein, zu der ganz klar auch die sexuelle Verbindung von Mann und Frau gehört. »Adam schlief mit seiner Frau Eva, sie wurde schwanger und brachte einen Sohn zur Welt. ›Mit Hilfe des Herrn habe ich einen Sohn geboren!‹, rief sie aus« (1. Mose 4,1; HFA).

Für »Miteinander-Schlafen« steht in der Bibel das hebräische Wort für »Erkennen«. Es meint das »fleischliche Erkennen«, die sexuelle Intimität, den Geschlechtsverkehr, aber nicht nur. Es bedeutet auch, dass beide Partner in der Begegnung ihr gesamtes Menschsein einbringen, dass sie fühlen und empfinden, was sie als Mann und Frau unterscheidet und was sie miteinander verbindet. Es ist insofern ein ganz umfassendes Erkennen des anderen und der Beziehung, die beide haben. Dieses Erkennen ist ein Abbild der Nähe und Intimität, die Gott mit uns haben will.

Richard Rohr, der Franziskanerpater und Autor, weist darauf hin, dass die Bedeutung von »Erkennen« die ganze Person meint, ihr Wesen, ihre gemachten Erfahrungen, ihr erlerntes Wissen. Einfach alles. Dass es ein Ganzkörper-Erkennen sei, nackt, ohne Verstellung, von Angesicht zu Angesicht. Erkennen bedeute, dass wir unser eigenes, wahres tiefstes Sein erst im anderen sehen. Und das höchste Erkennen sei es, von Gott erkannt zu werden und uns ganz und gar so von ihm anblicken zu lassen.[33]

In der Sexualität liegt eine Tiefe des Erkennens, die Rohr so beschreibt: »Der Liebende kann zum andern sagen: Es ist, als hätte ich mich selbst noch gar nicht richtig gekannt, bis du mich erkannt hast, und als hätte ich mich selbst noch gar nicht richtig akzeptieren können, bis du mich akzeptiert hast.«[34]

Dieses Erkennen hat so gesehen eine Dimension, die wir am Anfang einer Beziehung gar nicht erfahren können. Sie setzt ganz klar ein tiefer gehendes Kennenlernen voraus. Sexualität ist die Öffnung der innersten Tür zu einem Menschen, das Eintreten in den innersten Raum. Davor gibt es andere Räume, um den anderen zu erleben und erfahren, die zuerst durchschritten werden sollten.

Sexuelle Intimität setzt voraus, dass ich mich nach und nach dem Partner so zeige und mich ihm so zumute, wie ich wirklich bin. Das wiederum setzt voraus, dass ich mich mit mir selbst konfrontiere. Je versöhnter ich mit mir selbst bin, desto besser gelingt mir das. Es bedeutet zwar ein Risiko und braucht Reife, mich einer Person so zu zeigen und mich ihr anzuvertrauen in meiner ganz eigenen Art, mit meinen echten Gefühlen, meinen Erfahrungen und meinen Defiziten. Doch nur so kann tiefe Vertrautheit entstehen. Im Sex sind wir nicht nur körperlich nackt, sondern auch »seelisch nackt«. Und letzten Endes wächst die Intimität mit dem Grad der »seelischen Nacktheit«, nicht mit der körperlichen.

Was es bedeutet, vor dem anderen nackt zu sein und sich vor dem anderen »nackt« zu fühlen, das können wir erahnen, wenn wir noch einmal einen Blick auf die ersten Menschen der Schöpfung werfen. Von Adam und Eva, als sie im Garten Eden waren, heißt es: »Und sie waren beide nackt, der Mensch und seine Frau, und sie schämten sich nicht« (1. Mose 2,25). Nach der Übertretung des von Gott gemachten Verbots, nachdem sie von dem Baum der Erkenntnis des Guten und Bösen, wie es heißt, gegessen hatten, da »wurden ihrer beider Augen aufgetan, und sie erkannten, dass sie nackt waren; und sie hefteten Feigenblätter zusammen und machten sich Schurze« (1. Mose 3,7).

Mit einem Mal war der Zustand der Unbeschwertheit vorbei, und die Scham hielt Einzug. Das war nicht die Erkenntnis, die die beiden sich erhofft hatten. Es scheint, als würden sie ahnen, dass alles Gute und Böse ab jetzt möglich sein würde. Das hat etwas mit der Erkenntnis der Wahrheit zu tun, der Wahrheit über uns selbst. Im Erkanntwerden und auch im Erkennen unserer selbst kommen wir uns in unserem innersten und tiefsten Sein auf die Spur. Die Bibel zeigt uns, dass Gott uns durch und durch kennt, und dass wir uns im Licht der Wahrheit auch selbst erkennen. Wir erkennen das Gute, aber auch das Verlorene in uns.

Es ist interessant, dass wir gerade in einer Beziehung zu einem anderen Menschen mit uns selbst konfrontiert werden, mit unseren Stärken, aber auch mit all unseren Schwächen und Abgründen. Nichts stimuliert und fordert die persönliche Entwicklung im Erwachsenenalter so wie eine Liebesbeziehung. Intimität lässt die Persönlichkeit wachsen. Diese persönliche Weiterentwicklung kommt in einer Partnerschaft ungerufen. Laut David Schnarch ist niemand zu Beginn einer Partnerschaft beziehungsfähig – das werden wir erst in der Beziehung selbst.[35] Daher nennt er die Liebesbeziehung eine »people growing machine«. Wenn wir Kinder bekommen, wird dieser Effekt übrigens noch viel stärker. Oft höre ich Menschen in der Beratung sagen, dass sie erst mit einem eigenen Kind in die Tiefen der Abgründe ihrer Seele geschaut haben und erschrocken waren, wie sie sein können, wenn sie ans Limit kommen. Das alles hat etwas mit Selbsterkenntnis zu tun, die wir erfahren, wenn wir in Beziehungen leben.

Ich kann meine Verhaltensweisen in Ordnung finden, solange ich nicht näher mit jemandem in Beziehung bin. Doch plötzlich stoßen in einer Beziehung meine Eigenheiten auf wenig Gegenliebe. Sie provozieren Konflikte und Widerspruch. Sobald ich mich in einer Beziehung befinde, werde ich mit mir selbst konfrontiert. Ich merke, dass vieles von mir nicht kompatibel ist mit der anderen Person. Plötzlich stehe ich vor der Entscheidung: Entweder ich entwickle mich persönlich weiter, oder wir entwickeln uns auseinander. Wir können als Paar stundenlang ermüdende Diskussionen führen über wünschenswerte gegenseitige persönliche Veränderungen. Doch durch Darüber-Reden und durch Nachdenken verändert sich nicht meine Art zu leben. Es geht nur andersherum: Ich verändere mein Leben, und dadurch ändert sich meine

Art zu denken. Und so werde ich fähig, nicht nur vom Liebespartner erkannt zu werden, sondern auch ihn zu erkennen.

Im Einander-Erkennen kommen Liebe und Sex zusammen. Wenn wir miteinander schlafen, wollen wir nicht nur den Geschlechtsakt. Wir suchen mehr als Körperkontakt, Ekstase und Sinnlichkeit. Beim Sex geht es selten nur um Sex. Wir wollen zueinanderfinden. Erkennen heißt dann: Wir wollen einander treffen, wir wollen einander wertschätzen, einander begehren. Wir wollen einander spüren und uns nah sein. Wir wollen nie mehr getrennt sein.

Sex führt zu Intimität, aber er bedingt auch Intimität in Form von Vertrauen, damit ich mich ganz nackt zeigen kann, als die Person, die ich bin.

Im Glauben an Gott wissen wir, dass Gott uns durch und durch kennt, auch in all unseren Schwächen und Fehlern. Dass er uns liebt und dass wir durch Jesus mit ihm versöhnt sind und bei ihm angenommen sind. Dadurch verändert sich auch unser Blickwinkel auf uns selbst. Ich werde versöhnt mit Gott und so auch mit mir selbst. Im Glauben öffnet sich der Weg zur Beziehung mit Gott und dadurch auch zu mir selbst. Diese Selbstannahme hat auch Auswirkungen auf die Sexualität: Wenn ich nun durch die Vergebung von Jesus vor Gott »nackt« sein kann und auch vor mir selbst, fördert dies auch mein Vertrauen, nackt zu sein vor meinem Partner. Aus diesem Blickwinkel kann ein gemeinsamer Glaube die Sexualität positiv beeinflussen.

Seit vielen Jahren sind in Umfragen weltweit Menschen mit religiösem Hintergrund mit am zufriedensten mit ihrem Sexualleben. Ich meine, dass Sex und Glaube in einer Wechselwirkung stehen. Und zwar dann, wenn dieser Glaube eine gegenseitige echte, tiefe, wertschätzende Beziehung ermöglicht und nicht nur aus religiösen Gesetzen besteht. Wenn ich mich von Gott bedingungslos geliebt weiß, hilft mir das, mich auch vor einem Menschen zu öffnen. Echte Beziehung zu Gott kann helfen, körperlich und seelisch heil und entspannt zu werden. Sie schafft Vertrauen und Nähe, was Offenheit ermöglicht. Sie hilft, Ängste, Verzweiflung, Selbstzweifel und Distanz loszulassen. Vertrauen, Nähe, Offenheit, Loslassen, all das wirkt sich auch positiv auf unser Sexualleben aus.

Für diese Offenheit braucht eine Beziehung ihre Zeit, weshalb langjährige Beziehungen besseren Sex bringen, so man denn ein Sexleben hat. In unverbindlichen Sexualkontakten wird mein Seelentank nicht gefüllt, sondern er entleert sich, bis ich gefühlsmäßig in ein Loch falle. Der Mangel in solchen unverbindlichen Kontakten ist, dass ich nicht in dieser Tiefe zeigen kann, wer ich bin, ich werde nicht *erkannt*.

Manche gläubige Paare stellen die Frage, wie sie denn ihr Glaubensleben als Paar gestalten sollen. Eher jeder für sich oder eher gemeinsam? Diesen Paaren sage ich gerne: Eine gute Beziehung braucht Nähe *und* Distanz. Das ist ganz wichtig. Jede Person des Paares braucht ein Eigenleben. Auch und besonders ein geistliches Eigenleben. In der Beziehung zu Gott spielt unser Zivilstand keine Rolle. Ein Freund von mir sagte einmal: »Du kannst nicht an die Himmelspforte kommen und sagen: Ich bin der Mann von Sowieso – oder die Frau von Sowieso.« Gott liebt jeden Menschen für sich, und er möchte eine einzigartige Beziehung zu jedem Einzelnen von uns haben.

Es ist schön, wenn wir gerne gemeinsam Zeit mit Gott verbringen. Doch das ist nicht immer gleichermaßen möglich. Mein Mann und ich haben in unserer Ehe ganz schnell gemerkt, dass wir das nur mäßig gut hinbekommen. Unser Biorhythmus und unser Tagesablauf passen schon nicht zusammen, aber auch nicht die Art und Weise, wie wir Gottes Wort studieren. Trotzdem empfinde ich, dass wir eine starke geistliche Verbindung haben, weil wir ganz viele geistliche Einsichten und Erfahrungen teilen – im Gespräch oder wenn wir zusammen bestimmte Anlässe besuchen oder selbst Veranstaltungen vorbereiten.

Wir entwickeln am besten ein gemeinsames geistliches Leben, indem jeder für sich ein eigenes geistliches Leben hat und wir es gegenseitig teilen. Gott ruft Mann und Frau gleichberechtigt in die Gotteskindschaft hinein. Und obwohl die Bibel in 1. Petrus 3,7 ausdrücklich darauf hinweist, dass Frauen »Miterben« der Gnade sind, erlebe ich, dass dies in der Realität leider manchmal noch immer in Frage gestellt wird. Da wird in Zweifel gezogen, dass die Frau überhaupt eine eigene »geistliche Existenz« hat. Andererseits verhalten sich manche Männer im privaten Alltagsleben in der Familie geistlich manchmal so, als fehlte ihnen die nötige Standhaftigkeit, die sie eigentlich aus ihrem geistlichen Leben ziehen könnten. Viele Männer zeigen wenig Initiative und fühlen sich in der Ehe oder Familie geistlich unsicher, sie sind »sprachlos«, und oft übernimmt dann die Frau diesbezüglich das Zepter. Solche Paare haben oft keine echte emotionale und geistliche Verbindung zueinander, und sie erleben in der Folge ihre Ehe eher als »scheuerndes Joch«, nicht als »sanftes Joch«. Ich bin überzeugt, würden wir in allen

Bereichen in Ehe und christlicher Gemeinde auf gleicher Augenhöhe leben, hätten wir viele gravierende Paarprobleme nicht.

Übrigens finde ich es sehr wichtig, auch als Ehepaar gute Freunde zu haben, gemeinsame als Paar, aber auch jeweils eigene Freunde des Einzelnen. Damit die Paarbeziehung und die einzelne Person Inspiration von außen bekommt. Besonders Männer sollten sich um Freundschaften bemühen. Viele Männer stehen ohne enge Freunde da, wenn sie in Not sind. Verheiratete Männer verlieren bei einer Trennung oft den Freundeskreis, weil er zum größten Teil aus Freunden der Frau besteht.

Für Menschen, die nicht verheiratet sind, sind Freunde noch wichtiger. Wir Menschen sind auf Gemeinschaft hin geschaffen. Darum sagt Gott: »Es ist nicht gut, dass der Mensch allein sei« (1. Mose 2,18; Luther). Das betrifft uns alle, egal welchen Zivilstand und welches Geschlecht wir haben. Alleinsein tut uns nicht gut. Jeder Mensch braucht ein Gegenüber. Wenn nicht einen Partner, dann gute enge Freunde.

Auch in Freundschaften können wir ein gegenseitiges »Erkennen« leben. Zwar nicht das sexuelle Erkennen, aber doch das Erkennen des »ganzen Menschen«, von dem ich geschrieben habe, dass wir darin unserem innersten und tiefsten Sein auf die Spur kommen. Gute enge Beziehungen bedeuten, dass wir uns einer anderen Person »nackt« zeigen und auch das Gegenüber ganz »nackt« erleben dürfen. Eine solche Beziehung kann beginnen, wenn ich mit jemandem über meine Gefühle, Ängste, Befürchtungen, Wünsche, Erlebnisse, Erkenntnisse und andere Empfindungen rede. Vertrautheit entsteht, wo man miteinander redet. Wer redet, lernt sich kennen. Wer nicht miteinander redet, lernt sich nicht kennen. Wer redet, entwickelt eine tiefere Freundschaft zwischen sich und seinem Gegenüber. Vertrautheit kommt nicht von allein.

Und nicht zuletzt kann ich diese »nackte«, enge Beziehung auch im Glauben finden, indem ich in der gleichen Art und Weise mit Jesus ins Gespräch komme.

# DREAMTEAM MANN UND MÄNNIN

»Die Geschlechtsbeziehung ist [...] keine Unterabteilung
innerhalb der Rubrik ›Mitmenschlichkeit‹,
sondern sie ist deren Repräsentation und Urbild.«[36]

*Helmut Thielicke*

»Und Gott schuf den Menschen zu seinem Bilde,
zum Bilde Gottes schuf er ihn; und schuf sie als Mann und Frau.«

*1. Mose 1, 27; Luther*

Mann und Frau repräsentieren als Mensch das Ebenbild Gottes. Zuerst als Mensch, dann als Mann und Frau, wörtlich »Männin«. Mit der Erschaffung der Frau, die »aus seiner Rippe« oder auch »aus seiner Seite« gemacht wurde, können wir herauslesen, dass die zwei Personen von Anfang an in ihrem Wesen zusammengehören und eine Einheit sind.

»Und Gott der HERR baute eine Frau aus der Rippe, die er von dem Menschen nahm, und brachte sie zu ihm. Da sprach der Mensch: Das ist doch Bein von meinem Bein und Fleisch von meinem Fleisch; man wird sie Männin* nennen, weil sie vom Manne genommen ist.«

*1. Mose 2, 22-23; Luther*

Bevor die Frau aus Adam genommen wurde, war er ein Mensch (hebr. *adam* = Mensch). Er wurde Mann, als die Männin aus ihm herausgetrennt war. Durch diese Trennung wurde der Mensch zu zwei unterschiedlichen und gleichzeitig gleichwertigen Gegenübern. Seitdem ist jeder Mensch im Grunde ein »geteilter Mensch«. Der Mann entbehrt den weiblichen Teil und die Frau den männlichen Teil. Ein Mann, der seine weibliche »Ergänzung« ignoriert, wird oft unvollkommene Entscheidungen treffen. Wenn eine Frau ihren Mann nicht einbezieht, sind ihre Entscheidun-

* Hebräisch *isch* = Mann, *ischa* = Frau. Mit der Übersetzung »Männin« anstelle von Frau versucht Luther, den Gleichklang der beiden hebräischen Wörter wiederzugeben.

gen ebenso häufig fehlerhaft. Erst in der gegenseitigen Ergänzung sind beide wieder das vollständige »Dreamteam«. Nun ist es nicht immer so, dass jeder Mensch einen Partner für sich findet. Ist der alleinstehende Mensch dann unvollständig oder kein »ganzes« Ebenbild Gottes? Nein, das soll hiermit nicht gesagt werden. Auch jeder einzelne Mensch für sich ist ein Ebenbild Gottes! Aber auch er ist auf Beziehung hin geschaffen. Paare finden ihr Gegenüber in erster Linie im Partner. Singles können und werden sich in Bekannten und Freunden jeweils auch »Beziehungsgegenüber« suchen, die ihnen eine Ergänzung werden.

Es stellt sich die Frage, wie das »Anderssein« von Mann und Frau unsere Paarbeziehungen prägt, wie wir als unterschiedliche und doch gleichwertige Geschöpfe im Dreamteam zusammenleben können, ohne uns das Leben schwer zu machen. Durch das Anderssein entstehen Konflikte und Reibung. Aber ist das etwas Schlechtes? Ganz im Gegenteil. Eine Ehe in Dauerharmonie ohne Ecken und Kanten – das wäre doch langweilig. Und schon allein für den Sex ist Langeweile gar nicht gut. Laut dem Schweizer Psychotherapeuten Jürg Willi gibt kritischer Widerstand, den die Partner einander entgegensetzen, einen starken Anreiz zur persönlichen Entwicklung. »Das erwachsene Selbst entwickelt sich eher unter der Nicht-Bestätigung durch den Partner.«[37] Zwar resultiert nach Willi Kritik in der Partnerschaft nicht immer aus positiven Absichten, doch sei in normalen Beziehungen das Kritisieren die Art, wie die Partner einander zum Wachstum antreiben.[38]

Das hören wir Christen nicht so gerne. Das klingt für uns zu wenig nach Einheit. Doch ohne Schmerz entsteht meist nichts Neues. Das lehrt nicht nur die Bibel, sondern auch das Leben. Wir brauchen in einer Beziehung auch die Enttäuschung und Erkenntnis, dass die Sehnsucht nach einer vollkommenen Harmonie als Liebespaar eine Utopie ist. Können wir diese Enttäuschung bewältigen, muten wir uns einander gegenseitig zu und halten wir als Paar auch etwas aus, dann bildet sich aus der ersehnten absoluten Liebe ein tiefes Band zwischen den Partnern. Dieses gibt Kraft, sich mit dem anderen auseinanderzusetzen und sich selbst zu finden.

David Schnarch beschreibt diesen Prozess als Differenzierung.[39] Differenzierung braucht jeder Mensch – auch ein Single. Ich brauche sie in jeder Lebenssituation, privat, beruflich, zwischenmenschlich.

Differenzierung bedeutet, dass ich zu meinen Überzeugungen und Vorstellungen stehe. Ich grenze mich in gewisser Weise vom anderen ab.

Ich versuche bei Konflikten oder Unsicherheiten ruhig und gelassen zu bleiben, mich nicht von meinen Ängsten bestimmen zu lassen. Ich bemühe mich, nicht übertrieben zu reagieren; auch wenn mein Gegenüber für mein Leben von enormer emotionaler Bedeutung ist. Es bedeutet, den anderen nicht unter Druck zu setzen, mich selbst nicht unter Druck zu setzen, mich nicht unter Druck setzen zu lassen, nicht einzuknicken. Das ist vor allem auch ein Appell an Menschen, die sich vom Partner manipulieren lassen. Derartige Fähigkeiten der Differenzierung sind in einer Paarbeziehung von allergrößtem Wert.

Zur Reifung der Persönlichkeit in einer Beziehung gehört auch die Ablösung von alten Mustern. Wir müssen den Partner auch aus der Quasi-Mutterrolle bzw. Quasi-Vaterrolle entlassen. Jeder Partner ist selbst zuständig für sein Leben. Ich darf nicht mehr selbstverständlich voraussetzen, dass der andere für mich denken wird.[40] Die Bibel betont an mehreren Stellen, dass wir Vater und Mutter verlassen sollen. Wir sollten dabei auch die Eltern-Kind-Mechanismen verlassen, wenn wir eine Liebesbeziehung eingehen.

Wir müssen lernen, im Zusammenleben innere Anspannung und Angst zu ertragen, und uns bemühen, zusammenbleiben zu wollen, um eine längerfristige Liebesbeziehung aufbauen zu können. Umgekehrt ist die Liebesbeziehung wiederum der Wachstumsbeschleuniger der Persönlichkeit. So gesehen liegt im Anderssein voneinander ein Schlüssel zu einer gesunden Beziehung und darüber hinaus zu einer erfüllenden Beziehung in der Sexualität.

Beziehung und Sex stehen in einer Wechselwirkung. Intimität ist nach Schnarch nur möglich, wenn die Autonomie der Partner gesichert bleibt.

Wenn ich mir heißen Sex und eine innige Liebesbeziehung wünsche, muss ich mir selbst treu sein können. Es geht um meine eigene Identität. Wir sollten uns als Paar nicht einfach als eine Einheit sehen, sondern jeder für sich als Individuum. Um das (sexuelle) Potenzial auszuloten, das in einer Beziehung steckt, müssen beide die Fähigkeit haben, sich auseinanderzudividieren. Das Ziel ist, »an sich selbst festzuhalten« und dem anderen zugleich nahe zu sein. Also auch da: Liebe braucht unbedingt Distanz. Auch damit wir uns selbst finden, brauchen wir eine gewisse Distanz vom anderen.

Durch die Übertretung des von Gott gegebenen Verbots und die Vertreibung aus dem Garten Eden kam es zu noch ganz anderen Formen der Distanzierung. Zu Teilungen, Scheidungen und Trennungen. Seit die Menschheit zurückdenken kann, herrschen Streitereien, Auseinandersetzungen und Konflikte! Warum? Der egoistische Mensch möchte weder auf Gott noch auf die Begabungen anderer Menschen angewiesen sein. Aber sowohl der Mann als auch die Frau sind erst dann echt stark, wenn sie gelernt haben, sich vom anderen Geschlecht ergänzen zu lassen.

Ich glaube, das ist Gottes Wunsch für Paare: Er wünscht sich eine wunderbare konstruktive Vereinigung in aller Unterschiedlichkeit, eine Einheit, die in all ihrer Unvollkommenheit ein Abbild von Gottes Beziehung zu uns ist.

## DIE BESTIMMUNG VON MANN UND FRAU

Als Gott den Menschen geschaffen hat, hat er ihn als Mann und Frau geschaffen. So gesehen, ist dies die erste Bestimmung des Menschen überhaupt: Ein Mann zu sein. Eine Frau zu sein. Nicht mehr und nicht weniger. Welche Berufung hat Gott weiterhin für uns als Männer und Frauen?

> »Denn durch den Glauben an Jesus Christus seid ihr nun alle zu Kindern Gottes geworden. Ihr gehört zu Christus, weil ihr auf seinen Namen getauft seid. Jetzt ist es nicht mehr wichtig, ob ihr Juden oder Griechen, Sklaven oder Freie, Männer oder Frauen seid: In Christus seid ihr alle eins. Gehört ihr aber zu Christus, dann seid auch ihr Nachkommen Abrahams. Als seine Erben bekommt ihr alles, was Gott ihm zugesagt hat.«
>
> *Galater 3,26-29; HFA*

Nach der schöpfungsgemäßen Berufung, Mann und Frau an und für sich zu sein, ist dies die erste Berufung Gottes für uns: Er möchte, dass wir seine Kinder sind. Er will uns zu einem »neuen Menschen« in Christus machen. Aus der Sicht Gottes gibt es geistlich gesehen keinen Unterschied mehr zwischen Mann und Frau. Wer in Christus ist, ist eine neue Schöpfung, ist ein Sohn, eine Tochter Gottes und hat gleichberechtigt Anteil am göttlichen Erbe. Wenn wir also über die biblische Bestimmung von Mann und Frau nachdenken, sollten wir diese Berufung, die für beide gleichermaßen gilt, vor Augen haben.

Ohne diese Perspektive werden wir uns immer über die eine oder andere Anweisung Gottes ärgern oder sie nicht verstehen können. In Bezug auf Mann und Frau heißt das: Wenn sich der Mann und die Frau in ihrer Unterschiedlichkeit ergänzen, dann entsteht optimale Frucht. Nicht nur Leibesfrucht. Es geht um ergänzende Gaben und einzelne Bestimmungen, die in uns angelegt sind.

## STREIT IM PARADIES

Mann und Männin tun sich oft schwer, ein Dreamteam* zu sein. Dieses Thema beschäftigt mich sehr. Jesus und Paulus haben uns in ihren Anweisungen und Empfehlungen alle Voraussetzungen aufgezeigt, um dieses Dreamteam zu sein. Aber wir haben es nicht verstanden. Allzu oft wurde die Rede von Über- und Unterordnung missverstanden und lastet in den Köpfen von Männern wie Frauen schwer über den christlichen Ehen.

Die Ehe hat sich im Laufe der letzten 200 Jahre stärker verändert als in der gesamten geschichtlichen Zeit davor. Jahrhundertelang prägte das patriarchale, hierarchische Familienbild die Tradition, und dementsprechend wurden auch Bibelstellen dahingehend ausgelegt. Dann lösten sich diese Strukturen auf. Die Französische Revolution weichte die Hierarchien auf und der Feminismus das Patriarchat. Doch wir Christen haben die alte Tradition der Bibelauslegung nicht hinterfragt. Wir haben es nicht unternommen, zu prüfen, ob diese Bibelauslegung denn überhaupt haltbar war.

Es ist mir ein Anliegen, eine überkommene Tradition zu hinterfragen und in der Bibel zu sehen, wie Gott denn Ehe und Beziehung von Anfang an für uns erdacht haben könnte.

---

* Obwohl der Garten, in dem Adam und Eva wohnen durften, nur ganz am Beginn der Geschichte Gottes mit den Menschen stand und wir heute nicht mehr im »Paradies« leben, rede ich doch bewusst auch weiterhin vom »Dreamteam« Mann und Männin und von »Paradies-Ehen«, um daran zu erinnern, in welcher Beziehung zueinander Gott Mann und Frau geschaffen hat.

# NICHT GLEICHARTIG, ABER GLEICHWERTIG

Männer und Frauen sind unterschiedlich. Mit ihren weiblichen und männlichen Seiten haben sie unterschiedliche Stärken und Schwächen. Doch selbst wenn Männer und Frauen nicht gleichartig sind und ihnen in der Bibel an diversen Stellen unterschiedliche Aufgaben zugewiesen werden – Männer und Frauen sind gleichwertig. Das zeigt die Bibel ganz klar. Damit bietet die Bibel nach meiner Ansicht spätestens seit Jesus die Grundlage für Gleichberechtigung oder Gleichstellung der Geschlechter. Leider wurde das Wort aber nicht entsprechend ausgelegt, sondern gesellschaftlichen Zwängen unterworfen.

Obwohl wir Christen uns immer noch schwertun mit der Emanzipation der Frau, sollten wir nicht vergessen, dass wir Frauen in der westlichen Welt dieser Bewegung unser Recht auf den eigenen Körper, selbstständiges Leben, Ausbildung, Wahlrecht und das Recht auf Land und Besitz verdanken. Eigentlich hätten wir Christen die Gleichstellungsbewegung ins Leben rufen sollen.

Doch nicht nur auf der gesellschaftlichen Ebene zeigt sich die Problematik, die eine überholte Tradition mit sich bringt. Sie zeigt sich auch auf der persönlichen Ebene in Konflikten bei Paaren. Immer wieder ist das Rollenverständnis Grund für das Scheitern von Beziehungen. Warum? Wir scheitern, weil wir in der Ehe um die Vorherrschaft kämpfen. Eine Paarbeziehung kann nicht gelingen, wenn wir uns an Hierarchien einer längst überholten Tradition klammern, die wir vielleicht sogar missverstehen, und die Lebenswelt der Menschen heute völlig außer Acht lassen. In einigen seiner Worte über Beziehungen berücksichtigte auch Paulus seine »Lebenswelt«, wenn er schrieb: »Das ist aber nur eine Empfehlung von mir, kein Gebot« (1. Korinther 7,6; NLB), oder: »Wegen der schweren Zeiten, die uns bevorstehen, halte ich es für das Beste, …« (1. Korinther 7,26; NLB).

Hierarchie und Unterordnung, Macht und Kontrolle werden unbedeutend in einer Beziehung, die auf tiefem Vertrauen, Innigkeit, Lebendigkeit und Liebe gründet. Ein glückliches Paar fragt sich nicht dauernd, ob es denn wirklich glücklich ist, es hört auf, darüber zu streiten, »wer das Sagen hat«.

Wie können wir denn in gesunden Beziehungen leben in einer Gesellschaft, in der Frauen wie Männer in einer großen Eigenständigkeit,

Unabhängigkeit und miteinander auf Augenhöhe leben? Durch den Feminismus haben Frauen gelernt, für sich selbst gut zu sorgen, sich zu differenzieren, »an sich selbst festzuhalten«. Sie stehen also weitestgehend »auf eigenen Füßen«, und das ist gut so. Durch diese Entwicklung stehen auch Frauen in einer Verantwortung, nicht nur die Männer. Beide Partner sind verantwortliche Partner.

Wenn Frauen sich überfordert fühlen, fallen sie gerne in alte Rollenmuster zurück, wollen die Schwachen sein und beklagen sich über die Unsensibilität der Männer. Dann sollen die Männer plötzlich Helden sein und Verantwortung übernehmen. Ich höre oft in der Beratung, dass Frauen dann sagen, aber er ist doch Haupt, er hat doch die Verantwortung. So funktioniert das aber in einer Partnerschaft auf Augenhöhe nicht. Da haben beide Verantwortung und beide können stark und schwach sein.

Anstatt zu schmollen und sich passiv zu verhalten, sollten wir Frauen in solchen Situationen unsere Enttäuschung, unsere Aggression lieber als Kraft einsetzen, um unsere Position zu verändern. Dann entsteht Neues, und es wird lebendiger. Wir müssen zu uns selbst sagen: »Mach dich nicht klein, richte dich auf und zeig deine Würde. Sei dir etwas wert. Achte deine Kräfte und übernimm Verantwortung. Bestimme über dich selbst!«

Durch die veränderten Hierarchien in unserer Gesellschaft hat sich aber nicht nur für die Frauen etwas verändert, sondern auch für die Männer. Viele Männer sind durch das »Erstarken« der Frauen in ihrer eigenen Rollenbestimmung verunsichert. Ein junger christlicher Gemeindeleiter sagte einmal zu mir: »Du zeigst immer wieder die positiven Seiten des Feminismus auf. Aber uns Männer beschäftigt doch heute vielmehr die Frage: Was ist denn noch unser Platz? Dürfen wir überhaupt noch Mann sein? Vor lauter Achtgeben auf den Platz der Frau, geht da nicht der Mann unter?« Meiner Erfahrung nach geht der Mann nicht unter, wenn er wirklich Mann ist. Die starke Frau *will* einen starken Mann. Mann und Frau werden zusammen stark. Denn stark zu sein bedeutet nicht, dominant zu sein, sondern zu wissen, wer man ist. Ein starker Mann *kann* mit einer starken Frau leben, und noch mehr: er *möchte* sogar eine starke Frau.

Ich bin überzeugt, wir brauchen in dieser Hinsicht eine Männeremanzipation – und die können nur die Männer selbst ins Leben rufen. Die Männerwelt braucht etwas ganz Neues – stark zu sein, ohne die

Frau zu unterdrücken. Grundsätzlich sind wir darin auf einem besseren Weg als die Generationen vor uns. Familie und Gleichheit haben einen größeren Stellenwert als früher. Paare sind mehr auf Augenhöhe. Väter beteiligen sich heute viel mehr an Kindererziehung und Hausarbeit als noch ihre eigenen Väter. Der Anteil an Männern, die ihr Arbeitspensum reduzieren, um mehr Zeit für die Familie zu haben, nimmt zu. Frauen sind heute viel häufiger berufstätig und verändern die Berufswelt durch ihre andere, weibliche Art. Das Schöne an unserer Zeit ist, dass wir freier wählen können, welcher Lebensstil zu uns als Paar oder Familie passt. Glücklich macht vor allem, wenn wir das tun können, was uns erfüllt.

Ich höre aber immer wieder, dass Männer sich gesellschaftlich benachteiligt und abgewertet fühlen. Das ist wohl nicht so sehr der Fall, wenn es um die »Weltordnung«, Macht, Geld, gleichberechtigte Teilhabe an Entscheidungen und Prozessen in der Gesellschaft und körperliche Unversehrtheit geht. Aber wenn ich in den persönlichen Mikrokosmos der Männer in Gesellschaft, Familie und Ehe schaue und auf viele meiner Beratungsbeispiele, dann kann ich diese Gefühlslage verstehen. Häusliche Gewalt geht heute auch von Frauen aus. Ein Problem unserer heutigen Gesellschaft ist, dass Frauen sich oft »auf Kosten der Männer«, das heißt in Überreaktion und durch Abwertung der Männer stark gemacht haben. An dieser Stelle sollten wir Frauen unser eigenes Verhalten prüfen. Denn:

> Etwas Lebenswertes und Lebensveränderndes erreiche ich nicht, indem ich gegen etwas bin, sondern indem ich mich für etwas einsetze. Nicht auf Kosten von jemandem, sondern indem ich einen Preis bezahle. Es kostet einen Preis, sich in seine Bestimmung hinein zu entwickeln. Männer und Frauen müssen diesen Preis zahlen wollen.

Männer sind heute verunsichert. Oft, weil sie selbst keine präsenten Väter erlebt haben. Neben der Abwesenheit der Väter hat das auch viel mit der Überdominanz der Mütter zu tun. Es gibt in unserer Gesellschaft eine Angst und Flucht der Männer vor der Weiblichkeit. Also – liebe Mütter und Frauen – haltet euch etwas zurück mit Überbehüten und Gutmeinen. Das entspricht nicht dem Bild, das Gott für uns erdacht hat.

Männer brauchen Vorbilder und Verbündete, mit denen sie lernen können, »an sich selbst festzuhalten«, und sich in ein Bild hinein entwickeln können, das Gott für sie erdacht hat: Zeugen. Lieben. Verantwortung tragen. Identität stiften. Vorbild sein.

Wenn Männer dieses Bild leben, dann prägen sie damit ihre Kinder ganz wesentlich für ihre Entwicklung. Deshalb ist es so schlimm für die Kinder, wenn Väter sich aus den Familien verabschieden oder sie sich vertreiben lassen. Die Kinder bekommen keine komplette Identität, weil der Anteil des Vaters an Verantwortung, Ermutigung, Wertschätzung, Aufmerksamkeit und Liebe fehlt.

## GLEICHWERTIG, ABER NICHT GLEICHARTIG: ACHTEN UND LIEBEN

Unsere Gesellschaft braucht das Vorbild von »Paradies-Ehen«. Wenn wir die Evangelien, die Apostelgeschichte und die Paulusbriefe lesen, finden wir darin wundervolle Zeugnisse von wertschätzenden gleichwertigen Beziehungen zwischen Männern und Frauen, die sich gegenseitig unterstützen und ergänzen. In diesen Briefen finden wir aber auch die am heißesten diskutierten und am stärksten missverstandenen Stellen der Bibel über die Ehe. Eine davon ist die Aussage von Paulus bezüglich der Unterordnung in Epheser 5,21ff. Ja, in dem Textabschnitt steht, dass die Frau sich dem Mann unterordnen soll, und ja, es steht darin, dass der Mann das Haupt sein soll. Doch diese Aussagen wollen im Kontext gelesen werden. Als erste Aufforderung überhaupt schickt Paulus vorweg:

> »Ordnet euch einander unter; so ehrt ihr Christus.«
>
> *Epheser 5,21; HFA*

Zuallererst spricht er von *gegenseitiger* Unterordnung des Paares. In den Versen danach erläutert Paulus, wie die gegenseitige Unterordnung von Mann und Frau aussehen kann. Dabei weist er die Frauen an, sich den Männern unterzuordnen, wie die Gemeinde sich Christus unterordnet. Die Männer dagegen weist Paulus an, ihre Frauen zu lieben, wie Christus die Gemeinde geliebt hat. Wollte man die Beziehung von Mann und Frau, die hier beschrieben wird, auf zwei Kernaussagen herunterbrechen, so könnte man sie in die Begriffe »Lieben« und »Achten« fassen. Daher sagt Paulus am Schluss des Abschnitts zusammenfassend:

> »Es gilt aber auch für euch: Ein Mann soll seine Frau so lieben wie sich selbst. Und die Frau soll ihren Mann achten.«
>
> *Epheser 5,33; HFA*

Das Wort für lieben heißt hier »*agapao*«. Dasselbe Wort gebraucht die Bibel dafür, wie Gott die Welt liebt. Genauso soll der Mann die Frau lieben. *Agape* ist eine spezielle Art der Liebe. Es ist nicht die Liebe, die man braucht und bekommen will, sondern die Liebe, die *gibt*. Die Frau bekommt eine andere Aufgabe: Sie soll »Achtung« haben, also den Mann ehren.

Weshalb gibt es nun zwei verschiedene Herausforderungen, wenn vorher von einer wechselseitigen Unterordnung die Rede war? Da hat Paulus meiner Meinung nach etwas ganz Wichtiges erkannt. Mann und Frau haben unterschiedliche Defizite, die ihr Handeln negativ bestimmen. Der Mann muss lieben lernen und die Frau achten lernen, und zwar jeweils sich selbst und den anderen.

Männer haben oft Schwierigkeiten damit, sich selbst zu lieben, sich einfach gernzuhaben, ohne Leistung zu erbringen. Deshalb fällt es ihnen auch schwer, andere zu lieben und Liebe zu zeigen. Wenn ein Mann sich lieben kann, ist er auch fähig, seine Frau zu lieben. Man könnte auch sagen, wenn ein Mann die Frau liebt, zeigt er damit, dass er sich selbst lieben kann.

Frauen dagegen haben häufig ein Problem mit der Ehre. Damit, sich selbst zu achten und wertzuschätzen, zu glauben, dass sie der Liebe von Gott oder ihrem Mann würdig genug sind. Frauen sind in Gedanken dauernd damit beschäftigt, sich abzuwerten. Deshalb verachten sie auch andere und äußern sich verächtlich. Eine Frau, die ihren Mann ehrt, zeigt dadurch, dass sie sich selbst wertschätzt.

Wer lernt, sich selbst zu achten, kann auch andere achten.
Wer lernt, sich selbst zu lieben, kann auch andere lieben.

Frauen sind Meisterinnen darin, ihre Männer abzuwerten und zu manipulieren. *Nie* kann er etwas richtig machen. Aber die Kritiksucht der Frauen tötet oft die Liebe der Männer.

Wir sagen ja so schön »happy wife – happy life« und meinen damit, wenn der Mann seine Frau liebt, dann hat er ein schönes angenehmes Leben. Dem ist leider nicht unbedingt so. Eine Frau kann unglücklich sein, obwohl ihr Mann sie auf Händen trägt. Weil sie es nicht schafft, in sich selbst so glücklich zu sein wie möglich. Und wenn sie unglücklich ist und sich selbst verachtet, hat sie die Tendenz, die Schuld dafür dem Mann zu geben, greift ihn deswegen an und verweigert ihm die Achtung.

Meiner Erfahrung nach hätte eine Frau es oftmals in der Hand, ob eine Ehekrise überwunden werden kann oder nicht*. Im Allgemeinen sind Männer versöhnlicher, genügsamer und einfacher glücklich zu machen als Frauen. Frauen setzen ihre Männer oftmals ihrem Optimierungszwang aus, nicht merkend, dass ihre persönliche Unzufriedenheit der Grund dafür ist. Oft hängt eine Versöhnung davon ab, ob die Frau den Daumen nach oben oder nach unten hält. Das hat etwas mit Bewertung zu tun, also mit Achten und Verachten. Das ist ein ernstes Wort an die Frauen – Nörgeln, Unzufriedensein, Streitsucht und Unversöhnlichkeit machen eine Ehe kaputt.

Es ist nur möglich, als »Mann und Männin« auf Augenhöhe zu leben, wenn sich Mann und Frau in der kleinen Zelle der Ehe versöhnen und zu besten Freunden und einem guten geistlichen Team werden. Sie werden belohnt mit einer »Paradies-Ehe«, wie sie «von Anfang an« gemeint war.

## SEXUELLE SELBSTSICHERHEIT – BIBLISCH BETRACHTET

Sexuelle Selbstsicherheit ist ein Wort, das so in der Bibel nicht vorkommt. Trotzdem finden wir einen Bezug dazu. Sexuelle Selbstsicher-

* Damit meine ich nicht Situationen, in denen eine Frau mit Gewalt und Manipulation konfrontiert ist. In solchen Fällen ist es gut, fachkundige Hilfe in Anspruch zu nehmen.

heit bedeutet nichts anderes, als seinen Körper gut zu »bewohnen«, in dem Bewusstsein, dass wir unsere Geschlechtlichkeit in und mit uns tragen. Sexuelle Selbstsicherheit hat etwas damit zu tun, einen guten Bezug zum eigenen Körper zu haben und dem Körper auch Aufmerksamkeit zu schenken. Das schönste Beispiel dafür ist für mich die Geschichte von Ester im Alten Testament. Als der König Ahasveros eine neue Frau als Königin an seiner Seite suchte, wurden die schönsten jungfräulichen Frauen aus allen Provinzen seines Reiches in den Frauenpalast geholt und auf eine Begegnung mit dem König vorbereitet. Eine von ihnen war Ester. Allein wenn wir uns vergegenwärtigen, wie lange diese Frauen ausgiebig mit Ölen und Salben gepflegt und auf die Nacht mit dem König vorbereitet wurden[*] – nämlich ein volles Jahr lang –, bekommen wir eine Ahnung davon, welch großen Stellenwert Gott dem Körper und der Sexualität gibt.

Diese Geschichte unterstreicht, dass es Zeit braucht und man lernen kann, sich von innen heraus auf gute Art zu bewohnen. Eine gute Selbstsicherheit oder sogar sexuelle Selbstsicherheit ist dabei ganz wichtig. Sie ist ganzheitlich und betrifft Geist, Seele und Körper, denn diese sind eine Einheit. Ein Mangel an Selbstsicherheit führt dazu, dass wir in unserer Haut nicht zu Hause sind, wir uns »in unserer Haut nicht wohlfühlen.«

»Sich-in-seiner-Haut-wohlfühlen«, also Selbstsicherheit, können wir mit einem gesunden Selbstgefühl gleichsetzen. Das geht viel weiter als nur Selbstbewusstsein oder Selbstvertrauen, das auch einseitig auf Leistung, Wert und Aussehen beruhen kann. Ich verwende lieber das Wort Selbstgefühl, nicht das Wort Selbst*wert*gefühl, weil darin schon wieder der Wert, also die Bewertung mit enthalten ist. Wer Selbstgefühl besitzt, hat selten Probleme mit dem Selbstvertrauen. Umgekehrt bedeutet Selbstvertrauen aufgrund unserer Fähigkeiten allein nicht zwingend, dass wir über ein gutes Selbstgefühl verfügen. Wenn das nicht der Fall ist, dann haben wir im Falle von Versagen, Kritik oder Verlust unserer Fähigkeiten und unseres guten Aussehens – oder sogar ständig das Gefühl von Unsicherheit, Selbstkritik und Schuld oder Scham. Ein gutes Selbstgefühl hingegen beruht darauf, wie sehr ich mich innerlich stark und sicher fühle, unabhängig von den jeweiligen Umständen.

[*] Nachzulesen in Ester 2.

## SELBSTGEFÜHL UND SELBSTVERTRAUEN

Selbstwert und Selbstvertrauen (rechts) wachsen auf dem Boden eines gesunden, gut ausgeprägten Selbstgefühls (links).

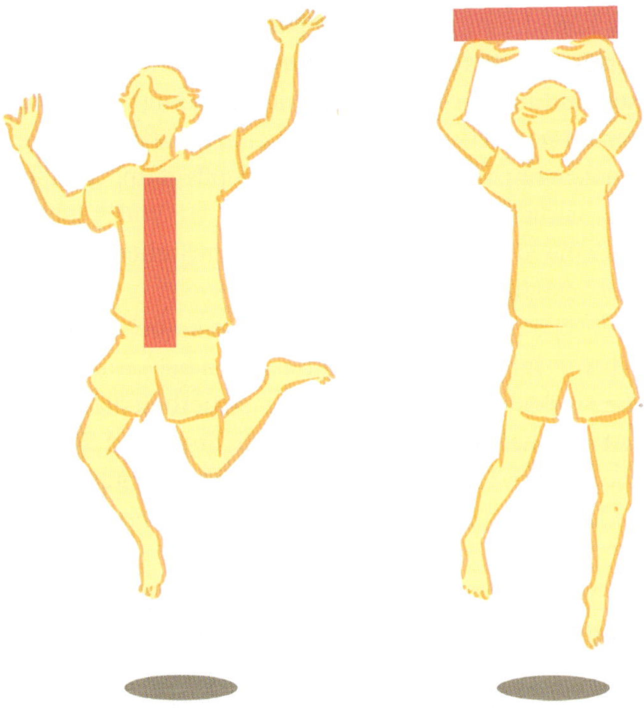

**Selbstgefühl** ist ein Grundpfeiler unserer psychischen Existenz und verändert sich in quantitativer und qualitativer Hinsicht ein Leben lang. Wichtig ist, dass es in mir drin diese Stütze, diesen roten Balken gibt: das, was mich von innen hält, wie wohl ich mich in meiner Haut fühle, dass ich in mir selbst ruhe, weiß, wer ich bin – meine Identität.

**Selbstvertrauen** ist eine eher äußere, erworbene Qualität und basiert auf dem, was wir können, und auf unseren konkreten Fähigkeiten, bestimmte Dinge zu leisten, zu »stemmen«, wie den roten Balken. Wenn ich Dinge nur leiste, um zu gefallen, wird es irgendwann anstrengend.

Ein gutes Selbstgefühl ist eine tiefe Überzeugung in mir, dass ich »richtig« bin. Es entsteht durch wertschätzende und ermutigende Botschaften, die geliebte Menschen wie Eltern, Partner oder Freunde zu mir sagen, oder durch Wahrheiten, wie Gott über mich denkt, was ich davon in der Bibel lese.

Alle Ermutigung nützt meinem Selbstgefühl aber nichts, wenn ich sie als Schmeichelei abtue. Genau diese Reaktion zeigt eigentlich, dass wir zu wenig Selbstgefühl haben, um Wertschätzung vorbehaltlos annehmen zu können. Ich muss diese auch für *wahr* halten. Ein gutes Selbstgefühl entsteht, wenn ich in Beziehungen einfach *sein* kann, ohne etwas *leisten* zu müssen. Es entsteht durch Nähe, Geborgenheit und dadurch, dass man an mich glaubt, einfach so. Es entsteht dadurch, dass ich sein kann, wer ich bin. Dass man sich auch nicht von mir abwendet, sondern bleibt und mich aushält, wenn ich mal unausstehlich bin. Es entsteht durch die Erfahrung, dass man mit mir redet, Gespräche führt, mit mir diskutiert und sich mit mir auseinandersetzt. Und ebenso durch die Erfahrung, dass ich es wert bin, dass man mit mir Zeit verbringt mit gemeinsamen Aktivitäten und Erlebnissen. Gleichzeitig sollte ich die Erfahrung machen, dass man mir etwas zutraut, zumutet und auch abverlangt. Ich sollte für mich das Vertrauen gewinnen, dass ich Frustrationen und Konflikte aushalten kann. Weiter hat ein gesundes Selbstgefühl mit der Beziehung zu meinem Körper zu tun. Auch diese ist geprägt von den Botschaften oder Nicht-Botschaften, die ich erhalten habe.

Ein grundsätzlich abwertendes Klima in meinem Elternhaus, eine abwertende Haltung gegenüber dem Leben, anderen Menschen, dem Körper und Sex beeinträchtigen mein Selbstgefühl. Eine Frau mit großen sexuellen Problemen erzählte mir, dass sie von ihrer Mutter immer nur gehört hatte, wie schlecht Männer und wie hässlich Schwänze seien, diese »ekelhaften Teile«. Das war zwar nicht direkt eine Abwertung der Frau selbst, aber es prägte ihre Einstellung zu allem Körperlichen, auch zu ihrem eigenen Körper, und hatte zur Folge, dass sie sich selbst total ablehnte.

Ein schlechtes Selbstbild kann auch Perfektionismus hervorbringen. Dann wird es schwierig, Komplimente und Lob anzunehmen. Perfektionisten fühlen sich innerlich nie wohl, denn sie haben hohe Leistungserwartungen an sich selbst und können den Standards, die sie sich selbst setzen, niemals gerecht werden. Sie können auch schwer Entscheidungen treffen. Perfektionismus kann sich auch in einem übertriebenen Körperkult äußern.

Ein gutes Selbstgefühl ist wie ein schönes Zuhause, in dem ich mich wohl, geborgen und sicher fühle. Wenn ich meinen Körper gut bewohne, habe ich auch ein gutes Gespür dafür, welchen Dingen und Menschen ich Zugang zu mir gewähren möchte. So stehe ich viel weniger in der Gefahr, »irgendjemanden« bei mir einziehen zu lassen, seien es negative Gedanken im Kopf oder unüberlegte Begegnungen im Sexleben.

Ein gutes Selbstgefühl wird übrigens auch sichtbar im äußeren Auftreten eines Menschen. Am Gang und an der Körperspannung (zu stark oder zu schwach) kann ich sehr gut ablesen, wie wohl es jemandem in seinem Körper ist und wie viel Freundschaft er mit sich selbst schon geschlossen hat. Einen schönen Gang bekommen wir, wenn unser Körper aus dem Becken heraus gehalten wird. Das gelingt nur, wenn wir den gesamten Beckenbereich, also das knöcherne Becken, aber auch Geschlecht und Muskeln, bewusst spüren können. Unsere ganze Präsenz wird sich verändern, wenn wir aufrecht und aus dem Becken heraus mit den Muskeln des Beckenbodens unseren Körper halten und bewegen. Mit einiger Übung und Fortschritten werden wir uns lebendiger fühlen und mehr und mehr in unserem Körper »wohnen«.

## SULAMITH WIRD BEWUNDERT

**Dazu gibt es einige schöne Bilder im Hohelied, zum Beispiel vergleicht der Geliebte seine Braut mit einer Palme (Hoheslied 7,8). Oder weiter:**

»Aufrecht wie der Turm an der Burg Davids reckt sich dein Hals.«[41]

*Hoheslied 4,4 nach Jörg Zink*

**Ihr Gang beeindruckt ihn*:**

»Wie schön sind deine Schritte in den Sandalen, du Tochter eines Edlen! Die Biegungen deiner Hüften sind wie Halsgeschmeide, ein Werk von Künstlerhand.«

*Hoheslied 7,2*

**Er bemerkt ihr gut bewohntes Becken:**

»Dein Schoß ist eine runde Schale.«

*Hoheslied 7,3a*

**Er beschreibt ihre aufrechte Haltung:**

»Dein Leib ist ein Weizenhaufen, umzäunt mit Lilien. Dein Hals ist wie der Elfenbeinturm, deine Augen wie die Teiche in Heschbon am Tor der volkreichen Stadt, deine Nase wie der Libanonturm, der nach Damaskus hinschaut. Dein Haupt auf dir ist wie der Karmel und dein gelöstes Haupthaar wie Purpur.«

*Hoheslied 7,3b.5-6a*

**Aber auch die Freundinnen, die Töchter von Jerusalem**, bemerken die zunehmende sexuelle Selbstsicherheit von Sulamith:**

* In einer anderen Auslegung ist es hier nicht der Geliebte, der Sulamiths Körperhaltung bewundert, sondern eine Gruppe von Personen, die ihr beim Tanz zuschaut, evtl. die »Töchter von Jerusalem«. In jedem Fall macht die Selbstsicherheit, mit der Sulamith auftritt, Eindruck.

** Evtl. sind hier auch andere Betrachter gemeint, die Sulamith beim Tanz zuschauen. Mit einer gewissen Wahrscheinlichkeit aber sind es ihre Freundinnen.

»Dreh dich um, dreh dich um, Sulamith! Dreh dich um, dreh dich um, dass wir dich anschauen! Was wollt ihr an Sulamith schauen beim Reigen von Mahanajim?«

*Hoheslied 7,1*

## DAVID VOR DER BUNDESLADE

**Ein Mann in der Bibel mit einem bewundernswerten Körpergefühl ist David. Eine Geschichte macht das besonders deutlich:**
Es »... tanzte David voller Hingabe neben der Bundeslade her, um den Herrn zu loben. Er war nur mit einem leichten Leinenschurz bekleidet ...«

*2. Samuel 6,14; HFA*

**Das heißt, er war nackt, bis auf die Hüften. Michal, seine Frau, kritisierte ihn heftig, er mache sich vor dem ganzen Volk lächerlich. Doch David gab Michal zurück:**
»Ich habe dem Herrn zu Ehren getanzt. Er hat deinem Vater und seinen Nachkommen die Herrschaft genommen und sie mir anvertraut. Mich hat er zum König über sein Volk Israel eingesetzt, und ihm zu Ehren will ich auch künftig tanzen.«

*2. Samuel 6,21; HFA*

**Wir fürchten doch alle die Kritik von Michal. Oft sind wir sogar unsere eigenen Michals. David fürchtete und ehrte Gott mehr als Menschen. Seine körperliche Selbstsicherheit begründet er mit der Erwählung Gottes.**

**David drückt über seinen eigenen Körper große Dankbarkeit aus:**
»Herr, ich danke dir dafür, dass du mich so wunderbar und einzigartig gemacht hast!«

*Psalm 139,14; HFA*

**Von allen Arten der Heilung ist vielleicht die wichtigste, dass Gott unser Selbstbild heilt, dass wir uns so sehen, wie er uns sieht, befreit vom Zwang, jemand zu sein, der ich nicht bin und niemals sein soll.**

Was hat ein gutes Selbstgefühl, das Bewohnen meines Körpers nun mit Sexualität zu tun? Zur Einheit von Körper, Seele und Geist gehört Sexualität unbedingt dazu – wir sind durch und durch sexuelle Wesen. Ein gutes Selbstgefühl bedingt daher, sich selbst und seinen Körper anzunehmen und damit auch seine Geschlechtlichkeit und die dazugehörigen Triebe. Das bewirkt eine gesunde Identität als Frau oder Mann. Wenn wir uns im Körper nicht wohlfühlen oder kein Bewusstsein für die sexuellen Aspekte von Weiblichkeit und Männlichkeit haben, fühlen wir uns nicht frei im Sex. Dann freunden wir uns weder mit der eigenen Geschlechtlichkeit an, noch finden wir die Geschlechtlichkeit des anderen attraktiv.

Ich sollte mich gut damit fühlen, als Mann einen Penis und als Frau Brüste, Vulva, Vagina und Gebärmutter zu haben. Ich sollte ohne Scham die Geschlechtsteile benennen können, sollte darüber Bescheid wissen, wie alles »da unten« funktioniert, und ich sollte eine Wahrnehmung entwickeln für mein Geschlecht beim Gehen, Sitzen, Duschen, auf der Toilette etc.

In der Verführung und dem Geschlechtsakt sich gegenseitig gerne seinen Körper zu zeigen, bedeutet die Scham voreinander zu verlieren, die uns seit dem Sündenfall plagt. Mit einem alten Wort ausgedrückt: Beim »Beiwohnen« uns selbst bewohnen zu wollen und uns gerne bewohnen zu lassen.

Sexuelles Selbstvertrauen ist wichtig, um seine sexuellen Bedürfnisse in der Ehe zu stillen. Ohne sexuelle Selbstsicherheit kann ich oft kein sexuelles Begehren spüren und habe in der Folge gar nicht das Bedürfnis nach Sex – oder ich will keinen Sex haben, weil ich mich in meinem Körper unwohl fühle und ihn verachte. Auch werten Frauen Liebe und Triebe unterschiedlich. Sie denken, Liebe sei edler und Sex als Trieb minderwertiger. Laut den Hirnforschungen von Helen Fisher ist die romantische Liebe, sprich die Verliebtheit, ebenso ein Trieb und kein Gefühl.[42] Frauen sagen beispielsweise, »Männer wollen nur das Eine« und meinen, Sex sei keine legitime Form von Liebe. Sex ist eher die Liebesform der Männer, romantische Liebe oft die Liebesform der Frauen. Doch beide Triebe stehen sich gleichberechtigt gegenüber. Wenn Frauen über körperliche Liebesbezeugungen ihres Mannes oft mit einem verächtlichen Unterton sagen, der will nur Sex, dann ist damit die Liebe des Mannes bereits hinterfragt und er in seinem sexuellen Selbstwert abgewertet und gekränkt.

Aber man könnte sagen, Liebe und Sex brauchen Gefühle. Wenn Männer ohne sexuelles Selbstvertrauen sind und keinen guten Zugang zu sich und ihren Gefühlen haben, können sie ein unstillbares Verlangen nach Sex spüren, weil Zärtlichkeiten ihnen nichts sagen. Die Verbundenheit mit der Partnerin spüren sie dann nur im Geschlechtsverkehr. Für sie ist Nahesein und Sex dasselbe. Umgekehrt können Frauen lernen, dass Sex genau diese Bedeutung für sie bekommen kann, nämlich dem anderen nahe zu sein.

Wenn wir spüren, dass wir kein gutes sexuelles Selbstvertrauen besitzen, könnte unsere sexuelle Lerngeschichte ein wichtiger Schlüssel dafür sein. Wir können uns ein paar Fragen stellen und auch einige Notizen dazu zu machen. Wie entdeckte ich erstmals meine Sexualität? Wie gingen meine Eltern oder andere Personen damit um? Welche Erlaubnis und welche Tabus gab es? Was sind meine guten und schlechten Erfahrungen? Mithilfe einer solchen Reflexion lässt sich oft erkennen, was mich daran hindert, mich freudig auf die eigene Sexualität einzulassen. Zu einem guten Bezug zum eigenen Körper zu gelangen, der es mir möglich macht, sexuelle Selbstsicherheit zu erlangen, ist ein gutes Ziel. Ein Schritt in diese Richtung kann es auch sein, die Worte, die der König David betete, ganz bewusst laut auszusprechen:

> »Herr, ich danke dir dafür, dass du mich so wunderbar
> und einzigartig gemacht hast!«
>
> *Psalm 139,14; HFA*

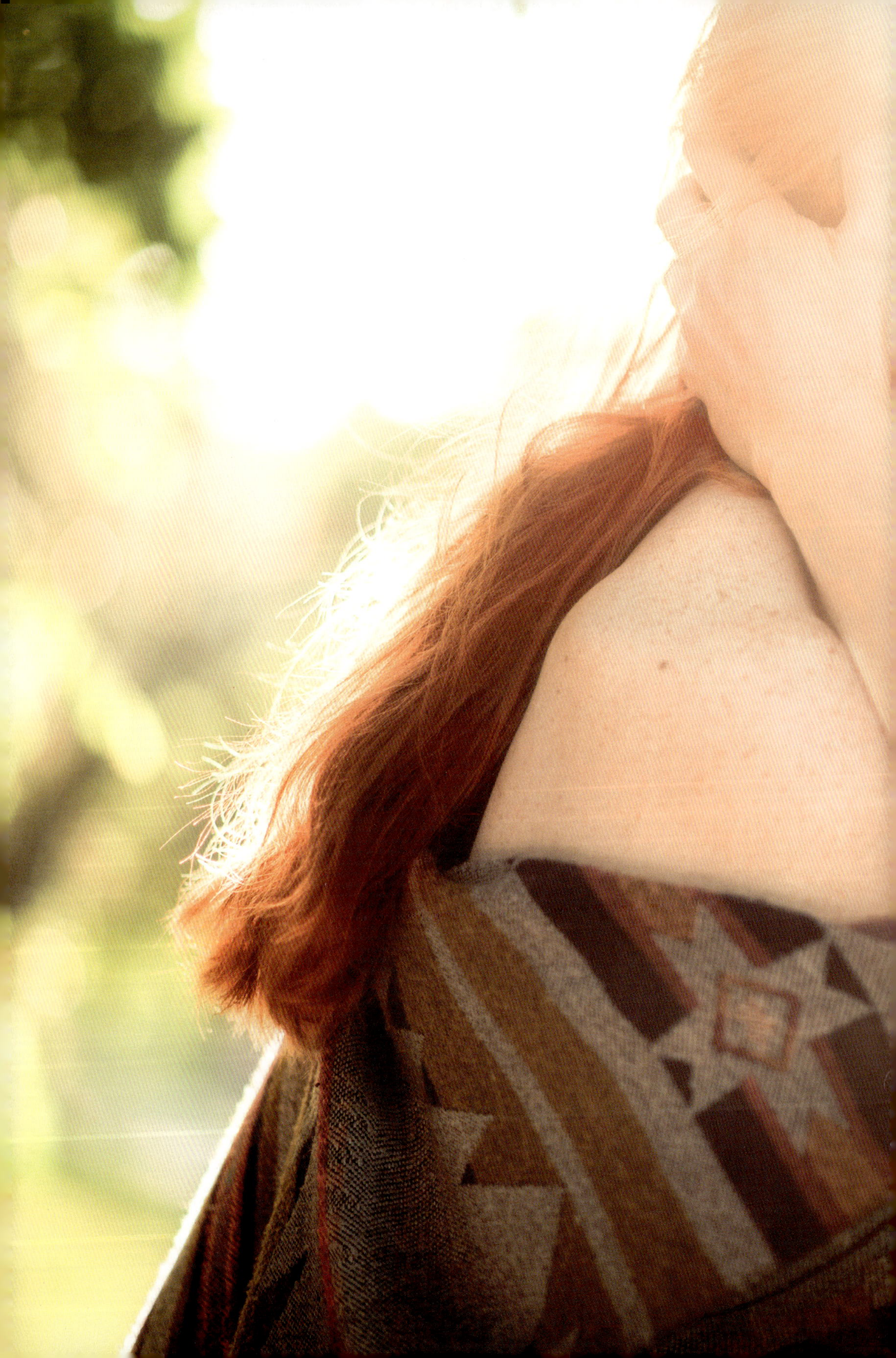

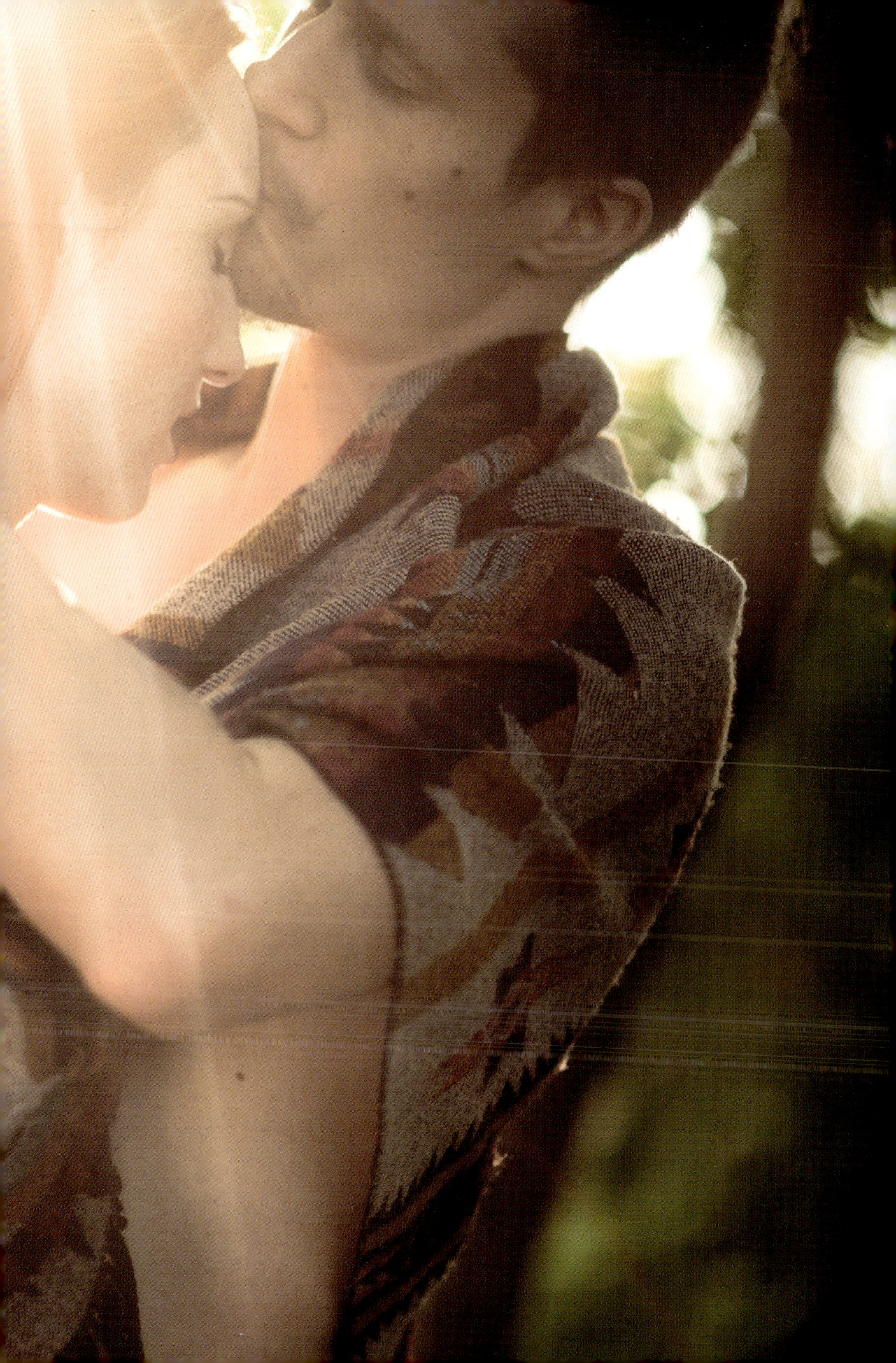

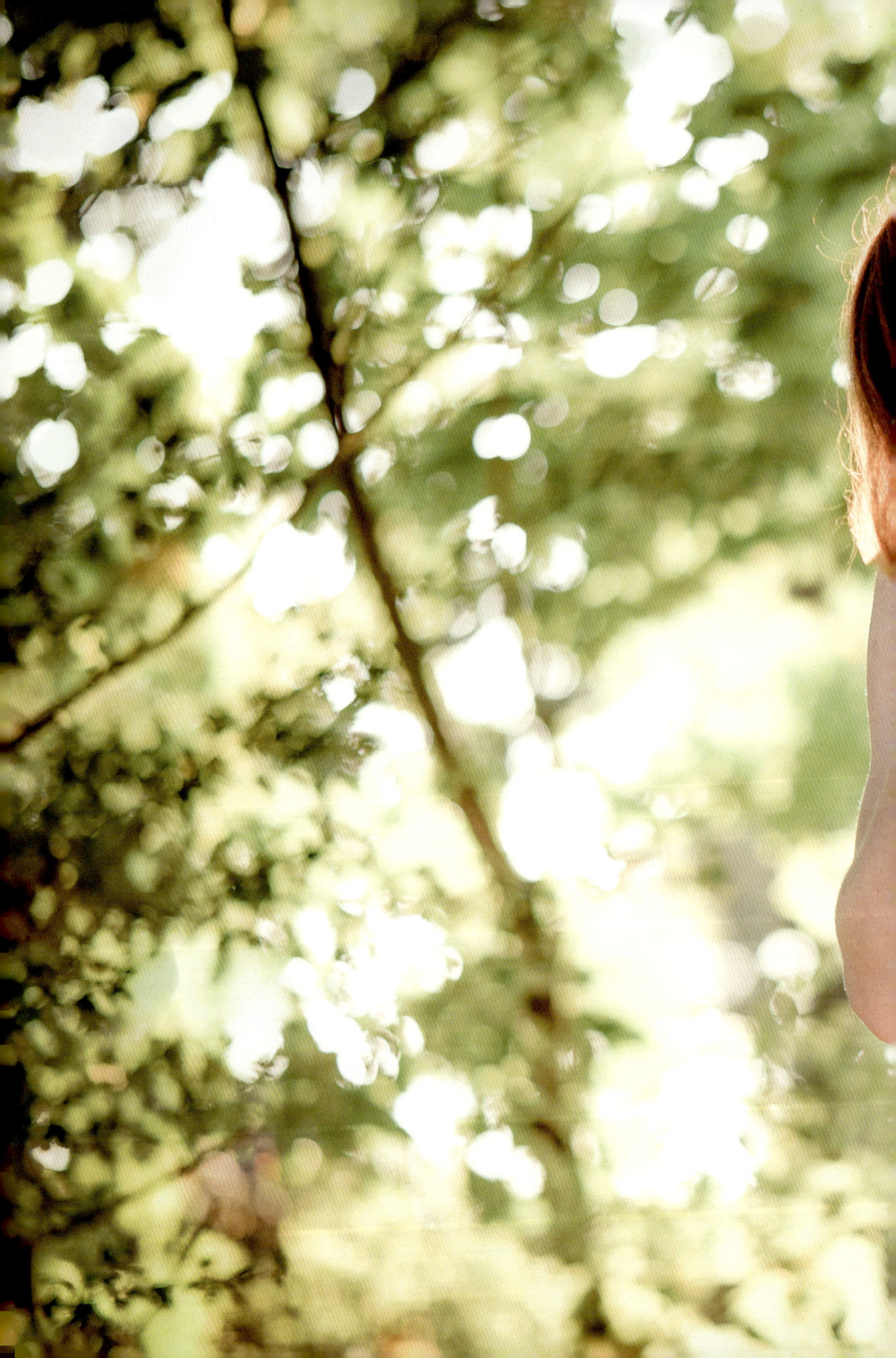

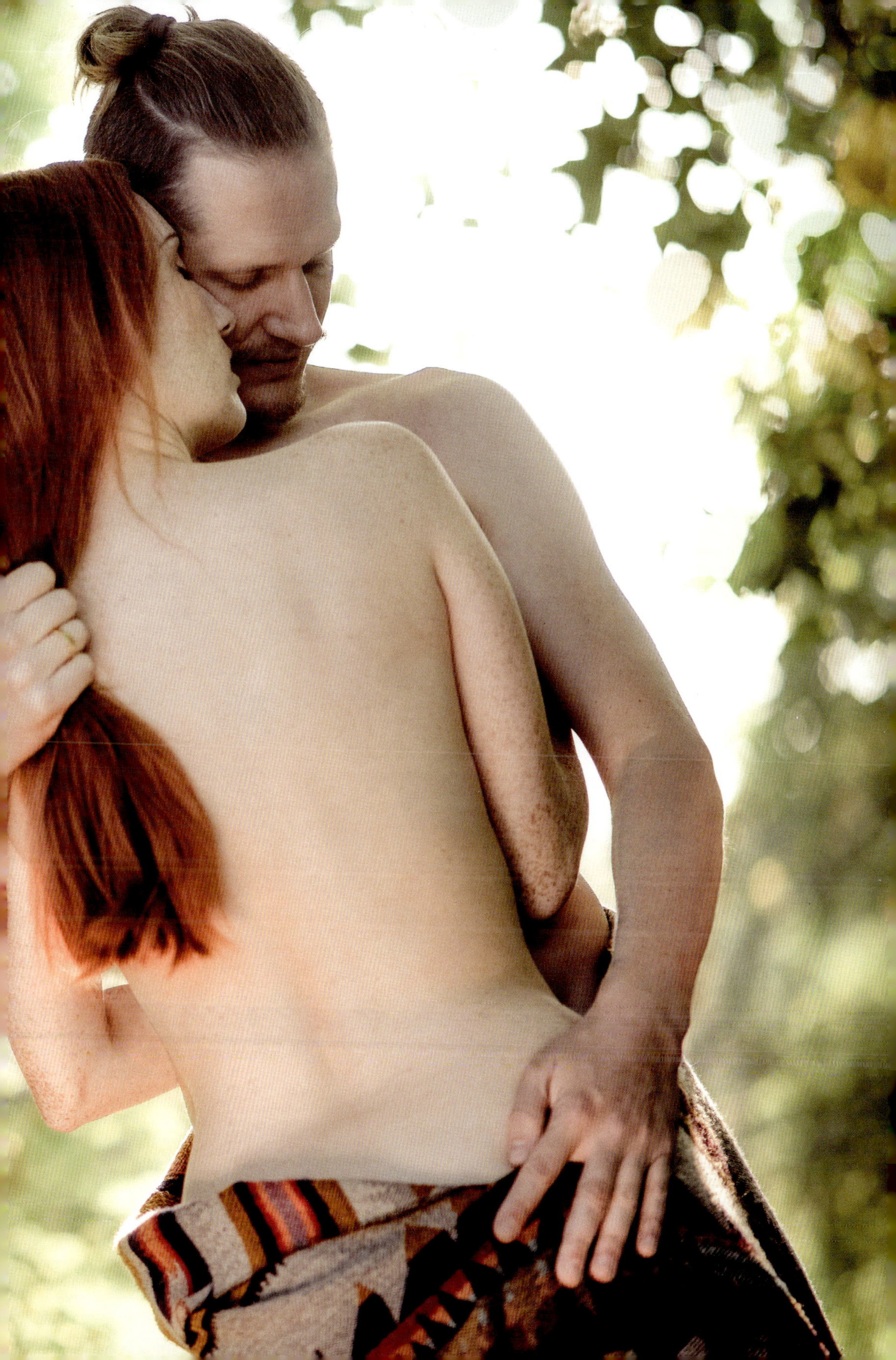

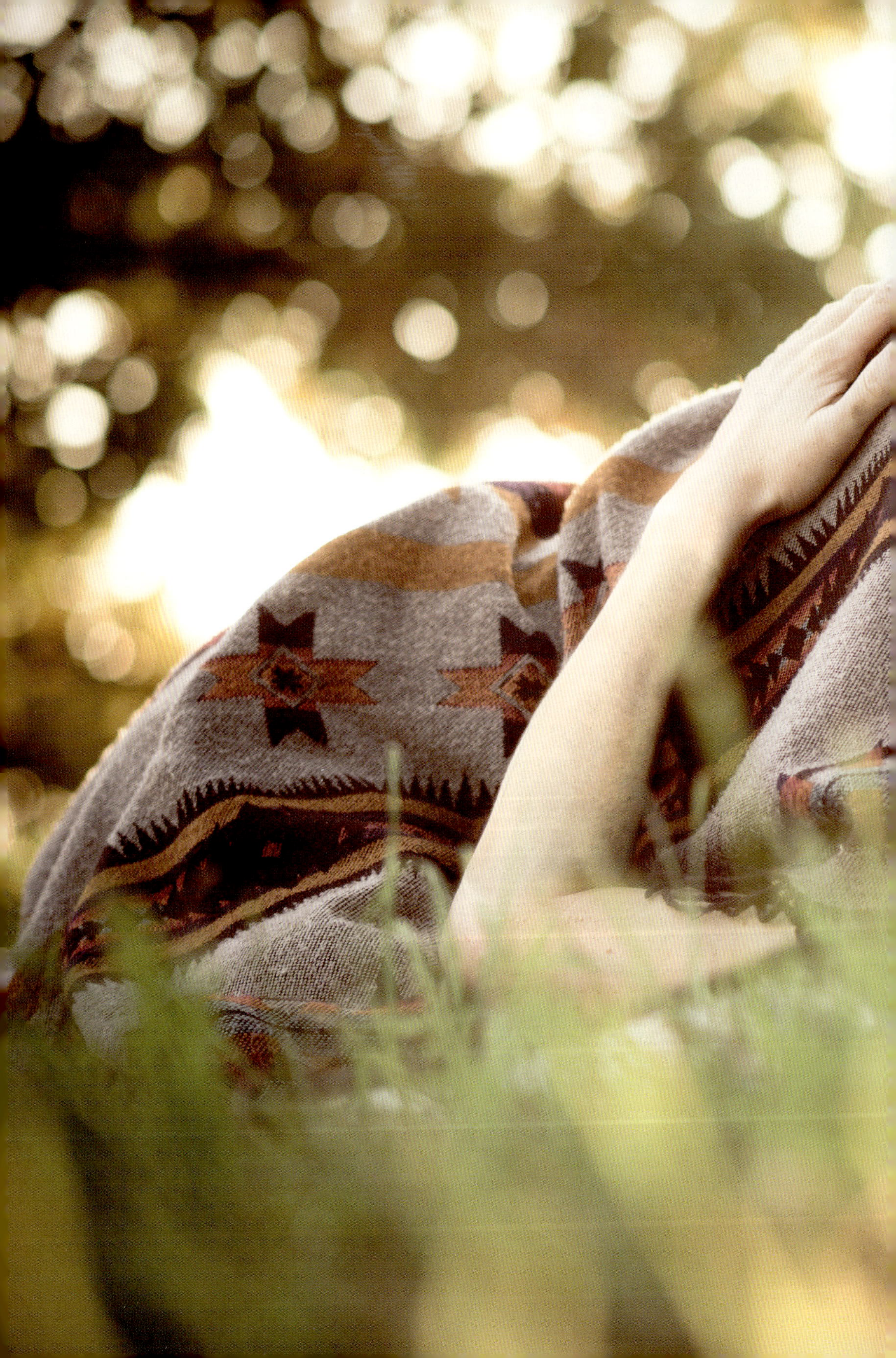

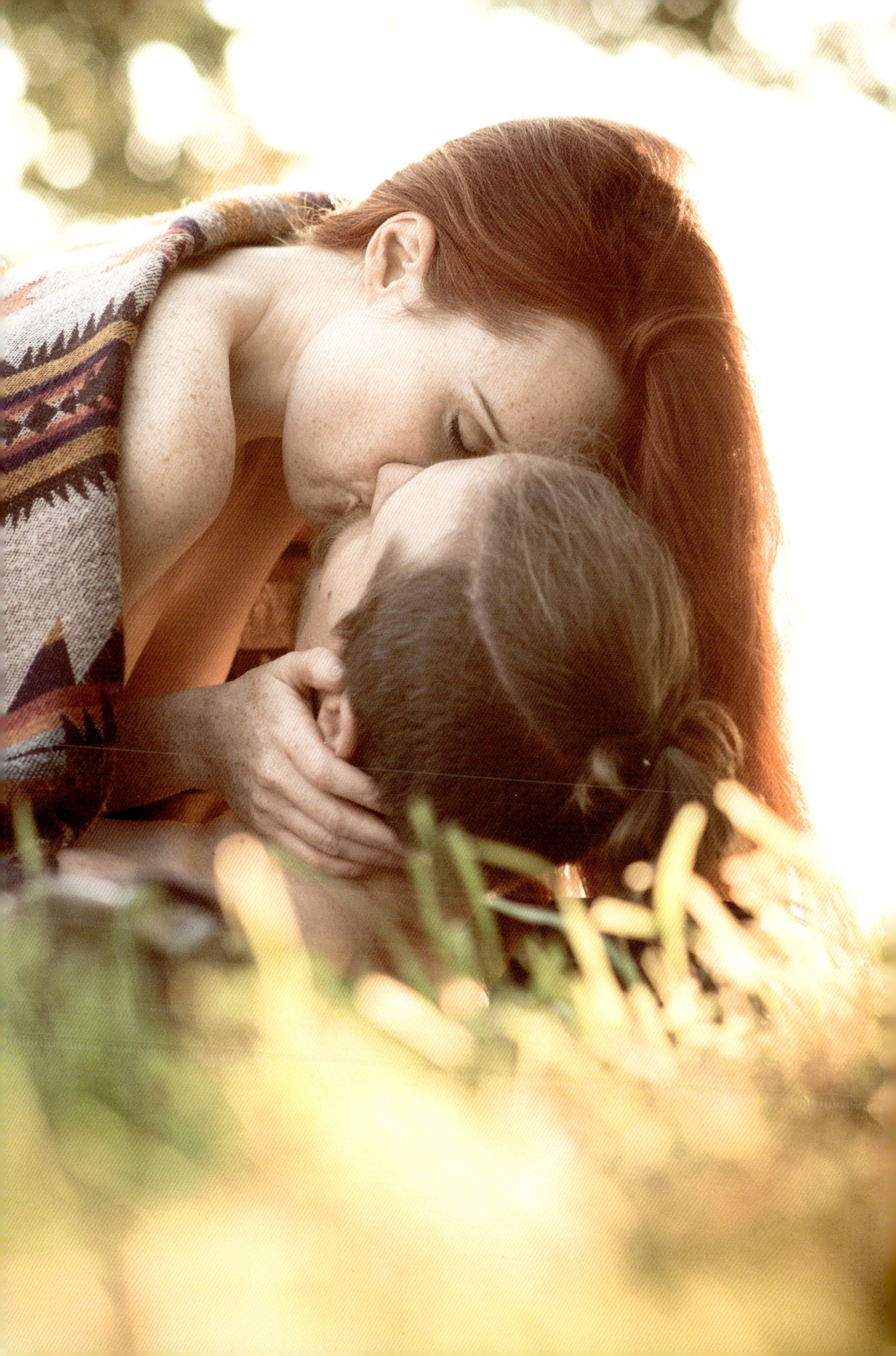

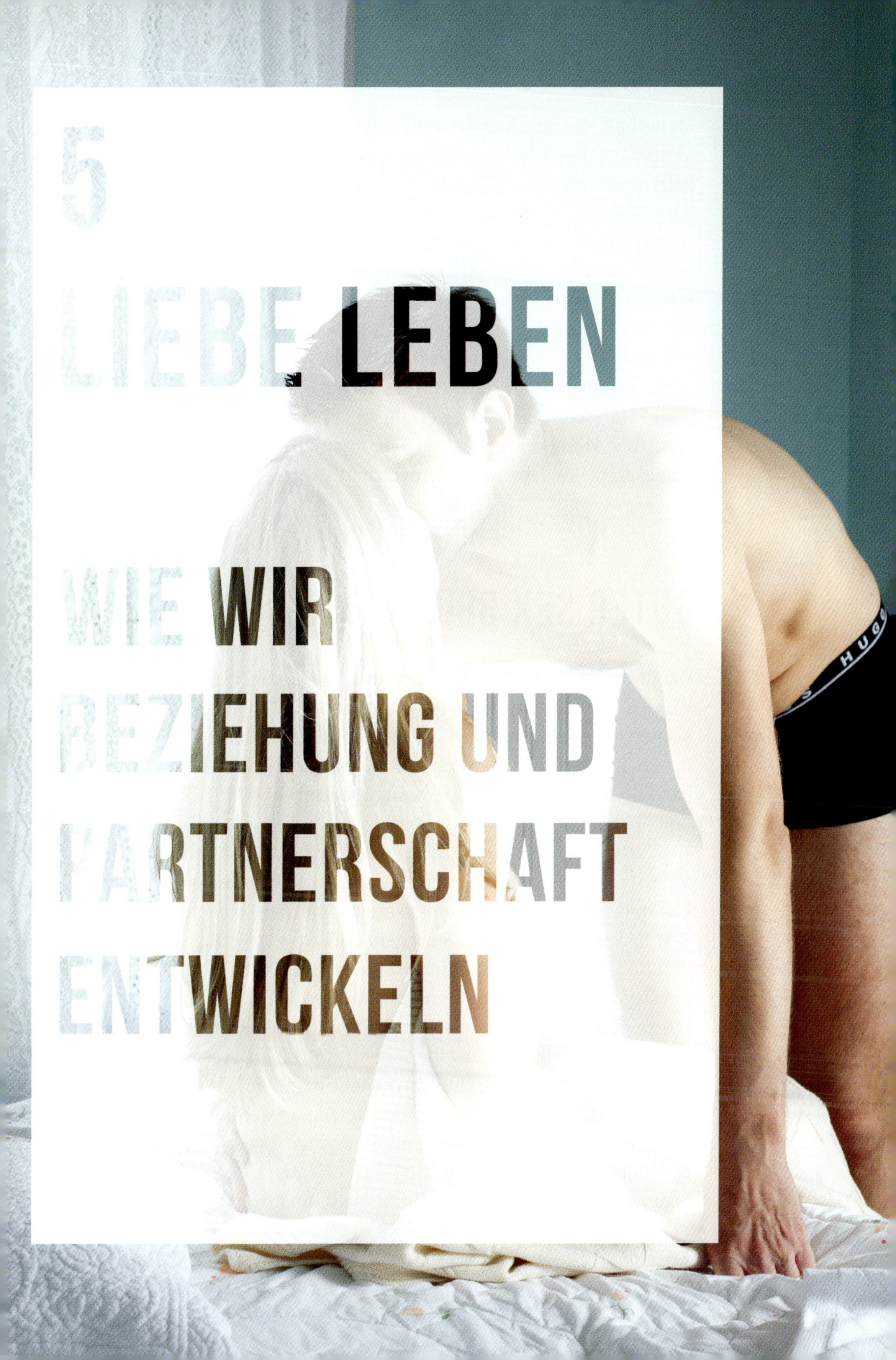

# 5

# LIEBE LEBEN

## WIE WIR BEZIEHUNG UND PARTNERSCHAFT ENTWICKELN

Menschen, die in einer festen Beziehung leben, haben mehr Sex als Menschen, die nicht in einer festen Beziehung leben. Und sie sind auch zufriedener mit ihrem Sexleben. Es gibt Studien, die das belegen.[43] Eine gute, feste Beziehung wirkt sich also positiv auf unser Sexleben aus. Das ist gut zu wissen. Denn die Medien oder auch unsere eigenen Vorstellungen vermitteln uns oft etwas anderes: Sex sei dann spannend und erfüllend, wenn man sich immer wieder mal einen neuen Sexpartner suche. Das Gegenteil ist der Fall. Erfüllend wird Sex dann, wenn er in einer tragfähigen, festen Beziehung stattfindet. Daher ist Beziehungspflege auch Sexpflege! Aus diesem Grund habe ich mich entschlossen, ein Kapitel in diesem Buch auch der allgemeinen Beziehungspflege zu widmen: Wie können wir unsere Liebe in einer Partnerschaft leben? Und umgekehrt: Wie leben wir Partnerschaft so, dass sie unsere Liebe trägt?

## GUTER SEX BEGINNT VOR DER EHE

Damit meine ich nicht, dass man vorher sexuelle Erfahrungen braucht. Was ich damit meine, ist, dass guter Sex *in* der Ehe voraussetzt, seinen Körper zu kennen und zu lieben, seine Persönlichkeit zu kennen und zu lieben und den Liebespartner zu kennen und zu lieben. Das bedingt einen Entwicklungsprozess, der weitgehend schon *vor* der Ehe stattfindet und über die Dauer der Ehe anhalten sollte.

Wie wir den eigenen Körper kennen und lieben lernen, habe ich im ersten Kapitel dieses Buches ausgeführt. Seine eigene Persönlichkeit und die des Liebespartners kennenzulernen, braucht eine gewisse Zeit. Doch wie lernt man sich denn richtig gut kennen? Indem man Zeit miteinander verbringt in den unterschiedlichsten alltäglichen Lebenslagen, die einem die Handlungsweisen und Reaktionen des anderen zeigen. Indem man miteinander über sich selbst spricht, einander fragt und mitteilt, wie es einem geht, was einen beschäftigt und was einen nervt und ärgert. Und ganz wichtig, indem wir uns mit unserer Persönlichkeitsstruktur auseinandersetzen. In der Beratung mache ich vor allem mit jungen Menschen gerne einen Typen- und Stärkentest, der ihnen Erkenntnisse über sie selbst offenbart, derer sie sich in ihrer eigenen Wahrnehmung oft nicht bewusst sind.

Doch was wir für eine gelingende Beziehung noch viel mehr brauchen als Kenntnis übereinander, sind grundlegende Fähigkeiten wie Selbstkontrolle und Verantwortung. Verzicht und Anstrengung, die Bereitschaft, auch einmal Opfer zu bringen, gehören zu den Aufgaben, die jeder Mensch zu lernen hat. Ohne sie bleiben wir auf uns selbst bezogene Menschen, die nicht wirklich beziehungsfähig werden. Diese Fähigkeiten lernen wir vor allem in der Familie. Mit ihrem Umgangsstil haben Eltern einen ganz prägenden Einfluss darauf, ob junge Menschen lernen, sich selbst zu kontrollieren und Verantwortung für ihr Tun zu übernehmen oder nicht. Jugendliche sollten respektvoll darin angeleitet werden, dass sie selbst entscheiden und Verantwortung tragen können und auch müssen, anstatt sie zu unreflektiertem Gehorsam zu erziehen oder sie einfach gewähren zu lassen. Diese guten Fähigkeiten sind auch die beste Grundlage für einen verantwortungsvollen Umgang mit Sexualität, wenn die eigenen Triebe erwachen. Denn ja, es gibt ein »zu früh« bei der Aufnahme sexueller Beziehungen. Junge Leute sollten dies vor allem bedenken, wenn sie noch keine Aussicht auf eine berufliche Tätigkeit und Selbstständigkeit haben, wenn die Loslösung von den Eltern in vollem Gange ist, sie die Tragweite einer sexuellen Beziehung vielleicht noch nicht realistisch einschätzen können und sie unter einem großen Gruppendruck der Gleichaltrigen stehen. Eltern sollten sich nicht scheuen, ihre klare Haltung zu diesen Fakten ihren noch nicht volljährigen Kindern darzulegen und mit ihnen darüber zu sprechen. Gut gelebte Sexualität hat eben nicht nur mit »sexueller Aufklärung« zu tun, sondern mit der Gesamtheit der Dinge, die wir durch die Erziehung vermittelt bekommen sollten. Gute Gewohnheiten, sich etwas zuzumuten, sich einer Aufgabe zu fügen, innerlich etwas zu besitzen und sich reich zu fühlen und eben auch warten zu können auf die Befriedigung eines Bedürfnisses oder Wunsches. Erst diese Fähigkeiten machen es überhaupt möglich, dass Verzichten leicht wird. Manfred Lütz, deutscher Arzt und Theologe, sagt dazu: »Wer nicht auf Sex verzichten kann, ist nicht ehefähig.«[44] Selbstkontrolle und Verantwortung für das eigene Tun gehen vor allem deshalb zunehmend verloren, weil die Eltern es nicht fördern und fordern.

Wenn wir eine gute, feste Partnerschaft führen wollen, sollten wir gelernt haben, Unangenehmes zu ertragen und mit Enttäuschungen fertigzuwerden. Wir sollten gelernt haben, Verantwortung so zu übernehmen, dass wir uns in jeder Situation fragen: Darf ich das, will ich das, kann ich das? Wir sollten über uns selbst Herr und Frau sein können. Diese Auseinandersetzung mit sich selbst muss schon vor der Ehe stattfinden. Die langjährige Erfahrung in der Paarberatung zeigt: Wer mit sich selbst in dieser Form keinen Frieden schließen kann, der schafft es in der Regel nicht, dem Liebespartner zu vertrauen, sich ihm hinzugeben und mit ihm in Frieden zu leben. Immer wieder berate ich Paare, die geheiratet haben, ohne einen tiefergehenden Kennenlernprozess durchlebt zu haben, weder vor noch in der Ehe. Wer seinen Körper und seine Sexualität ablehnt, sich nicht mit sich selbst – seinen Gefühlen und Verhaltensweisen – auseinandersetzt, wer es nicht schafft, vergebend und loslassend zu leben, wird es schwer haben, guten Sex zu erleben. Und in der Folge wird es auf Dauer schwierig, sich geborgen und sicher zu fühlen und überhaupt Sex zu wollen.

Der Trauschein allein ist keine Garantie für guten Sex. Guter Sex braucht Sicherheit im viel weiteren Sinne. Er braucht eine tiefe innere Verbundenheit, den Wunsch, sich nahe zu sein und sein inneres und äußeres Leben miteinander zu teilen. Der beste Weg dahin ist, viel miteinander zu reden. Sich mit sich selbst und dem Liebespartner zu beschäftigen und darüber zu reden. Sich tief kennenzulernen und sein geistiges und geistliches Leben zu teilen. Vor allem aber auch, viel über Sex zu reden, zu lesen und sich zu informieren. Miteinander zu lernen, wie wir als sexuelle Wesen funktionieren, wie wir mit Sex umgehen können, wie wir zu persönlicher Reife kommen und sexuelle Verantwortung übernehmen.

Hohe Erwartungen und wenig Informationen garantieren großen Frust. Paare, die mit sich selbst noch nicht recht erfahren sind, erwarten oft mit der Heirat ein sexuelles Gefühlsfeuerwerk, das dann ausbleibt. Wenn Partner sich über Sex informiert haben, sind sie darauf vorbereitet, dass man Geschlechtsverkehr, der für beide befriedigend ist, erst üben muss. Wenn Partner außerdem gelernt haben, sich mit Geduld und Ausdauer auf etwas Neues einzulassen, auch wenn es anfangs nicht perfekt ist, dann steht einem gemeinsamen sexuellen Lernweg in aller Unbefangenheit nichts im Wege. Es kann gut und gerne ein Jahr dauern, bis man ein »eingespieltes Team« ist. Wer offen, ohne überhöhte Erwartungen und mit Neugier ausprobiert, wird trotzdem viel Spaß haben. Wichtig ist, dass man sich die Zeit dafür nimmt und auch dann dranbleibt, wenn zum Beispiel schon bald durch Schwangerschaft und ein Kind der Lernprozess unterbrochen sein kann.

Auch schlechter Sex beginnt schon vor der Ehe. Früh sexuelle Erfahrungen zu sammeln, während die Entwicklung der eigenen Persönlichkeit der inneren Reife noch »hinterherhinkt«, ist für guten, erfüllenden Sex nicht unbedingt zuträglich. Sexuelle Erfahrungen vor der Ehe garantieren weder besseren Sex noch automatisch einen Lernprozess. Eine innere Reife, eine gute Selbstkontrolle und ein verantwortlicher Umgang mit Sex sollten Hand in Hand gehen.

Junge Menschen und Paare brauchen die Erkenntnis, dass Sexualität sich laufend entwickelt, dass sie Neugier und Entdeckungslust braucht, dass Sex in jeder Lebensphase wieder gelernt und umgelernt werden kann. So hat Sexualität die Chance, Jahrzehnte zu überdauern und sich fortwährend zu verändern. Erst jahrelange Vertrautheit mit sich selbst und dem anderen macht neue Aspekte und Variationen von Sexualität möglich.

# DIE LIEBE ZWISCHEN MANN UND FRAU

> »Drei Dinge sind mir rätselhaft, und auch das Vierte verstehe ich nicht: der Flug des Adlers am Himmel, das Schleichen der Schlange über einen Felsen, die Fahrt des Schiffes über das tiefe Meer und die Liebe zwischen Mann und Frau!«
>
> *Sprüche 30,18.19; HFA*

Die Liebe zwischen Mann und Frau, das gegenseitige Verständnis, das Ergänzen des jeweils anderen und das funktionierende Zusammenspiel von beiden ist tatsächlich ein Geheimnis. Frauen und Männer sind so unterschiedlich, dass eine funktionierende Beziehung zwischen beiden manchmal einem Wunder gleicht. Während der Mann für seine Frau oft wie ein aufgeschlagenes Buch ist, kann die Frau umgekehrt ihrem Mann selbst nach vielen Ehejahren noch wie ein Buch mit sieben Siegeln sein. Und nicht nur das: Manche Frauen sind mit all den verborgenen Wünschen und den oft komplizierten Verflechtungen von Gedanken und Gefühlen nicht nur ihren Männern ein Rätsel, sondern auch sich selbst. Manche Frauen sind sich selbst noch nicht richtig auf die Spur gekommen, weder ihren Wünschen und Begabungen noch ihrem ureigenen Wesen als Frau. Im ersten Kapitel habe ich die Annahme zugrunde gelegt, dass der Schlüssel zu erfüllendem Paarsex in der Selbstwahrnehmung der Frau und in der Entdeckung ihrer eigenen Sexualität liegt.* Ich denke noch weitergehend, dass diese Selbstentdeckung der Frau nicht nur der Schlüssel zum Sex, sondern zum Gelingen der Paarbeziehung überhaupt ist.

Forschungen, aber auch meine Beratungserfahrung, legen nahe, dass eine Paarbeziehung vor allem dann glücklich ist, wenn die Frau mit sich selbst glücklich sein kann. Natürlich gibt es keine Regel ohne Ausnahmen, aber viele Männer haben ein lockeres, gutmütiges Wesen, sehen über vieles hinweg, sind nicht unbedingt nachtragend und haben auch keine überzogenen Erwartungen. Sie sind eigentlich ganz zufrieden mit sich und der Welt. Eine im Fachblatt *Journal of Marriage and Family* veröffentlichte Studie[45] besagt, dass über das Eheglück vor allem die Frau entscheidet. In dieser Studie wurde erforscht, wie zufrieden lang verheiratete Paare mit ihrer Ehe sind. Zusammenfassend kann gesagt werden, dass, solange die Frau glücklich ist, alles gut ist. Und dass *ihre* Unzufriedenheit sich stärker auf die Paarbeziehung auswirkt als *seine*. Für die Zufriedenheit der Frau wiederum ist nicht primär der Mann zuständig, sondern sie selbst muss in sich Zufriedenheit finden. Was meiner Erfahrung nach ein hartes Stück Arbeit für die Frau bedeutet. Nicht selten sitzt in meiner Beratung eine vermeintlich zu Recht von ihrem Mann enttäuschte Frau, die sich anfänglich weigert, ihre zutiefst eigene Unzufriedenheit und ihren Nörgelmodus einzugestehen und anzugehen. Ein erster Schritt, um aus diesem Zustand herauszukommen und den inneren Seelenfrieden zu finden, kann darin bestehen, dass die Frau sich über das eigene Wesen und über ihre eingenommene Lebensrolle klar wird. Darüber hinaus sollte sie ihre Gaben entdecken und ausleben können, indem sie sich entsprechende Aufgaben sucht. Ein solcher Selbstfindungsprozess begleitet einen ein ganzes Leben lang, ist wie das Leben dauernd im Fluss und kann sich verändern. Ungeahnte Fähigkeiten, Möglichkeiten und Gelegenheiten können sich entwickeln.

---

* Siehe im Kapitel »Sich das Begehren erschließen«.

Entscheidend für einen solchen Prozess ist es, gute Weggefährten zu haben, die einen von einem Schritt zum nächsten begleiten. Das können inspirierende Freunde ebenso sein wie Fachpersonen.

Bei einem Paar in meiner Beratung war es offensichtlich, dass diese junge, begabte, gut ausgebildete und kompetente Frau »wie mit angezogener Handbremse« lebte. Ihr Mann war einige Jahre älter als sie und war spät Vater geworden. Er hatte klare biblisch geprägte Vorstellungen von ihren jeweiligen Rollen in der Ehebeziehung und Familie, welche die junge Frau ebenfalls teilte. Das verleitete sie zu dem Verhaltensmuster, sich dauernd zurückzunehmen, obwohl sie viel hätte beitragen können. Sie schien mit ihren Begabungen viel von dem zu haben, was ihrem Mann fehlte und was er als Ergänzung dringend gebraucht hätte, um sein eigenes Potenzial ausschöpfen zu können. Doch sie befürchtete, ihren Mann in seiner Rolle als »Vorsteher« zu kränken. Die Folge war, dass die beiden sich gegenseitig blockierten.

Frau und Mann müssen zusammen die Schätze in der Frau hervorholen, um gemeinsam zur Bestform auflaufen zu können. Es ist nämlich nicht so, dass jede Frau von sich aus wüsste, was für Kräfte in ihr stecken. Frauen brauchen Förderung, Motivation und Ansporn zur Entwicklung. In erster Linie von Vätern, Ehemännern, Mentoren, aber auch von Frauenvorbildern. Wenn Männer ihre Frauen ermutigen und fördern, ihr Potenzial zu entdecken und stark zu sein, werden sie *das* Geheimnis von Beziehung entdecken, das ihnen sonst verschlossen bleibt, nämlich, dass auch sie nur mit der Frau gemeinsam an ihre persönliche Spitze gelangen. Damit meine ich nicht einfach die Leistungsspitze, sondern den Gipfel des Glücks.

Der emeritierte Psychiatrieprofessor Irvin D. Yalom sagt über die Liebesbeziehung: »Es besteht ein gewaltiger Unterschied zwischen Verliebtsein und Lieben. Wenn man liebt und nicht einfach verliebt ist, versucht man so zu leben, dass man im anderen immer wieder Neues zum Leben erwecken kann.«[46] Der über 80-jährige Yalom lernte seine Frau kennen, als er 15 Jahre alt war. Er war es, der sie anspornte, neben der Familie ihre eigene Karriere als Forscherin zu verfolgen. Im bewegenden Filmportrait über sein Leben »Yaloms Anleitung zum Glücklichsein« sehen wir ein Paar, dem es gelungen ist, sich schon seit über sechs Jahrzehnten gegenseitig diese Inspiration zu sein.

Seit Jahren beschäftigt mich die Frage, welche innere Haltung nötig ist, damit sich Mann und Frau versöhnen und in ihre ursprüngliche Bestimmung kommen können. Die Männer haben den Auftrag zu lieben verlassen, die Frauen den Auftrag zu ehren. Damit sind die Geschlechter verstrickt in gegenseitigen Vorwürfen, einander nicht zu geben, was ihnen vermeintlich zusteht. So kommen sie aber nicht in eine sich gegenseitig wertschätzende Partnerschaft. Wie wird es möglich, dass die Geschlechter die Hartherzigkeit, von der Jesus in Markus 10,5 spricht, überwinden können?

Gemeinsam hat das Paar die Aufgabe, sein Leben, sein Lieben in die Hand zu nehmen – und etwas dafür zu tun. Die Hauptberufung eines Paares ist es, einander zu begleiten auf gleicher Augenhöhe. Es geht darum, im geliebten Gegenüber das zu ehren, was auch in mir selbst ist. Nachdem laut dem Schöpfungsbericht der Bibel Gott aus der Rippe des Mannes die Frau schuf, er den Menschen in Mann und Männin »teilte«, spricht der Mann: »Diese endlich ist Gebein von meinem Gebein und Fleisch von meinem Fleisch« (1. Mose 2,23). Damit drückt der Mann die Haltung aus, in ihr, der Männin, zu ehren, zu würdigen und wertzuschätzen, was auch in ihm ist. Nämlich das Gleiche, einfach in einer weiblichen Form.

Diese Haltung der Verbundenheit und Gleichheit in aller Verschiedenheit macht tiefe Gemeinschaft möglich. Sie befähigt dazu, sich Gegenüber zu sein, sich selbst zu teilen, mitzuteilen, mit einer gewissen Intensität zu kommunizieren, zu der auch konstruktive Auseinandersetzungen gehören. Jede Form intimer und intensiver Kommunikation lässt ein Paar sich gegenseitig zu engen Vertrauten werden. Sex schließlich ist die intimste Form von Kommunikation. Deshalb scheitern viele Paare, die nicht miteinander sprechen können, auch in ihrer Sexualität.

Wir haben gesehen, dass infolge des Sündenfalls und der Erkenntnis des Guten und Bösen auch die Selbstwahrnehmung des Menschen völlig verändert wurde. Fortan sieht er sich selbst in seiner Zerbrochenheit und befindet sich in einer Trennung von Gott. Wieder möglich wird eine Beziehung zu Gott allein durch Gnade in der Person von Jesus, indem wir daran glauben, dass in ihm die Sünde überwunden ist. Diese Gnade Gottes macht Zerbrochenes wieder heil. Und es ist meine tiefe Überzeugung, dass diese gleiche Kraft der Gnade auch den Selbstwert der Geschlechter wiederherstellt. Die Gnade macht es möglich, dass eine Frau ihr »Frausein« liebt und deshalb den Mann als Mann lieben kann und umgekehrt. Ein Paar findet sich, wenn die Frau zu sich als Frau findet, der Mann zu sich als Mann.

# GEBEN UND NEHMEN

Eine Beziehung ist geprägt von Austausch, von Geben und Nehmen. Sex ist auch da die intimste Form von Geben und Nehmen. Wir geben einander, wir verschenken uns, wir empfangen einander. Die Grundvoraussetzung von Geben ist immer die Freiwilligkeit. Unfreiwilliges Geben hingegen ist nicht nur mit Nehmen verbunden, sondern mit dem Fordern des anderen, mit Befehlen, Nötigen, Beanspruchen. Gott stellt von allem Anfang her klar, dass eine Beziehung vom Menschen zu ihm völlig freiwillig ist. In dieser Beziehung beschreibt die Bibel Gott als den Liebhaber der Braut, der liebt und auch leidet, wenn diese Liebe nicht erwidert wird (zum Beispiel in Hosea 2). Auch wenn diese Liebesgeschichte geprägt ist von Enttäuschungen und Schuld, ist Gottes Liebe größer als seine Eifersucht und sein Zorn. Gott liebt freiwillig und bedingungslos. Eine Paarbeziehung, wie sie Gott von Anfang an erdacht hat, beruht in der Herzenshaltung auf dieser vollkommenen Freiwilligkeit. Freiwillig zu geben und freiwillig anzunehmen. Es gibt nichts, das ich in einer Ehebeziehung an innerer Zugewandtheit erzwingen könnte. In der Beratung sehe ich oft Paare, die, obwohl nicht geschieden, sich längst innerlich verlassen haben, indem sie von dieser Freiwilligkeit Gebrauch gemacht haben. Sie sind zwar noch da, aber nicht mehr bereit, emotional erreichbar zu sein, sich zu investieren, von sich zu geben, und auch nicht mehr bereit, irgendetwas vom anderen anzunehmen.

Am deutlichsten sehen wir das Verhalten des Menschen bezüglich Geben und Nehmen beim Geld. Was haben Geld und die Beziehung von Mann und Frau miteinander zu tun? Geld ist eine der stärksten Antriebskräfte in uns, welche die Motivation bestimmen und oft auch die Beziehung. Sex, Geld und Macht, alle drei funktionieren mit Geben und Nehmen.

Wenn Paulus in 2. Korinther 8f über das Geben spricht, betont er die Freiwilligkeit, er spricht von Bereitwilligkeit und Freude ohne Zwang*. Und ebenso spricht er von der Dimension des Gebens als »Sich-selbst-Geben«**. Es ist für uns Menschen sehr schwer, zwischen »sich selbst

* Vgl. 2. Korinther 9,7.

** Vgl. 2. Korinther 8,5.

geben« und »sich verleugnen« zu unterscheiden. Wir finden wenige Vorbilder an Paaren, die sich beide einander geben und trotzdem sie selbst bleiben und sich erlauben, stark zu sein.

## DIE PORTION KATASTROPHE

Was tun wir, wenn uns auf unserem Eheweg eine Beziehungskatastrophe ereilt? Da sind Belastungen von früher, die uns die sexuelle Begegnung schwer machen. Auf einmal sind Pornos im Spiel, eine Sucht, ein Seitensprung. Falls Sie mit einem dieser Szenarien konfrontiert sind, dann mache ich Ihnen Mut: Das muss nicht das Ende einer Beziehung bedeuten. Wenn Sie sich als Paar auf den Weg machen, offen darüber zu reden, dann haben Sie den ersten Schritt aus der Krise schon getan. Echte Liebe ist tragfähig und kann sogar tiefe Krisen überstehen.

> Wir sollten in der Ehe Probleme in Projekte umbenennen.

## WENN DIE SEXUALITÄT VERLETZT IST

Viele Frauen, aber auch Männer, sind in ihrer Sexualität tief verletzt. Die Skala der Verletzungen reicht vom Überschreiten und Missachten der Intimsphäre bis hin zu gravierendem Missbrauch oder Verunsicherung in der sexuellen Identität. Solche Probleme werden zum Beispiel in der Seelsorge aufgenommen und aufgearbeitet. Einige religiöse Kreise bieten Betroffenen auch Heilungsgebet an, um eine Verletzung und Verunsicherung wieder in Ordnung zu bringen. Leider ist das für die Betroffenen manches Mal mit Druck verbunden, mit dem Gefühl, zu wenig Glauben zu haben, versagt zu haben, wenn keine Heilung eintritt. Ich begrüße es sehr, dass inzwischen in der Seelsorge vermehrt mit Fachleuten aus Psychiatrie und verschiedenen Therapierichtungen zusammengearbeitet wird.

## ES GEHT NICHT UM BEFREIUNG, SONDERN UM ERKENNTNIS

Oft haben wir eine kindliche Vorstellung von Heilung: Etwas, das kaputtgegangen ist, wird durch die Heilung wieder »ganz«: Wenn die Sexualität zerbrochen ist, wird sie durch Heilung wieder »zusammengesetzt«, und wenn dies nicht geschieht, ist sie für immer verloren. Oder wir dämonisieren die Erfahrung und denken in einer ebenfalls kindlichen Vorstellung, die Verletzung sei etwas, das weggewischt, fortgewiesen werden könne und auch müsse. Diese Vorstellungen von Heilung prägten vor allem in den 80er-Jahren viele christliche Therapieangebote.

Ich hatte in meiner Beratung eine Frau, die damals wegen Drogenproblemen in einer solchen Therapiestation gewesen war, noch dazu hatte sie auch familiären Missbrauch erlebt. Die langjährige Therapieerfahrung, die sie mitbrachte, hatte in ihr die Haltung bewirkt, für Probleme in ihrem jetzigen Leben immer eine noch unbewältigte oder ungeheilte Ursache in der Vergangenheit zu suchen. Inzwischen war sie verheiratet, hatte Familie und kam zu mir, weil sie überhaupt kein Verlangen nach Sex hatte. Anfänglich war ihr der Gedanke völlig fremd, dass wir nicht die Probleme aus der Vergangenheit eingehend besprachen, sondern dass ich ihr vorschlug, neue Erfahrungen mit ihrem Körper zu machen und »Verlangen nach Sexualität« zu erlernen, unabhängig davon, was ihr in der Vergangenheit passiert war. Es war eine kleine Offenbarung für sie, zu erkennen, dass sie vielleicht keine Lust auf Sex hat, weil sie keine Gelegenheit hatte, auf positive Art Sexualität zu lernen, und nicht ihre Vergangenheit darüber bestimmen lassen musste, ob sie zu einem erfüllten Sexleben kam oder nicht.

Ich will auf keinen Fall tiefes Leid bagatellisieren und einfache Lösungen versprechen. Aber Lebensgeschichten von Menschen zeigen, dass man sich Dinge zurückerobern kann. Weil sie nicht kaputt sind, sondern versteckt hinter schweren Erlebnissen. Don Richard Riso und Russ Hudson, die beiden Autoren des Buches *Die Weisheit des Enneagramms* sagen dazu, dass es etwas Unversehrtes von uns gibt, trotz aller Versehrungen. Dieses Unversehrte nennen sie unser wahres Wesen und setzen es gleich mit unserem Geist. So, wie wir wirklich sind. Unsere wirkliche Identität, unser innerstes Selbst, den Grund des Seins in uns. Dieses wahre Selbst von uns kann nicht verletzt werden.[47]

Was sich uns als unsere »Persönlichkeit« zeigt, ist nicht unser wahres Wesen, sondern das, was wir geworden sind aufgrund von vielen Schutzmechanismen, die wir uns errichtet haben, um uns vor Verletzungen zu schützen. Unsere Schutzmechanismen sind wie ein Gipsverband, der einen gebrochenen Arm oder ein gebrochenes Bein schützt. Der Gips muss der Größe der Verletzung entsprechen und ist unerlässlich für eine vollständige Heilung. Doch wenn wir ihn nicht wieder entfernen, nützt uns der Arm oder das Bein wenig. Dann wird der Schutzmechanismus zu einer Bürde statt einer Entlastung. Wenn wir sehr stark verletzt worden sind, kann es sein, dass wir uns einen »Ganzkörpergips« gemacht und uns mit einer großen Mauer umgeben haben.

Unser wahres Wesen ist versteckt hinter der Mauer. Dieser Wesenskern ist unversehrt, rein und makellos. Die Vergangenheit konnte diese unsere wahre Natur nicht zerstören. Selbst die traumatischsten Kindheitserlebnisse können unser Wesen im Kern nicht beschädigen oder zerstören. Allerdings ist dieser unversehrte Kern durch die Strukturen der gewachsenen Persönlichkeit verdeckt und eingeengt. Heilung geschieht, wenn ich wieder Zugang zu meinem wahren Wesen bekomme. Meine Verletzung verliert die Macht über mich, wenn ich aufhöre, mich mit ihr zu identifizieren, und sie nicht mehr als Teil meines Wesens betrachte. Mein Geist, mein Wesen, strebt danach, sich zu befreien, sich auszudrücken, ins Leben zurückzukehren und seiner Bestimmung nachzukommen. Erfüllende Sexualität ist ein Teil dieser Bestimmung, und ich kann auf Raubzug gehen und sie mir zurückholen, indem ich die Mauer der Vergangenheit, die ich mir errichtet habe, überspringe. Über Körper- und Sinneserfahrungen ist es mir möglich, einen ganz neuen Zugang zu meiner sexuellen Lust zu bekommen.

> »Denn mit dir kann ich auf Raubzug gehen,
> mit meinem Gott kann ich eine Mauer überspringen.«
>
> *Psalm 18,30*

## MÄNNER- UND FRAUENPORNOS

Wir finden in der Bibel hilfreiche Maßstäbe, die an unsere Eigenverantwortung, Freiwilligkeit und Freiheit appellieren und Segen verheißen.

Doch was das für einzelne Lebensbereiche heißt, ist gar nicht so einfach herauszufinden.

Paulus sagt in 1. Korinther 6,12 (HFA): »›Es ist alles erlaubt‹, sagt ihr. Das mag stimmen, aber es ist nicht alles gut für euch. Mir ist alles erlaubt, aber ich will mich nicht von irgendetwas beherrschen lassen.«

Das heißt, es gibt in vielen Bereichen eine Gratwanderung: Dinge können erlaubt sein, aber sie haben oft auch eine Kehrseite, die uns in eine Abhängigkeit führen kann. Das gilt zum Beispiel für Selbstbefriedigung und das Ansehen anregender Bilder, aber auch für romantische Sehnsüchte. All das kann schön und gut für uns sein, wenn es dem Genuss dient, aber es kann uns auch zur Last werden, wenn wir nicht achtsam und verantwortungsvoll damit umgehen. In einer Beziehung ist zudem der andere mitbetroffen von dem, was ich mir erlaube. Genau das kann der Gradmesser dafür sein, ob eine Sache noch in Ordnung ist, oder ob etwas mich beherrscht und den anderen verletzt. Dann nämlich, wenn ich es verstecken muss, weil der andere es nicht erfahren darf, oder wenn ich merke, dass es mir nicht guttut, dann ist eine Grenze überschritten.

Viele Paartherapeuten sind überzeugt, dass Pornokonsum der Liebesbeziehung schadet. Weil durch die Pornografie ein sehr mechanisches Bild von Sexualität entsteht, was per se ein Erotikkiller ist. Das sexuelle Selbstvertrauen sinkt und ebenso die Lust auf »normalen« Sex. Paare werden mit ihrem Sexleben unzufrieden, weil sie sich an unrealistischen Vorstellungen orientieren. Bei Männern lösen Pornos einen gewaltigen Leistungsdruck aus. Deshalb konsumieren schon junge Männer Viagra, weil sie Angst haben, im entscheidenden Moment nicht oder nicht lange genug zu können. Was sie in den Pornos sehen, ist nicht Realität. Penisse sehen in der Regel nicht so aus, wie sie in solchen Filmen dargestellt werden, und die Standhaftigkeit der Erektion entspringt auch nur einem Wunschdenken. Pornos haben schlicht und einfach nichts mit echtem Sex zu tun.

Tendenziell reagieren wir bei diesem Thema über, wie bei allem, was mit Sex zu tun hat. Wir sollten nach dem Wort von Paulus »Es ist alles erlaubt, aber nicht alles ist gut für euch.« auch andere Dinge grundsätzlich infrage stellen, die uns nicht guttun. Pornografie dockt am Belohnungssystem des Hirns an. Doch das tut beispielsweise auch Verwöhnung und mangelnde Forderung. Daraus ergeben sich allein aus pädagogischer Sicht gravierende gesellschaftliche Probleme. Pornografie ist nur *ein* Faktor unseres übermäßigen Konsums auf allen Ebenen, inklusive unseres täglichen, immer höher werdenden Internetkonsums. Wir belohnen uns laufend mit Kicks und Ablenkung. Das setzt unser Belohnungssystem als Motor für Motivation und Leistung zum Leben außer Kraft. Ausdauer, Beharrlichkeit und Widerstandskraft werden nicht genügend ausgebildet, dafür nehmen Depressionen in unserer Gesellschaft zu.

Das Hauptproblem von Pornografie ist: Heute haben viele Kinder und Jugendliche unrealistische, schräge Bilder vom Geschlechtsakt und bizarren Praktiken gesehen, lange bevor sie jemanden küssen, geschweige denn mit jemandem schlafen. Ihre Fantasien werden von sexuellen Bildern überschwemmt und diese behindern oder zerstören sogar eine gesunde sexuelle Entwicklung. Kinder sollten Fantasien langsam entdecken und entwickeln können. Doch früher und anhaltender Pornokonsum macht dies unmöglich. Die Kinder und Jugendlichen werden die Bilder nicht mehr los, und diese beeinträchtigen ihr sexuelles Empfinden. Andererseits: Das Bild, dass *alle* Jugendlichen Pornos konsumieren, trifft nicht zu. Von einer mit Pornografie durchsetzten Jugend zu sprechen, verzerrt die Wirklichkeit. Nur ein kleiner Teil der Jugendlichen konsumiert regelmäßig Pornografie. Wenn Jugendliche sexuell verwahrlost sind, hat das sehr viel mehr mit Vernachlässigung durch das Elternhaus zu tun.

Doch was ist eigentlich Porno in Abgrenzung zu »anregenden Bildern«? Pornografische Bilder zeigen eine Sexualität, die rein äußerlich stattfindet, ohne jegliche innere Sehnsüchte oder körperliche Selbstachtung zu berücksichtigen.

### Definition Porno: »Du erkennst es, wenn du es siehst!«

Je nach persönlichem Empfinden kann es vielleicht in Ordnung sein, sich anregende Bilder anzusehen, doch das harte, gewaltvolle Spektrum wird zu einem immer bedenklicheren Phänomen.

Pornos gibt es in ganz unterschiedlicher Qualität zu konsumieren, von weicher Pornografie bis hin zu harter Darstellung expliziter Gewalt und Kindesmissbrauch. Die meisten Pornokonsumenten, darunter vermehrt auch Frauen, haben keine Ahnung von dem weltweiten Frauen- und Kinderhandel, der hinter vielen Pornoprodukten steckt. Pornografie und Prostitution sind ein zusammenhängendes milliardenschweres

Geschäft, voller Gewalt, Erniedrigung und Drogen. Die wirtschaftliche Not in vielen Ländern der Welt generiert einen unerschöpflichen Vorrat an Kindern und jungen Frauen, die hereingelegt, verkauft und gekauft werden. Vor allem Hardcorepornos sind meist real mitgefilmte Szenen dieses Frauenhandels. Porno und Prostitution sind in den allermeisten Fällen kein »Fair Trade«, sie sind alles andere als fairer Sex.

Die Auswirkungen, die das Ansehen von Pornofilmen auf uns hat, sind nicht zu unterschätzen. Junge Männer erzählen, dass sie durch den Konsum von Pornos dauernd an Sex denken und ihn unbedingt haben wollen. Ihr sexuelles Erleben und ihr Denken kreisen ständig um Geschlechtsteile und pornografische Darstellungen. Einer von ihnen schilderte, dass er sich beim kleinsten sexuellen Reiz selbst befriedigen musste, mehrmals am Tag, aber kaum noch orgastische Entladungen spürte. Gefühlsmäßig war er völlig am Ende und leer, verachtete sich für seinen Drang, und den Bezug zu seinem Penis hatte er völlig verloren. Porno verändert das Verhalten. Junge Männer werden offenbar deswegen immer schüchterner und verlieren die Fähigkeit zu sozialen Kontakten. Frauen hingegen geben sich vermehrt lasziv und sexuell verfügbar. Es gibt auch Männer, die anmaßend werden. Es ist belegt, dass pornokonsumierende Männer eine größere Aggression gegenüber Frauen und Prostituierten an den Tag legen als andere. Zunehmend gehen junge Männer auch in Gruppen ins Bordell. Manche Männer »pimpen« ihren Selbstwert, indem sie Sex wie Leistungssport betreiben und betonen, wie oft sie nacheinander »können«.

Nicht nur Pornos können unser Bild von der Realität verzerren. Was den Männern die Pornos sind, ist den Frauen in der Regel die Romantik. Romantische Sehnsüchte sind »das Porno« der Frauen. Pornografie und Sehnsuchts-Produkte sind beide Milliardengeschäfte. Frauen schmelzen sehnsuchtsvoll auf Promiportalen, in Fernsehserien und Filmen dahin, Männer holen sich einen runter. Beides ist eine Form von Ersatzleben, das durchaus abhängig machen kann. Die Abhängigkeit macht den Unterschied von Sucht und Genuss.

Die Frau, die gerne Herzschmerzfilme anschaut, kommuniziert im realen Leben weniger, weil sie davon ausgeht, dass der Partner – wie im Film – ohnehin weiß, was sie will. Liebesfilme schüren die Sehnsucht nach der perfekten Liebe, die es im realen Leben nicht gibt. Die Idealisierung der Liebesbeziehung führt zu permanentem Frust in der real gelebten Beziehung. Deshalb ist es auch für die Frauen wichtig, unterscheiden zu lernen und immer wieder in die Realität »zurückzukehren«.

Paare, die spüren, dass sie von pornografischen oder romantischen Erregungsquellen abhängig geworden sind, können diesen Bann brechen, indem sie ehrlich werden und sich und ihrem Partner die Abhängigkeit eingestehen. Oft hilft es schon, miteinander darüber zu reden. Zudem kann ein solches Gespräch auch die Chance sein, überhaupt über die Paarsexualität ins Gespräch zu kommen und sich verborgene Wünsche und Sehnsüchte zu offenbaren. Sollte das allein nicht gelingen, ist vielleicht auch Hilfe von außen notwendig.

## SUCHT UND DRANG

Unsere Zeit kennt keinen Verzicht. Das ständige Konsumieren ist so normal geworden, dass die Grenze zur Sucht fließend geworden ist. Wir leben immerzu in dem Gefühl, etwas zu verpassen. Der Philosoph Byung-Chul Han sagt dazu: »Wir können nicht einrasten, wir können nicht verweilen. So rasten wir ständig aus.«[48] Mir sind einige junge Männer begegnet, deren Drang nach käuflichem Sex oder Gelegenheitssex sie immer wieder aus ihren eigenen Wertvorstellungen »ausrasten« ließ. Einmal haben sie damit angefangen, meist beim Ausgehen zusammen mit Kollegen, und können damit nicht mehr aufhören. Obwohl sie es möchten und selbst wenn sie ihr Privatleben damit aufs Spiel setzen. Sie können nicht verzichten. Oft ist dies ein Muster, das sich auch in anderen Bereichen zeigt wie dem übermäßigen Konsum von Alkohol, Drogen, Internet, Computerspielen und Pornografie. Aber es sind bei Weitem nicht nur die Männer, die gegen Süchte ankämpfen. Frauensüchte heißen anders und genießen oft zu Unrecht einen besseren Ruf. Kaufsucht, Chatsucht, Esssucht und Magersucht ruinieren ebenso uns selbst und unsere Beziehungen.

Das Begehren in seiner allgemeinen Definition ist eine Spannung aus einem Mangel heraus, und in dem Sinne wird nur begehrt, was uns fehlt. Die aus der Sucht gewonnene Befriedigung ist immer ein Ersatzprodukt für unerfüllte Sehnsüchte und Bedürfnisse. Begehren kann an sich als etwas Positives gesehen werden, als ein treibender Motor, um Erfüllung zu suchen. Ein bisschen Unzufriedenheit ist gut gegen unsere Bequemlichkeit. Der »unzufriedene« Mensch ist ein glücklicher Mensch, weil er nach Entwicklung strebt. Schon von klein auf will der Umgang mit Frust und Stress geübt sein – und in positive Energie umgewandelt werden. Wenn eine ständige Unzufriedenheit nicht zum Motivator wird, dann lässt sie das Begehren ins Unermessliche steigen. So wird aus dem Begehren ein Leiden, das zur negativen Ursache für Süchte werden kann. Doch die Fähigkeit zu leiden, zu verzichten und zur Selbstkontrolle wird heutzutage in Familien oft nicht mehr gefordert und erlernt. Daraus entsteht eine mangelnde Frustrationstoleranz, die neben unerfüllten Sehnsüchten und Bedürfnissen eine der Hauptursachen für die Entstehung von Süchten ist.

Ein starker sexueller Trieb muss noch lange keine Sucht oder – mit anderen Worten – ein sexueller Drang sein. Auch ist nicht jede Person süchtig, die sich mal Pornos anschaut oder käuflichen Sex konsumiert. Das sind mehr moralische Werteprobleme. Untersuchungen zeigen jedoch, dass der Drang nach sexuellen Beziehungen oder Aktivitäten meist mit Internetpornografie verknüpft ist. Auch die Zunahme und Verfügbarkeit käuflicher Sexangebote und die grundsätzlich vermehrte Gelegenheit zu unverbindlichen sexuellen Kontakten scheinen bei der Entwicklung einer Sucht eine Rolle zu spielen. Eine Sucht oder ein Drang zeigt sich dadurch, dass eine Person das ständige Bedürfnis nach dem Suchtmittel Sex hat, sich in Gedanken dauernd damit beschäftigt und keine Kontrolle mehr darüber hat, wie viel Zeit, Geld und Beziehungen sie dafür opfert. Daraus ergibt sich auch die Definition für eine Sucht: Sucht ist es dann, wenn für einen selbst die sexuellen Impulse unkontrollierbar geworden sind. Kennzeichnend ist, dass diese sexuellen Aktivitäten meist nicht mehr mit großem sexuellem Lusterleben verbunden sind, bei dem die Person nach einer Entladung befriedigt ist. Auch Menschen in einer Beziehung können unter einer dranghaft erlebten Sexualität leiden. Oft ist die Sucht der Weg des geringsten Widerstands. Die Auseinandersetzung mit den ungestillten Bedürfnissen und dem Gegenüber würde bedeuten, Eigenverantwortung zu übernehmen und damit Anstrengung auf sich zu nehmen.

Wir bezeichnen solche Menschen fälschlicherweise als »süchtig nach Sex«. Tatsächlich sind sie aber eher süchtig nach emotionaler Nähe. Sie sind emotional viel stärker aufgeladen als genital und der *Gedanke* an Sex beherrscht sie zunehmend, bis sie Erleichterung in der Umsetzung der Handlung suchen. Die Ursache ist eher darin zu finden, dass der Zugang zu ihrem Geschlecht gerade *nicht* entwickelt ist. Einfach gesagt, sie spüren sich nicht. Oder sie spüren sich nur im Sex. Oder sie spüren die Verbindung zum Partner nur im Sex. Über die Nähe zum Gegenüber suchen sie Sicherheit. Im Erleben von Einssein und Verschmelzung während des Geschlechtsverkehrs finden sie Geborgenheit. Oft können die betroffenen Menschen Distanz nicht ertragen und leiden unter Verlustängsten. Geschlechtsverkehr ist das Mittel gegen Trennungsangst.

Diese Menschen befinden sich in der Erregung und vor der Entladung in einem großen körperlichen Spannungszustand, was sie daran hindert, Empfindungen wahrzunehmen und sexuellen Genuss zu erleben. Sie müssen neue erotische Fähigkeiten entwickeln, körperliche und emotionale, damit ihr Erleben im Sex sättigend wird.

Der Liebende im Hohelied erkennt, dass diese Liebe, die ihm da angeboten wird, so viel mehr bedeutet als jeder Rausch oder jede Flucht: »Wie schön ist deine Liebe, meine Schwester, meine Braut! Wie viel köstlicher ist deine Liebe als Wein und der Duft deiner Salben als alle Balsamöle.« (Hoheslied 4,10)

Für alle Menschen, die von einer dranghaften Sexualität wegkommen wollen, empfiehlt sich eine *professionelle Verhaltenstherapie* und keine totale Abstinenz, wie in einigen Gruppierungen behauptet wird. Abstinenz im Fall von Sexualität würde bedeuten, einen wesentlichen Teil meines Wesens zu verleugnen. Entscheidend ist es aber, einen Lernprozess hin zu einer sättigenden Sexualität zu beginnen. In einer entsprechenden verbindlichen Therapie lernen Betroffene:

- Sich mit ihren ungestillten Bedürfnissen auseinanderzusetzen und Verantwortung für das eigene Verhalten zu übernehmen
- Verschmelzungswünsche und sexuelle Bedürfnisse voneinander zu unterscheiden
- Ihre Bedürfnisse nach Nähe mit anderen Mitteln als Sex zu stillen und eine emotionale Intensität zum Gegenüber herzustellen (Gespräche, Erlebnisse, Unternehmungen)
- In der Paarbeziehung Fähigkeiten zu entwickeln, Nähe und Distanz zu regulieren
- Zu verführen, um vom Fordern wegzukommen
- Durch Autoerotik genitale Sinnesempfindungen zu entwickeln und genitale Erregung mit sexueller Lust zu verbinden

- Den Erregungsmodus auszuweiten mit der Bewegung des Körpers und den Empfindungen durch die Beckenbodenmuskeln und der Beckenschaukel, um dadurch die Erregung im Körper zu verteilen und überhaupt sexuelle Lust wahrzunehmen
- Sexuelles Begehren im Geschlecht zu entwickeln, das heißt, unten zu spüren
- Die sexuellen Fantasien zu erweitern, vor allem die phallische Erotisierung (oder die vaginale Erotisierung bei der Frau)
- Die sexuelle Selbstsicherheit zu verstärken
- Einzuüben, im Sex bei sich selbst zu sein und zu bleiben
- Gleichzeitig und gleich »groß« im Oben (Emotionen) und im Unten (Genitalität) zu sein

## WANDERVÖGELN

In der Regel verstehen wir Ehe oder Paarbeziehung als eine exklusive Liebesgemeinschaft. An deren Anfang stand Verliebtheit, die sich im besten Fall zu einer verbindenden tiefen Liebe entwickelt hat, in der wir uns selbst und die andere Person in ihrem Wesen und Gewordensein lieben. In Zeiten, in denen manche den Partner laufend wechseln, gewinnt diese lange, exklusive Beziehung in besonderer Weise an Bedeutung. In der radikalen Entscheidung, sich auf *einen* Partner einzulassen und mit ihm durch dick und dünn zu gehen – komme, was da wolle –, liegt ein enormes Potenzial. Keine Beziehung bleibt immer harmonisch. Und in der Regel werden wir mit dem Menschen, mit dem wir am engsten zusammenleben, auch den größten Ärger erleben. Doch selbst das birgt Chancen für die Beziehung. Wenn man sich für diese langjährige, exklusive Verbindung entschieden hat, dann gibt es nur einen Weg: Man entscheidet sich, an den Schwierigkeiten wachsen zu wollen und hartnäckig alles durchzuarbeiten, was im Laufe der Zeit an Herausforderungen auftaucht.

In jeder Beziehung kann die Sehnsucht nach einem erneuten Zauber der romantischen Liebe, nach einem erneuten Ausbruch von Leidenschaft erwachen. Dann haben wir die Wahl, ob wir diese Sehnsucht mit jemandem außerhalb der Partnerschaft aufflammen lassen oder nicht. Lassen wir die Gelegenheit zu, lodert die Sehnsucht auf, nimmt uns völlig in den Bann, und gleichzeitig bringt sie Qual, weil man bereits in einer festen Beziehung ist. Diese Beziehung erscheint einem im Licht der Leidenschaft plötzlich fahl, langweilig, abgenützt, und man ist sich all der Dinge bewusst, die man vermeintlich oder real entbehren muss. Die meisten Menschen wissen und verdrängen gleichzeitig, dass der Zustand der Verliebtheit nie ewig anhalten wird. Sie verdrängen, dass sie wohl mehr in die Sehnsucht, das Begehren, in den quälenden Zustand der unerfüllten Liebe und in das Gefühl der Lebendigkeit verliebt sind, nicht unbedingt in die Person der Begierde. Sie lassen sich wider besseres Wissen auf einen Seitensprung ein.

Männer und Frauen realisieren in diesem Moment nicht, dass sie sich mehr von sich selbst als vom anderen entfremdet haben. Dass sie vielleicht zu sehr die Erwartungen des anderen erfüllten und sich vom eigenen Wesen und den eigenen Neigungen entfernten. Dass sie ein Leben lebten, das nicht mehr das eigene war, und sich nach Befreiung sehnten.

Für den Partner ist es ein großer Schock, die Untreue der geliebten Person zu erleben. Danach ist nichts mehr, wie es vorher war. Für beide nicht. Die Gründe fürs Fremdgehen sind so individuell, wie Paarbeziehungen es sind. Meistens hat es mit Sex zu tun und mit unerfüllten Bedürfnissen. Oft mit einem nicht mehr wirklich existierenden Sexleben in der Partnerschaft oder mit mangelnder gegenseitiger Wertschätzung. Wer sich gewürdigt fühlt, sollte keinen Grund haben fremdzugehen. Wer liebevollen und kreativen Sex erlebt, lässt sich kaum fremdverführen. Viele Fremdgänger wollen nicht wahrhaben, dass die Gründe für ihren Seitensprung in ihrer Person selbst liegen. Die Wahrscheinlichkeit fremdzugehen, wird erhöht durch:

- Scheu vor Konflikten
- Ein starkes Bedürfnis nach der Zustimmung anderer
- Vernachlässigen der eigenen Bedürfnisse
- Angst vor dem Verlassenwerden (lieber selbst verlassen)
- Geringe sexuelle oder körperliche Selbstachtung
- Streit über Autonomie und Kontrolle
- Aufteilen des Lebens in unterschiedliche »Schubladen«, die nichts miteinander zu tun haben
- Missachten der Bedürfnisse anderer Menschen
- Elternteile, die Sohn/Tochter auf einen Sockel stellten und alles entschuldigten

- Elternteile, denen man es nie recht machen konnte und die viel forderten
- Elternteile, die fremdgingen oder sich widerspruchslos betrügen ließen

Kaum etwas hat in der Beziehung so katastrophale Folgen wie eine Affäre. Für viele Paare ist es das Ende der Beziehung. Aber längst nicht für alle. Es kommt sehr darauf an, ob der Seitensprung einmalig war oder nicht, ob zwischen den beiden mal eine große Liebe war oder nicht. Wie lange die bestehende Beziehung schon dauert und ob Kinder da sind. Doch auch wenn der hintergangene Partner verzeiht, und wenn die Beziehung die Affäre überlebt, kämpfen die Paare manchmal jahrelang mit den Nachwehen, schließlich müssen sie mit den Geschehnissen verbundenen unangenehmen Gefühle und den Schmerz aushalten lernen.

Will das Paar die Affäre verarbeiten, müssen beide sich konfrontieren. Für die überführte Person ist es wichtig, die Verantwortung für ihr Handeln und die Folgen vorbehaltlos zu übernehmen und anzuerkennen, wie sehr sie den Partner damit verletzt hat. Sie sollte die Schuld eingestehen, dass sie den Seitensprung getan und damit das Leid in Kauf genommen hat. Oft erlebe ich eine gegenteilige Reaktion. Nach anfänglicher Reue geht die Person in die Opferrolle und wirft dem Partner vor, was sie alles in der Beziehung entbehren musste oder welche Verhaltensweisen in der Partnerschaft für sie so schwierig zu ertragen sind. Sie gibt der anderen Person zu verstehen, dass der Ausbruch aus der Beziehung etwas mit ihr zu tun hat. Ein Mann in meiner Beratung sagte einmal: »Ich weiß nicht, ob ich die andere Frau wieder treffen werde, weil ich nicht weiß, ob meine Frau nun fähig ist, mir mehr als vorher ihre zu Liebe zeigen.« Grundsätzlich hat der Fremdgänger eine gemeinsame Abmachung einseitig gebrochen und es versäumt, sein Unglücklich- und Unzufriedensein anzusprechen.

Doch für einen Neuanfang muss auch die betrogene Person etwas leisten. Sie muss erst einmal bei sich selbst bleiben und die Beziehung genauer anschauen. Sich mit der Situation richtig auseinandersetzen. Weder sich noch den anderen auf die Anklagebank setzen. Nicht selten flüchten sich Betrogene in Selbstgerechtigkeit und Unversöhnlichkeit und schützen sich damit davor, eigene Anteile am Scheitern einzugestehen oder mindestens in Betracht zu ziehen. Oder sie quälen sich unberechtigt damit herum, dass der Fremdgang bedeutet, dass mit ihnen etwas nicht stimmt.

Es ist nicht ratsam – und vor allem gläubige Paare stehen in dieser Gefahr –, den Weg der Auseinandersetzung mit dem Seitensprung und dessen Folgen abzukürzen, indem man schnelle Reue und Vergebung sucht. Stattdessen sollte man sich der Realität der Beziehung stellen, auch wenn dies »emotionale Anstrengung« bedeutet. Affären sind hart für die Beziehung. Doch wenn man sie gemeinsam verarbeitet, können daraus auch Entwicklungschancen entstehen. Betrogene erleben eine Art »Trauerjahr«, ähnlich wie beim Verlust eines Partners. Dieser Prozess geht durch verschiedene Phasen. Das müssen beide Partner wissen und sich gegenseitig Zeit lassen. Auf den ersten Schock folgt manchmal eine Euphorie, gepaart mit leidenschaftlichem Sex. Später folgen Groll, Schuldzuweisungen und Wut, abwechselnd mit Angst, Trauer und Verzweiflung. Diese Empfindungen loszulassen und vergeben zu können, ist nicht ein Geschenk an den Partner, sondern an sich selbst. Vielleicht wird man damit das erste Mal im Leben fähig, sich auf sich selbst zu besinnen, seinen eigenen Wünschen und Träumen zu folgen und sich eine eigene Außenwelt mit eigenständigen Beziehungen zu schaffen. Die Erinnerung an die Verletzung wird bleiben, aber die Vergebung nimmt mir den Schmerz und setzt vor allem mich selbst wieder frei.

Für diesen Prozess empfiehlt es sich, professionelle Hilfe in Anspruch zu nehmen. Wir sollten prüfen, welche Lektionen wir durch die Affäre gelernt haben. Bin ich stärker geworden? Kann ich besser kommunizieren? Habe ich den Wert meiner Beziehung neu schätzen gelernt? Haben wir als Paar langjährige Konflikte beilegen können? Möglicherweise stellt sich in dieser Phase das Vertrauen von selbst wieder ein und wir beginnen nochmals, gemeinsame Zukunftspläne zu schmieden. Durch all das, was wir gelernt und bewältigt haben, ist vielleicht eine neue Verbindung zu meinem Partner entstanden und wir können einen Sinn im ganzen Geschehen finden. Die Selbstachtung des Fremdgehenden und des Betrogenen ist dadurch zumindest zum Teil wiederhergestellt. Zu wissen, dass man das Schlimmste, was man sich für die Partnerschaft vorstellen konnte, überstanden hat, verändert die Sicht auf das Leben, was auch ein Gewinn sein kann. Wenn ich *das* bewältigt habe, dann kann ich auch anderes meistern, was ich mir nicht zugetraut hätte.

Vielleicht merken wir aber auch, dass wir als Paar zu lange gravierende Unzufriedenheiten und Konflikte ignoriert haben, was im schlimmsten Fall heißen könnte, mit professioneller Begleitung, aber in gegenseitiger Achtung eine Beziehung zu Grabe zu tragen.

## »VERNETZT«

Wir leben im Zeitalter der Kommunikation. Was bedeutet das? Dieser Begriff hat nun wenig mit einem vertraulichen Gespräch unter Partnern zu tun. Er steht lediglich dafür, dass wir in einem Zeitalter leben, in dem wir mittels modernster Technologien und Kommunikationskanäle in einem Maße miteinander und mit der Außenwelt vernetzt sind, wie es keine Generation vor uns auch nur annähernd gekannt hat. Doch diese Form der Kommunikation hat nicht nur zweifelsohne gute, sondern auch destruktive Züge. Die dauernde Erreichbarkeit, Verfügbarkeit und mediale Verlinkung kann zum Beziehungskiller werden. Immer wieder höre ich von Paaren, die mit Smartphones und iPads zu Bett gehen und so beinahe gar nicht mehr miteinander kuscheln. Die digitale Vernetzung ist ebenso Zwang und Abhängigkeit wie Segen. »Smarte« Kommunikation ist »Geplapper«. Wenn die Qualität der Liebe in einer Beziehung an der Menge der täglichen SMS gemessen wird oder wenn ich den anderen regelrecht mit SMS verfolge, dann ist das Beziehungsterror oder totale Überwachung. Die »smarte Macht«, wie es der Philosoph Byung-Chul Han nennt, »fordert [...] uns permanent dazu auf mitzuteilen, zu teilen, teilzunehmen, unsere Meinungen, Bedürfnisse, Wünsche und Vorlieben zu kommunizieren und unser Leben zu erzählen.«[49] Doch nicht nur digital, sondern auch real sind wir in Gefahr, unsere Seelen bis in den verborgensten Winkel hinein zu offenbaren und fordern das auch vom anderen. Mit dieser Tyrannei der Intimität verlieren wir jede Distanz und überschreiten alle Grenzen. Doch Nähe ist immer mit der Ferne gepaart. Erst die Ferne kann eine besondere Erfahrung der Nähe möglich machen. Wenn es in einer Beziehung zu eng wird, kommt es entweder zu Dauerstreit oder zur Flucht.

Zunehmend sind in meiner Beratung Paare, die auch gegenüber Drittpersonen die »smarten« Grenzen überschritten haben und es in der Folge zu Affären kam. Aufgeflogen sind diese fast immer, indem wiederum die Privatsphäre überschritten wurde, um an die entsprechenden »smarten« Informationen zu kommen. Aus einem vermeintlich harmlosen Chat nach einem Klassentreffen mit einer Jugendschwärmerei kann sich schnell ein Austausch über Gefühle und Sex entwickeln. Auch die stundenlangen Jammersermone bei anderen, egal welchen Geschlechts, egal ob beste Freundin oder bester Freund, entfernen mich vom Partner. Emotionale Untreue ist auch ein Fremdgehen und beginnt dort, wo ich intime Gefühle und Gedanken, die eigentlich in die Partnerschaft gehören, mit einem anderen Menschen teile. Der Anlass für solche Untreue ist meistens, dass man sich mehr Zuwendung wünscht, die man sich dann auswärts holt, anstatt mit dem Partner das Gespräch über die eigene Unzufriedenheit zu suchen. Deshalb ist es so wichtig, dass Paare lernen, miteinander zu reden und miteinander zu streiten.

## STREITEN UND LIEBEN NACH ALLEN REGELN

Lasst uns *richtig* streiten, das macht den Sex besser! Richtig streiten gibt Reibung, und Reibung erzeugt Wärme. »Richtige« Auseinandersetzung bringt Innigkeit und Lebendigkeit. »Richtige« Auseinandersetzung hat mit einer harmonischen Leidenschaft zu tun, die nicht destruktiv ist – im Sinne einer tiefen Ergriffenheit vom Liebespartner. Glückliche Paare streiten um dieselben Dinge wie unglückliche Paare. Nur führen diese Konflikte beim glücklichen Paar nicht zum trennenden Krach.

Glückliche Paare reagieren mit Einsicht, Entgegenkommen und Angeboten. Sie haben gelernt, miteinander auszuhandeln. Sie können besänftigend kommunizieren, weil sie wissen, dass ihre eigenen Gefühle nicht die ganze Wahrheit sind. Sie können um Verzeihung bitten auf eine Art, dass der andere diese annehmen kann. Sie stehen einander kritisch gegenüber, was manchmal nicht ohne Vorwürfe möglich ist. Aber wer lernt, Vorwürfe als wichtigen Hinweis für persönliche Entwicklungen zu sehen, kann sie für sich und die Beziehung fruchtbar machen.

Die wichtigsten Fragen in der Streitkultur lauten: »Willst du Recht haben oder glücklich sein?« »Willst du mit der Liebe deines Lebens glücklich leben oder lieber zu viel von ihr verlangen?« Oft eskaliert eine Krise erst dadurch, dass man allein dem anderen die Schuld gibt. Eine Therapeutenweisheit lautet: »Du kannst eine Beziehung haben oder Recht haben, aber nicht beides.«

## KONSTRUKTIV STREITEN

Nicht alle Menschen sind sich bewusst, dass eine konstruktive Streitkultur überlebensnotwendig ist für eine Paarbeziehung. Konstruktiv heißt, sich mit dem anderen auseinandersetzen können, ohne zu schreien, zu beleidigen, Vorwürfe zu machen, wegzulaufen und zu schmollen. Der Auseinandersetzung aus dem Weg zu gehen, ist ebenfalls nicht konstruktiv. Die meisten Paare in meiner Beratung sagen von sich, dass sie eigentlich nicht streiten. Oder einer der beiden weigert sich zu streiten. Aber ins Leere zu boxen, ist sehr frustrierend. Wer konstruktiv streiten und sich auseinandersetzen kann, braucht meistens keine Beratung. Diese Paare finden den Weg ohne Hilfe von außen und besitzen selbst für schwierigste Momente große Selbstheilungskräfte.

## KOMMUNIKATION BESTEHT AUS ZUHÖREN UND REDEN

Zuhören und Reden schafft Vertrauen ineinander. Über konstruktive Gesprächsführung gibt es natürlich zahlreiche umfangreiche Bücher. Doch eigentlich ist es gar nicht so schwer, zu lernen, *wie* man miteinander redet oder zuhört. Viel schwieriger ist es, überhaupt aus der Sprachlosigkeit herauszukommen oder das innere Gefühlschaos und die »zu vielen« Worte zu zügeln.

Ein Paar, das Kommunikationsprobleme hat, streitet, ohne dass es einen Konflikt löst. Meist tendiert eine Seite des Paares dazu, das Problem anzusprechen, während der andere zu verharmlosen versucht –

aus Angst, die ganze Zeit über Kleinigkeiten zu zanken. In Krisenzeiten werden beide Partner extrem. Je stiller der eine, desto eindringlicher wird der andere. Wenn das geschieht, wird der Problembewusste dazu übergehen, jede Kleinigkeit aufzubauschen und den anderen zu attackieren, während der Verhinderer versuchen wird, echte Konflikte zu verharmlosen und zu flüchten.

Dieser Mechanismus gilt übrigens für alle Konflikte und strittigen Verhaltensweisen. Je extremer ich auf meiner Position verharre, desto mehr zwinge ich den anderen dazu, in die Gegenhaltung zu gehen. Wer auf Nähe beharrt, wird den anderen in die Distanz zwingen. Wer auf Autonomie besteht, wird im anderen mehr Klammern bewirken. Wer schweigt, provoziert zu Gefühlsausbrüchen. Beide Partner sollten sich zum Pol des anderen hinbewegen, um sich so im besten Fall in der Mitte zu treffen. Wer klammert, sollte sich im Loslassen üben. Wer auf Distanz geht, sollte mehr die Verbindung suchen. Wer schweigt, sollte sich zum Reden zwingen, und wer schreit, sollte still sein und seine Gefühle besser kontrollieren.

Grundsätzlich fällt mir immer wieder auf, wie wenig in der Partnerschaft danach gefragt wird, wie es dem anderen geht. Dabei braucht es ganz wenig, um miteinander im Gespräch zu bleiben. Schon drei einfache Fragen können uns zu den wichtigsten Befindlichkeiten bringen. Das sollten wir ab und zu fragen oder gefragt werden:

- Wie geht es dir?
- Was beschäftigt dich?
- Was geht dir bei mir auf die Nerven?

## DIE KRAFT DER SPRACHE

Ein Paar, das konstruktives Streiten lernen möchte, sollte sich bewusst sein, dass die Art, wie wir sprechen, eine enorme Rolle spielt. Der Ton macht die Musik. Die Wörter, die wir wählen, vermitteln eine direkte, aber auch eine unterschwellige Botschaft. Manche Wörter haben Signalwirkung. Und zwar nicht nur für den anderen, der meine Worte hört, sondern auch für mich selbst, wenn ich meine Worte »denke« und sage. Es ist zum Beispiel ein erheblicher Unterschied, ob ich sage, »Heute

## DIE WICHTIGSTEN REGELN FÜR SPRECHEN UND ZUHÖREN

Sprechen

- Ich formuliere »Ich-Botschaften«. Ich versuche, meine Empfindungen, Gefühle, Gedanken, inneren Bilder, Intuitionen, Körpergefühle, Fantasien, Wünsche und Bedürfnisse zu beschreiben.
- Ich bleibe bei mir selbst und vermeide Schuldzuweisungen. »Ich fühle mich so, weil ich ...«, nicht: »Ich fühle mich so, weil du ...«
- Ich vermeide daher auch ein verallgemeinerndes »man«.
- Ich beziehe mich auf eine konkrete Situation. Ich vermeide es, zu pauschalisieren: »Immer / nie / jedes Mal ...«, »Das ist mal wieder typisch ...«.
  Ich bleibe beim aktuellen Thema und schweife nicht in die Vergangenheit ab.
- Ich platziere keine Vorwürfe, bin nicht respektlos und werde nicht laut.
- Ich stelle keine Forderungen, drohe nicht und erpresse nicht.

Zuhören

- Ich höre dem anderen aufmerksam zu und zeige das auch, indem ich mein Gegenüber ansehe und ihm zunicke.
- Ich lasse den anderen ausreden und gebe auch keine Zwischenkommentare ab.
- Ich fasse zusammen, was mein Gegenüber gesagt hat, und stelle sicher, dass ich ihn richtig verstanden habe: »Ich habe dich so verstanden, dass du ...«
- Ich frage nach den Wünschen und Gefühlen meines Gegenübers. Dabei stelle ich offene Fragen. (»W-Fragen«: wer, was, wann, wo, wie, wozu, warum usw.)
- Ich wertschätze mein Gegenüber, bedanke mich, sage ihm beispielsweise, dass mir jetzt vieles klarer geworden sei.
- Ich benenne meine eigenen Gefühle, die mein Gegenüber mit seinen Worten ausgelöst hat.

Abend *muss* ich mit meinem Mann sprechen« oder ob ich sage »Heute Abend *werde* ich mit meinem Mann sprechen«. An dieser Stelle ist nicht der Raum, umfassend darüber zu schreiben, aber eins wird deutlich: Die Sprache, die wir sprechen, hat Kraft. Und sie hat auch Auswirkungen auf mich selbst und mein Denken. Eine problemorientierte Sprache löst Druck aus. Ändere ich bewusst meine Sprache, dann kann ich damit meine innere Haltung beeinflussen. Wenn ich beim Sprechen ein »ich muss« bewusst durch ein »ich werde« ersetze, dann stellt sich eher ein Gefühl von Ruhe, Zeit und Freiraum ein. Ich erlebe mich weniger unter Druck und fühle mich handlungsfähiger. Spreche ich konsequent eine klare und positive Sprache, dann werden die Empfänger diese unbewusst aufnehmen und mit der Zeit ebenfalls so mit mir sprechen. Unsere Sprache zu ändern, kann also helfen, festgefahrene Situationen zu lösen. Das Ziel ist es, eine Sprache zu sprechen, die wertschätzend ist und eine klare Botschaft enthält.

Um sich auch in Auseinandersetzungen klar und wertschätzend zu begegnen, hilft es schon, wenn wir uns einige ganz grundlegende Regeln der Kommunikation immer wieder vergegenwärtigen und sie beherzigen. Das gilt für das Reden, um bestimmte Fallen, in die wir immer wieder gerne hineintappen, zu vermeiden. Das gilt aber auch für das Zuhören. Kann ich zum Beispiel wiederholen, was der andere gesagt hat? Kann ich den Standpunkt des anderen, seine Sicht der Dinge akzeptieren? Höre ich mir auch unangenehme Dinge an, ohne mir sofort Gegenargumente zurechtzulegen?

## OHNE VORWÜRFE

Meine Sicht der Dinge ohne Vorwürfe vorzutragen, setzt Selbstkontrolle voraus. Auch diese Selbstkontrolle kann ich einüben, indem ich mich bewusst dafür entscheide, mich in bestimmten Punkten zu zügeln und mir dies immer wieder bewusst mache.

*Beruhigen*: Ich sorge dafür, dass das Gespräch nicht eskaliert, und lasse mich nicht von unangenehmen Gefühlen überwältigen.

*Selbstberuhigung*: Ich erkenne, wann es nötig ist, mich selbst zu beruhigen. Ich beruhige den aufgebrachten Körper, indem ich fest ausatme und wieder in den Bauch einatme, die Muskelspannung reduziere und die Körperhaltung verändere. Das macht es mir möglich, mir einen inneren Raum zu schaffen, um mit der emotionalen »Ladung« umzugehen.

*Selbstzensur*: Ich übe Selbstzensur. Wir wissen sehr oft, dass wir jetzt eine Bemerkung machen werden, bei der wir und der andere noch mehr unter Druck geraten. Ich stoppe mich. Lasse es einfach sein.

*Fünf Minuten ohne Schuld*: Ich trainiere mich, in einem Gespräch fünf Minuten lang keine Schuldzuweisung zu machen. Gar keine.

*Mich entschuldigen*: Um Verzeihung zu bitten, ist ein ritueller Schritt. Wir können nichts ungeschehen machen, aber wir können Verantwortung übernehmen für unsere Taten. Ich hänge an meine Entschuldigung niemals ein »aber« an. Ich bitte in kurzen Sätzen um Entschuldigung und schweige dann. Jeder weitere Satz verwässert nur mein Anliegen.

## DIREKTE SPRACHE

Die Angst, das Gegenüber mit einer direkten Sprache zu verletzen, ist unbegründet, sofern wir die andere Person wohlwollend mit ihrem Namen ansprechen und sie dabei ansehen. Im Gegenteil, eine klare Ansage wird als angenehm empfunden, weil der andere genau weiß, was ich sagen will, und meine Sprache keine unterschwelligen Botschaften enthält. Auch Kinder bevorzugen es, wenn wir auf diese direkte Art mit ihnen sprechen. Wir sollten unsere Botschaft so direkt, kurz und einfach wie möglich formulieren. Lange verschachtelte Sätze, viele Worte und moralische Druckbotschaften haben nur zur Folge, dass die eigentliche Botschaft von zu viel Drumherum überlagert wird und nicht ankommt. Viele Worte sind wie eine Nebelwand, hinter der wir verschwinden. Wer das Gefühl hat, nicht gehört zu werden, sollte unbedingt prüfen, ob er das Gegenüber »zutextet«.

## SO FORMULIERE ICH MEIN ANLIEGEN KLAR UND DIREKT:

| | |
|---|---|
| Situationen: | Das ist passiert ...<br>Ich beobachte ...<br>Ich habe verstanden ...<br>Ich habe gehört ... |
| Gefühle: | Ich empfinde ...<br>Das macht mich ...<br>Ich bin deswegen ...<br>Das macht mit mir ... |
| Bedürfnisse: | Ich hätte das Bedürfnis ...<br>Mir wäre wichtig ...<br>Ich brauche ... |
| Bitte/Wunsch: | Ich wünsche mir ...<br>Könntest du ...<br>Könnten wir nicht verändern ...<br>Ich würde gerne ... |
| Handlungen: | Ich schlage vor ... |

## BEDÜRFNISSE ANMELDEN

Im Alltag allgemein, aber vor allem auch in der Liebe und im Sex müssen wir die eigenen Bedürfnisse ausdrücken können. Wir sollten Wünsche, Befürchtungen oder Ängste offen dem Geliebten mitteilen. Denn bleiben sie ungesagt oder unerfüllt, entwickeln sie eine enorme Sprengkraft. Die eigenen Bedürfnisse und Wünsche äußern zu können, bedingt natürlich, dass wir sie überhaupt erst wahrnehmen.

- Wir möchten in der Liebe emotionale Bedürfnisse gestillt bekommen. Wir möchten uns verlieben, Zärtlichkeiten erhalten, einen Partner haben, der auf uns eingeht und uns zuhört.
- Wir möchten genitale Bedürfnisse stillen durch sexuelle Begegnungen, das Bedürfnis nach genitaler Erregung und Geschlechtsverkehr.

*Wie* ich diese Bedürfnisse gestillt bekommen möchte, und *wie* ich den anderen dafür gewinnen kann, muss ich mir vielleicht erst mal überlegen. Ich brauche Strategien, ich muss ihn kennen, wissen, was ihm gefällt, worauf er anspricht, wie ich ihn aus seiner eigenen Welt herauslocken kann. Wie ich ihn für mich interessieren kann. Jedenfalls sollten wir dem Partner sagen, welches unsere Bedürfnisse sind. Schließlich kann der Partner das nicht von sich aus wissen. Insofern trägt jeder selbst Verantwortung dafür, seine Bedürfnisse auch offen zu äußern.

## GRENZEN SETZEN

Viele von uns haben nicht gelernt, Grenzen zu setzen und sich einen inneren Raum zu bewahren, in dem sie sich achten und den sie auch schützen. Es schadet der Partnerschaft, wenn wir nicht sagen, was uns nicht gefällt oder was wir vermissen. Wenn uns etwas auf die Nerven geht, sollten wir nicht einfach schweigen, sondern mit klaren Ansagen Grenzen setzen. Erstaunlich viele Menschen wissen nicht, wie das geht, weil sie es in ihren Familien nicht gelernt haben. Wir werden nicht gehört, weil wir uns so ausdrücken, dass wir gar nicht gehört werden können oder der andere sich gar nicht erst angesprochen fühlt. Wenn mir etwas wirklich wichtig ist, sollte ich mir Zeit nehmen, mich zum anderen hinbegeben und mich zu ihm setzen. Ich sollte den anderen mit seinem Namen ansprechen und ihm in die Augen schauen, damit er sich gemeint fühlt. Außerdem sollte ich mich bemühen, mit ruhiger Stimme, wertschätzend und innerlich dem anderen zugewandt zu sprechen. Dann sollte ich mit möglichst direkten Worten das Problem oder meine

Gefühle beschreiben. Ich sollte auch den Mut haben, dem anderen zu sagen, was ich mir anders vorstelle oder was ich in Zukunft anders machen möchte. Wenn ich eine Bitte des anderen ablehnen möchte, sollte ich auch das in aller Klarheit sagen: »Nein, dazu habe ich jetzt leider keine Zeit oder Lust …« Das ist völlig legitim und hilft dabei, Klarheit zu schaffen und Frust zu vermeiden.

### DANKEN UND WERTSCHÄTZEN

Zu einer direkten und wertschätzenden Kommunikation gehört unbedingt auch, dass wir die Liebenswürdigkeiten, Anstrengungen und Hilfestellungen des anderen nicht als selbstverständlich nehmen, sondern anerkennen, loben und uns bedanken. Und zwar, wann immer uns auffällt, dass der andere uns wohlgetan hat. Wir sollten dabei direkt aussprechen, was wir bemerken:

»Ich habe gesehen, dass du die Spülmaschine ausgeräumt hast, danke vielmals dafür.«

»Es freut mich sehr, dass du den Kinoabend organisiert hast.«

»Ich liebe es, wenn du mich einfach so in den Arm nimmst.«

»Der Sex heute Nachmittag war toll, du bist so ein wunderbarer Liebhaber.«

»Es macht mich total glücklich, mit dir zusammen zu sein.«

Wenn Sie einen solchen wertschätzenden Umgang einüben, werden Sie merken, dass Ihr Miteinander sich immer mehr zum Positiven wandelt. Das Wohltuende zu sehen und sich dafür zu bedanken, verändert und motiviert beide Seiten. Mein Blick auf den anderen wird oder bleibt liebevoll, der andere fühlt sich geliebt und wird mir gerne zuvorkommend begegnen.

## KOMMUNIKATION BRINGT GEWINN

Wenn die Kommunikation gelingt, gedeihen in der Partnerschaft Vertrauen, Glaube, Hoffnung und Liebe. Wenn die Kommunikation gelingt, dann bringt sie großen Gewinn für jeden der beiden Partner, weil jeder in der Lage ist, dem anderen sein Inneres mitzuteilen. Dann bringt sie Gewinn für die Partnerschaft, weil beide nah zusammenrücken und ein gutes »Team« werden. Und wenn die Kommunikation gelingt, dann bringt sie einen unschätzbaren Gewinn für das Sexleben. Barrieren, die bisher vielleicht verhindert haben, dass wir gerne miteinander ins Bett gehen – Schmollen, Trotzen, Vorwürfe –, können wir überwinden, wenn wir lernen, uns dem anderen mitzuteilen und Konflikte zu lösen. Paare, die gelernt haben, über ihre Gefühle zu sprechen und richtig miteinander zu streiten, kommen immer wieder zusammen. Sie »erkennen« einander – in ihren Ansichten, in ihren Meinungen, aber auch mit ihrem Körper.

Und zu guter Letzt: Paare, die gelernt haben, klar und direkt miteinander zu sprechen, die haben eine Fähigkeit erworben, die sie auch für ihr Sexleben nutzen können. Sie sind in der Lage, auf ihre Empfindungen zu achten und sie auch auszudrücken. Sie sind in der Lage, dem Partner auch ihre sexuellen Bedürfnisse mitzuteilen. Sie sind in der Lage, aufeinander einzugehen und die Bedürfnisse des anderen zu beantworten.

## SEXUELLE REIFE

Ehepaare, die schon lange miteinander unterwegs sind, haben schon viele Reifeprozesse durchlebt. Sie haben Höhen und Tiefen erlebt und erlitten. Sie sind in ihrer Persönlichkeit gereift, sie sind am Leben gereift, sie sind in ihrer Liebe gereift. Für solche Paare stellt sich oft die Frage nach dem sexuellen Zusammenleben in einer ganz neuen Weise. Sie haben die Leidenschaft des Anfangs erlebt, sie kennen die Routine der Jahre, und sie kennen auch das Nachlassen der sexuellen Lust und Kraft. Und doch ist Sex ein Thema – nach wie vor!

Einige erleben sogar in der zweiten Lebenshälfte den besten Sex ihres Lebens. Jetzt, nachdem die anstrengenden aktiven Jahre der beruflichen Karriere, des Kinderkriegens und Kinderaufziehens vorbei sind. Viele vernachlässigten während dieser Zeit den Sex. Ein Paar schilderte mir, dass sie über Jahre hinweg so wenig Sex hatten, dass es wie Weihnachten und Ostern zusammen war, wenn er stattfand. So hätten sie aber auch beinahe ihre Ehe ruiniert. Eine Zäsur in ihrem Leben ließ sie die Wichtigkeit der Sexualität neu entdecken. Nun seien sie pensioniert und hätten so viel Sex wie noch nie und so guten Sex wie noch nie. Paare, die im Alter viel Sex haben, nehmen sich schlicht mehr Zeit dafür. Sie schaffen bewusst Oasen der Erotik in ihrem Alltag. Andere Paare haben keinen Sex mehr, weil sie im Laufe der Beziehung verlernten, ihn zu haben.

Sexualität ist eine lebenslange Reise vom Mutterleib bis ins Alter. Die größte Herausforderung ist es, dass man sich selbst und dem anderen dauerhaft mit Wertschätzung begegnet und das Feiern nicht aus den Augen verliert. Dass man nicht in der Routine erstarrt, sondern versucht, zusammen immer wieder Neues zu erleben.

> »Also: Iss freudig dein Brot und trink vergnügt deinen Wein; denn schon lange gefällt Gott dein Tun! Trage immer schöne Kleider, und salbe dein Gesicht mit duftenden Ölen! Genieße das Leben mit der Frau (dem Mann), die (den) du liebst, alle Tage deines Lebens, das er dir unter der Sonne gegeben hat! Denn das ist dein Anteil am Leben.«
>
> *Prediger 9,7-9; freie Übertragung*

Genuss und Freude mit dem Ehepartner – auch der sexuelle Genuss – haben in jedem Alter ihren Platz. Der Prediger im Alten Testament spricht aber auch vom Genuss von Essen und Trinken und dem Sich-Herausputzen:

Solchem sinnlichen Genuss sollte man als Paar nachgehen, und zwar so oft wie möglich, so intensiv wie möglich, so lange wie möglich. Damit einem die Lebensfreude erhalten bleibt. Ein Paar, das Genuss und Sinnlichkeit auf diese Weise lebendig erhält, pflegt damit immer auch die körperliche Seite der Partnerschaft. Dennoch bleibt die Feststellung: Trotz der gesundheitlichen Vorteile von Sex und der Wichtigkeit für die Beziehung wird er tendenziell seltener, je länger eine Beziehung dauert und je älter wir werden. Unter Umständen ist manchmal schon bald nach 40 Schluss. Vielleicht ist die Spannung aus der Beziehung gewichen, man ist es einfach nicht mehr gewöhnt, Sex zu haben, oder aber es kommen körperliche Hindernisse dazu wie eine Erektile Dysfunktion. Was also tun? Im letzten Fall kann eine gute Beratung beim Arzt oder Sexualtherapeuten der Erektionsschwäche den

Schrecken nehmen. Es wäre schön, wenn Beratungsgespräche für den Mann dieselbe Selbstverständlichkeit bekämen wie für die Frau. Dieses Buch führt zudem alle Facetten eines reichen Sexuallebens für alle Lebensstufen aus. Und zwar aufgrund von Kenntnissen, die eben nicht einfach auf der Härte des Penis beruhen. Entscheidend für die sexuelle Lust ist einzig und allein die Fähigkeit, über den Körper und alle Sinne verschiedenste Liebesvariationen wahrzunehmen und auszuleben. Wir sollten uns das Liebesleben in neuen Möglichkeiten denken. Sexualität verändert sich mit dem Lauf des Lebens und der Beziehung. Nicht mehr Leidenschaft ist das erste Ziel, sondern Glück. »Glück entsteht in der Nähe des anderen, der das Glück annimmt.«[50] Das Glück der »Verlässlichkeit des Liebenden auf dem langen Weg«[51] (Jörg Zink).

Glück entsteht durch den gemeinsamen Weg, den man zurücklegt. Erfüllung im Sex entsteht dann nicht mehr so sehr durch die Ekstase, die Überraschung, das Unbekannte, das Abenteuer, sondern durch die Vertrautheit der Seelen und Körper bis in die Zellen hinein. Sex wird mit den Jahren seltener, langsamer, weniger potent, aber empfindungsmäßig nicht weniger intensiv. Nicht häufig und schnell, sondern seltener und genussvoll, ist die Devise. Das Glück liegt nun in einer erwarteten Berührung, einem vertrauten Ritual, einer totalen Freiheit im völligen Loslassen, weil einen nichts mehr befremdet. Auch nicht die Ehrlichkeit, unangenehme Sachen auszusprechen, sich dem anderen zuzumuten, sich zu zeigen mit allen Ecken und Kanten und das richtige Maß von Abstand zu finden, damit es in der Beziehung nicht langweilig wird. Alles, was man von sich mitteilt, worin man sich in den anderen einfühlt, wie man miteinander umgeht, die Zärtlichkeiten, das Gefühl von Geborgenheit, Vertrauen und Vertrautsein schaffen diese Nähe. Wir machen uns verwundbar, wenn wir unsere Gedanken und Gefühle mitteilen, wir liefern uns dem anderen aus. Doch genau zu diesem Vertrauensbeweis fähig zu sein, unterscheidet die glücklichen von den unglücklichen Paaren. So entsteht wahre Intimität und so etwas wie »Weichheit« in der Beziehung.

Wenn wir es als Paar schaffen, über die Jahre uns zu einem glücklichen Liebespaar mit wahrer Intimität und Vertrauen zu entwickeln und es auch zu bleiben, haben wir die besten Voraussetzungen, in jeder Lebensphase die dazu passende Erotik zu finden. Das in diesem Buch vorgestellte Modell lebenslanger sexueller Entwicklung ermöglicht es, in neuen Lebensphasen und Begrenzungen immer wieder sexuelle Lernprozesse zu beschreiten. Dabei geht man immer von dem aus, was vorhanden und möglich ist und zu jedem Zeitpunkt auch entwickelt und weiterentwickelt werden kann. Das gibt Hoffnung, auch für Paare, die schon einige Ehejahre hinter sich haben, ohne bisher eine erfüllte Sexualität erlebt zu haben. Denn das gibt es tatsächlich. Solche Beispiele, in denen Ehen trotz Defiziten in der Sexualität Bestand haben, zeigen, dass das Liebesgefühl für eine langjährige Verbindung *mehr* bedeutet als eine gute Sexualität. Nichtsdestotrotz hat auch die Sexualität ihren Anteil daran, den Erhalt einer langen Beziehung zu garantieren.

Eine Frau, seit achtzehn Jahren verheiratet, ohne je Erregung oder einen Orgasmus erlebt zu haben, schrieb mir nach vier Monaten Beratung und Üben: »Übrigens habe ich letztes Wochenende meinen ersten bewussten Orgasmus erlebt. Wow!!! Mein Mann war fast noch überwältigter als ich, aber für mich war es auch total schön. Also, es geht immer ein Stück vorwärts. Yippie ...«

Einen solchen Lernprozess in der Sexualität nach so vielen Jahren in aller Offenheit anzugehen, zeugt von einem tragenden Liebesgefühl. Wir können das Liebesgefühl über Jahre und Jahrzehnte aufrechterhalten, wenn wir ein Gleichgewicht finden zwischen dem Idealbild und dem Realbild des Liebespartners. Durch das Liebesgefühl erhalten wir dem anderen gegenüber Bewunderung und eine gewisse Verklärung und können uns mit dessen Grenzen versöhnen, trotz Belastungen im Beziehungsalltag oder gesundheitlicher und körperlicher Einschränkungen.

## NACH HAUSE KOMMEN UND HALT FINDEN

Martin Buber hat den bekannten Satz geprägt: »Der Mensch wird am Du zum Ich.«[52] Erst in der Beziehung zu einem anderen Menschen reife ich in meiner Persönlichkeit heran. Das ist auch der größtmögliche Reichtum einer langen Beziehung, meint der Schweizer Paartherapeut Jürg Willi. Er ist überzeugt, »dass verbindliche Partnerschaften von absolut unersetzbarem Wert für die persönliche Entwicklung sind.« Er weist darauf hin, dass wir in einer verbindlichen Partnerschaft sogar an unseren Defiziten heilen können: »Dass die Beziehung, in der wir leben, uns heilen kann – aus einem neurotischen Leben ein glückliches und produktives werden kann – allein in der Auseinandersetzung mit der aktuellen Liebesbeziehung.« Unbewusst suche man sich einen Partner, der einem Heilung und Ergänzung ist. Obwohl er es zu seinem Bedauern nicht beweisen kann, sagt er: »Die Liebesbeziehung ist die größte Herausforderung persönlicher Entwicklung im Erwachsenenalter.«[53]

Nach Willi sollten in einer gefestigten Beziehung irgendwann die großen Linien des gemeinsamen Lebens organisiert sein. Man sollte die Rollen klar verteilt haben, damit es weniger Konkurrenz und Rivalität zwischen den Partnern gibt. Und man sollte sich darüber klar sein, dass in einer Zweierbeziehung immer ungestillte Sehnsüchte zurückbleiben. Dies ist eine Erkenntnis, die echte Reife in einer Beziehung ausmacht.

Ein Bild für Reife, das mir sehr gut gefällt, ist die Vorstellung, »nach Hause zu kommen«. Das bedeutet für mich, bei sich selbst anzukommen, ungestillte Sehnsüchte bei sich selbst zu stillen, in einer Beziehung zu Gott Halt zu finden. Es bedeutet, innerlich zur Ruhe zu kommen, vergeben zu können, weil man sich eingestanden hat, dass nur die eigene Haltung verändert werden kann, nicht aber der Partner.

Neben dem Nach-Hause-Kommen in sich selbst und bei Gott finden wir aber auch Halt in erfüllenden Freundschaften und Tätigkeiten, in einer Liebesbeziehung, für die man voll und ganz die Mitverantwortung übernimmt, indem man sich selbst liebt. Wir finden Halt in einer Beziehung, indem wir Innigkeit, Lebendigkeit und Humor am Leben halten. Indem wir immer wieder Dinge miteinander unternehmen, die jene Eigenschaften hervorholen, die einen am anderen am Anfang so faszinierten. Indem wir uns in Stressphasen an Zeiten erinnern, in denen wir gegenseitig viel Energie aus der Beziehung schöpften. Sodass man sagen kann: Ich liebe dich, obwohl du mich im Moment zur Verzweiflung bringst. Und auch umgekehrt sind wir uns in einer reifen Beziehung darüber bewusst, dass wir selbst den anderen manchmal ebenso zur Verzweiflung bringen. Jemand hat es mal so formuliert: »Das Geheimnis einer glücklichen Langzeitbeziehung ist nicht, dass man einander immer toll findet. Sondern dass man einsieht, dass man dem anderen manchmal keine andere Möglichkeit lässt, als einen saublöd zu finden.«[54] So klingt es, wenn man mit Humor und Vergebung in einer Beziehung zu Hause ist.

Die Erfahrung zeigt, dass eine Liebesbeziehung auch dadurch stark wird, wenn wir es schaffen, gemeinsam harte Zeiten zu meistern. Es wäre völlig unehrlich, zu verschweigen, dass es diese harten Zeiten gibt. Ob es uns gefällt oder nicht, wir brauchen eine tägliche Portion Katastrophe. Das macht uns und unsere Ehe widerstandsfähig. Deshalb sollten wir die alltäglichen Dramen nicht allzu ernst nehmen und kleinere Stresseinheiten fröhlich willkommen heißen.

## STILLERES LIEBEN

In der Lebensmitte ab spätestens 45 Jahren kommt der hormonelle Rückbau im Körper beider Geschlechter. Bei Männern sinkt die Erektionsfähigkeit, manche Frauen packt oft die Unlust, andere gerade erstmals in ihrem Leben die pure Lust. Vor allem genießt die Frau ihren Körper ungehemmter, weil sie ihn nun gut kennt und sie auch die Lust am Körper ihres Liebsten zulässt. Die exklusive Nähe gibt ihr dazu die nötige Sicherheit. Möglich wird die lustvolle Entspanntheit auch dadurch, dass Frauen in der zweiten Lebenshälfte oftmals gelassener werden, besser gewähren lassen können und oft – zu ihrem Vorteil – auch mehr schweigen. Dagegen entdecken mit abnehmendem Testosteron Männer die Kommunikation mehr für sich. Jürg Willi sagt: »Die Männer sind grundsätzlich in der zweiten Lebenshälfte viel sanfter und engagierter in der Beziehung. Sie sind eher bereit hinzuhören, in ihrem eigenen Interesse mehr zu reden und etwas von sich preiszugeben, weil sie erkannt haben, dass sie eine Frau benötigen, um Zugang zu ihren Gefühlen zu bekommen. Frauen schaffen das aus sich selbst heraus. Im besten Fall treffen beide sich in diesem Lebensabschnitt in ihrem Wunsch nach Zärtlichkeit, Sex und Kommunikation in der Mitte.«[55]

Nun sind die Zeiten der verrenkten Glieder vielleicht vorbei, der Körper zwickt manchmal mehr, als dass er Quelle von Lust und Genuss ist. Beweglichkeit und Abwechslung in den Positionen werden mühsam. Nicht mehr höchste Erregung steht im Vordergrund, sondern mehr der Wunsch, dem anderen nahe zu sein. Doch das sollte man unbedingt tun. Ekstase beim Sex kommt jetzt mehr durch Loslassen und immer tieferes Entspannen, indem wir auch einfach mal ineinander bleiben, uns weniger bewegen, aber ganz wach, sensibel und bewusst im Hier und Jetzt den anderen genießen.

Die Fähigkeit, sexuell erregt zu sein, lustvoll zu genießen und einen Höhepunkt zu erleben, bleibt bei Frauen auch nach der Menopause unverändert. Manche Frauen berichten sogar im Gegenteil, dass sie mehr Freude am Sex haben, weil die familiären Verpflichtungen weniger werden und auch die Angst vor Schwangerschaften wegfällt. Trotzdem kämpfen vor allem Frauen auch mit dem Gefühl, nicht mehr attraktiv und begehrenswert zu sein, was sich ebenfalls auf die Sexualität auswirkt. Durch das veränderte körperliche Aussehen brauchen wir einen neuen Blick auf uns selbst und den Partner, um uns noch erotisch anziehend zu finden. Oft gelingt das durch das gemeinsame Erinnern an die gemeinsame Geschichte, an viele schöne Momente, die den Blick mehr dafür schärfen, wie etwas sich anfühlt, als wie es aussieht. Nun ist es nicht mehr der straffe Po oder der feste Busen, der erregt, sondern die nach wie vor lustvollen oder liebevollen Berührungen, das Lachen, die Stimme. Dazu ist es meist der eher vorhandene barmherzige Blick des anderen auf mich, der mich lehrt, auch mir selbst gegenüber barmherzig zu sein.

Die störenden Veränderungen beim Mann betreffen vor allem seine Libido. Sie nimmt ab, und die Erektion wird unzuverlässiger. Dass Erektionsstörungen mit dem Alter zunehmen, ist unbestritten. Die Erektionen entwickeln sich langsamer, es braucht mehr Reize und Stimulation dazu. Die Sensibilität des Penis nimmt im Alter ab, er verliert an Elastizität, wird etwas kürzer, verliert ein wenig an Umfang. Er erreicht deshalb im erigierten Zustand nicht mehr die frühere Größe und Härte. Dabei handelt es sich um normale altersbedingte Umbauprozesse. Wechselnde Erektionsstärken und vorübergehende Schwächen müssen nicht Versagensängste auslösen, wenn der älter werdende Mann damit zu spielen lernt. Dem Mann stehen neben dem Penis noch viele weitere »Werkzeuge« zur Lusterfüllung zur Verfügung. Zunge, Lippen, Händen und Fantasie sind keine Grenzen gesetzt.

Es fühlen sich bei Weitem nicht alle Betroffenen gestört durch die Tatsache, dass Sexualität nicht mehr einen so großen Stellenwert einnimmt. Manche sind sogar froh darüber und erleichtert. Das ist genau so in Ordnung, wie es Menschen gibt, die sich auch das Alter ohne Sex nicht vorstellen können. Irvin D. Yalom vergleicht die Sexualität mit der Sonne. Wenn die Sexualität schwinde, könne man den Blick auf andere wichtige Dinge richten: »Wenn die Sonne untergeht, sieht man die Sterne besser.«[56] Er genieße nun mehr den Sternenhimmel.

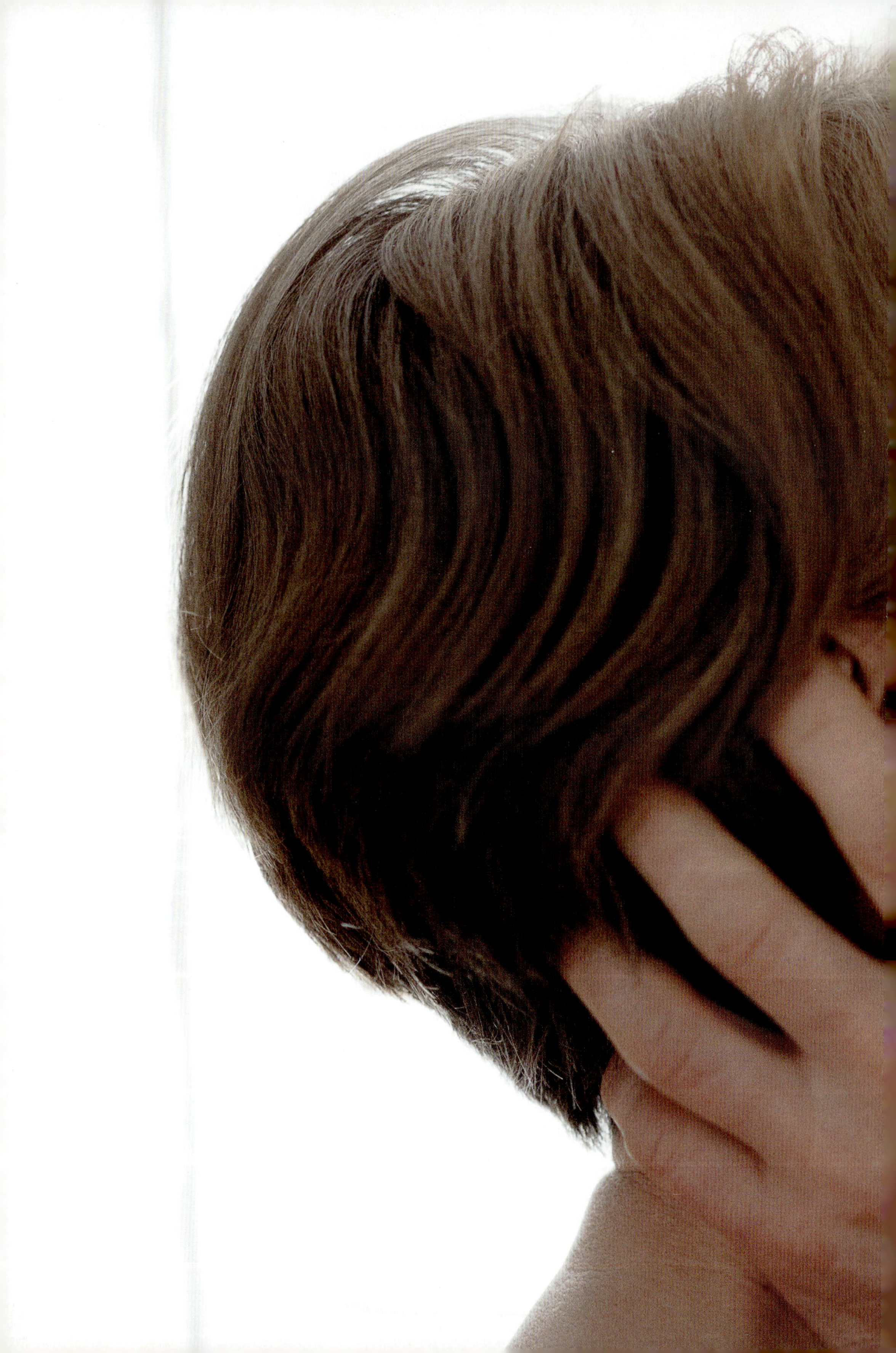

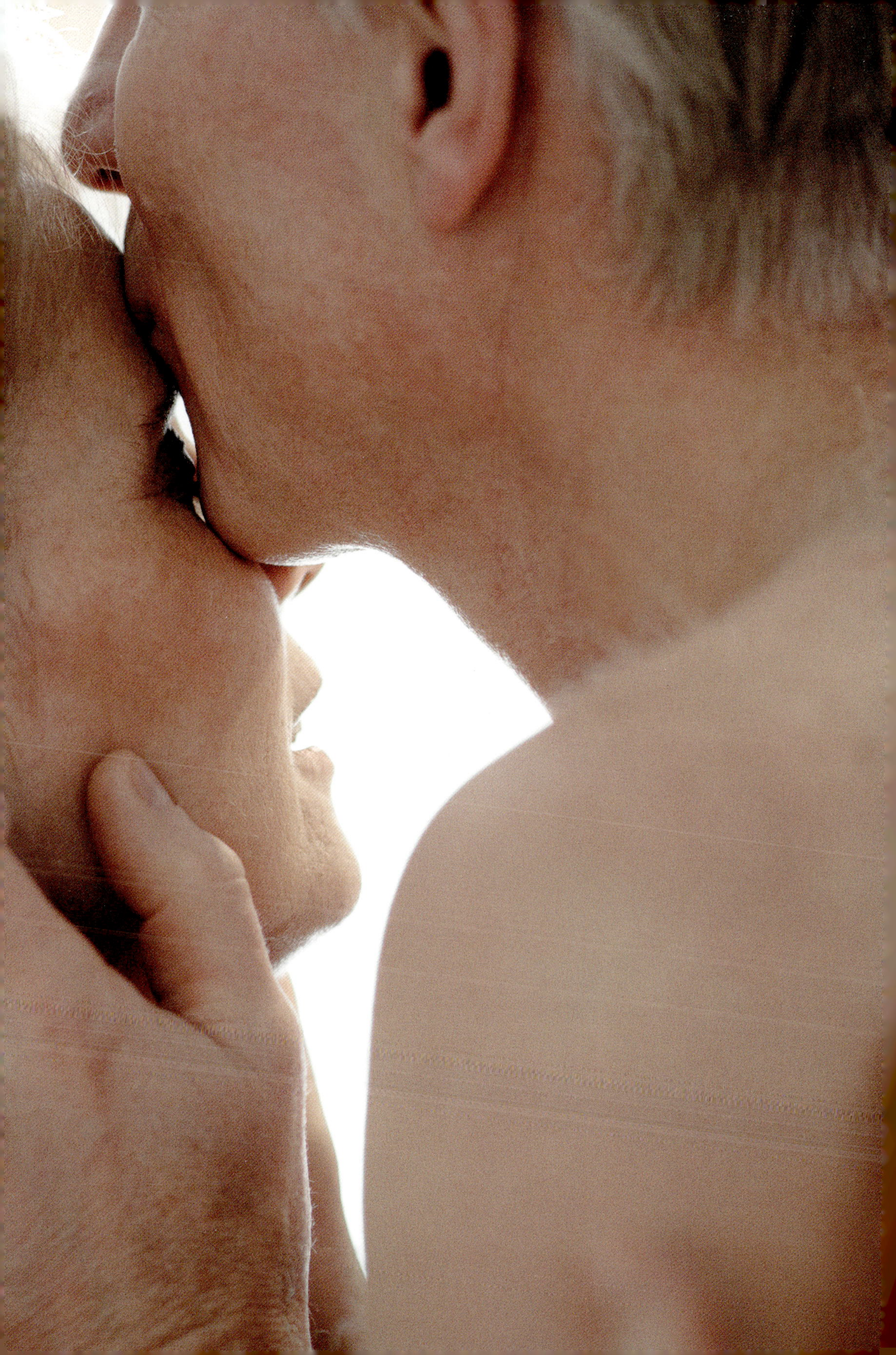

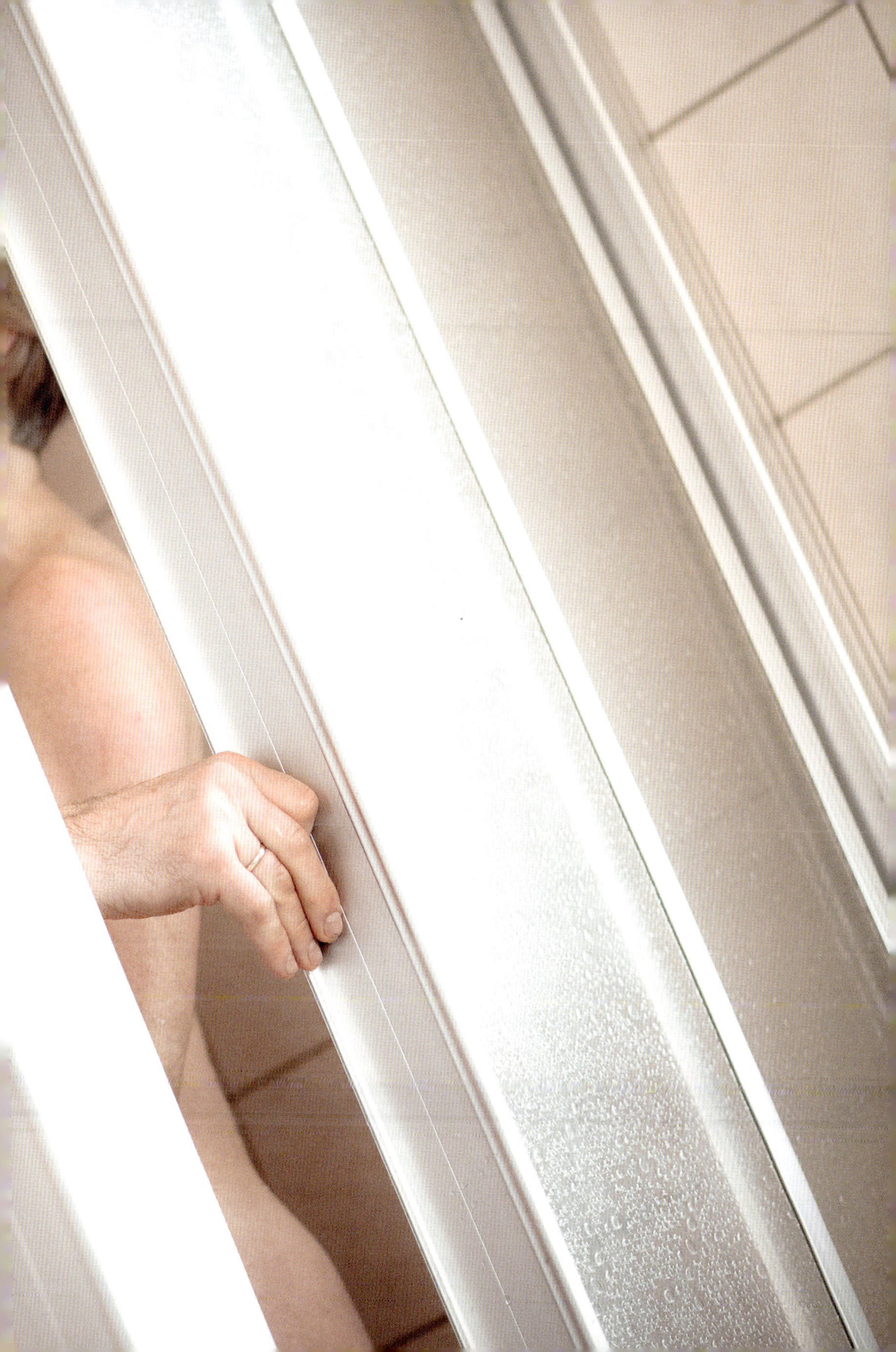

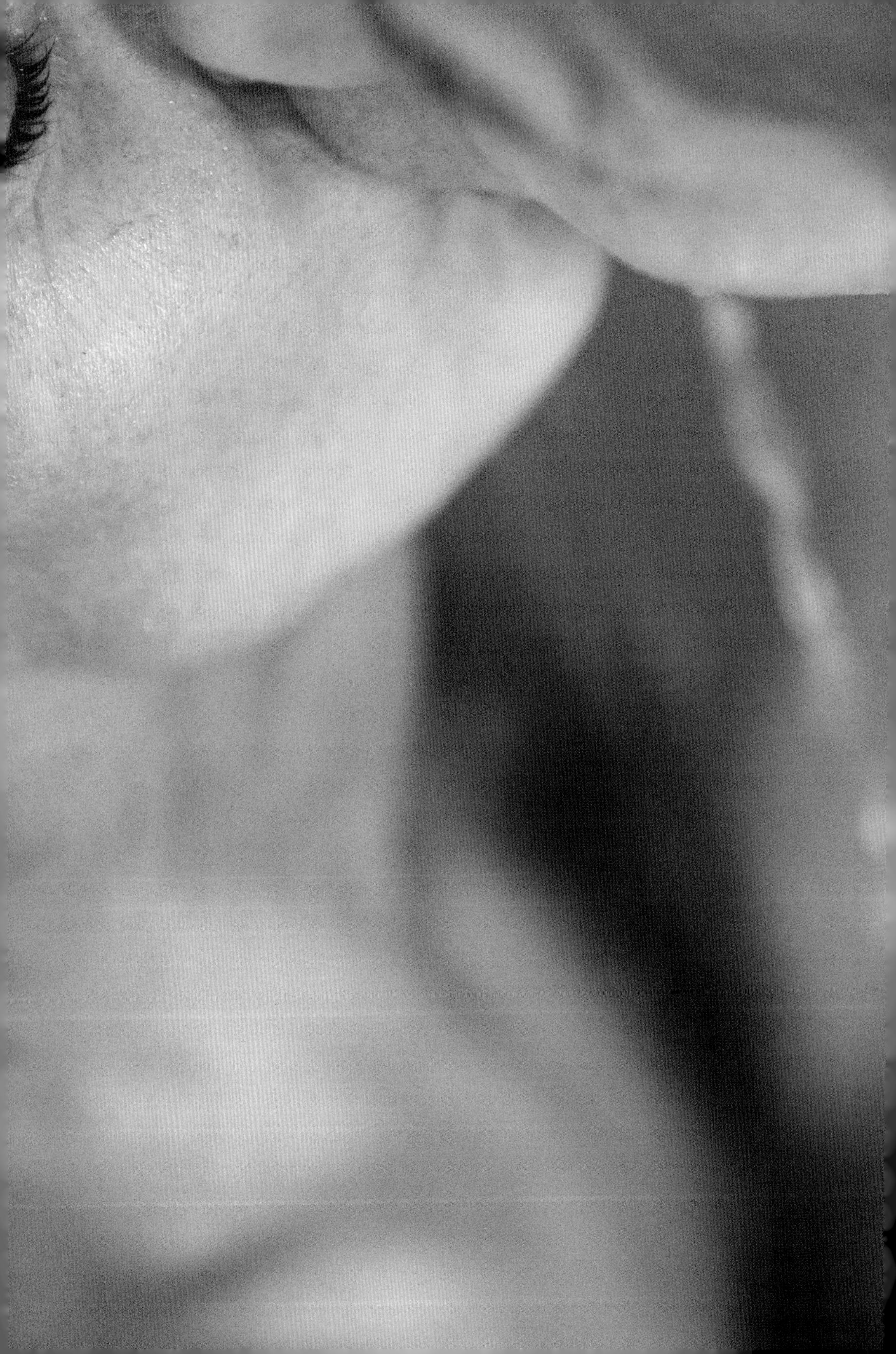

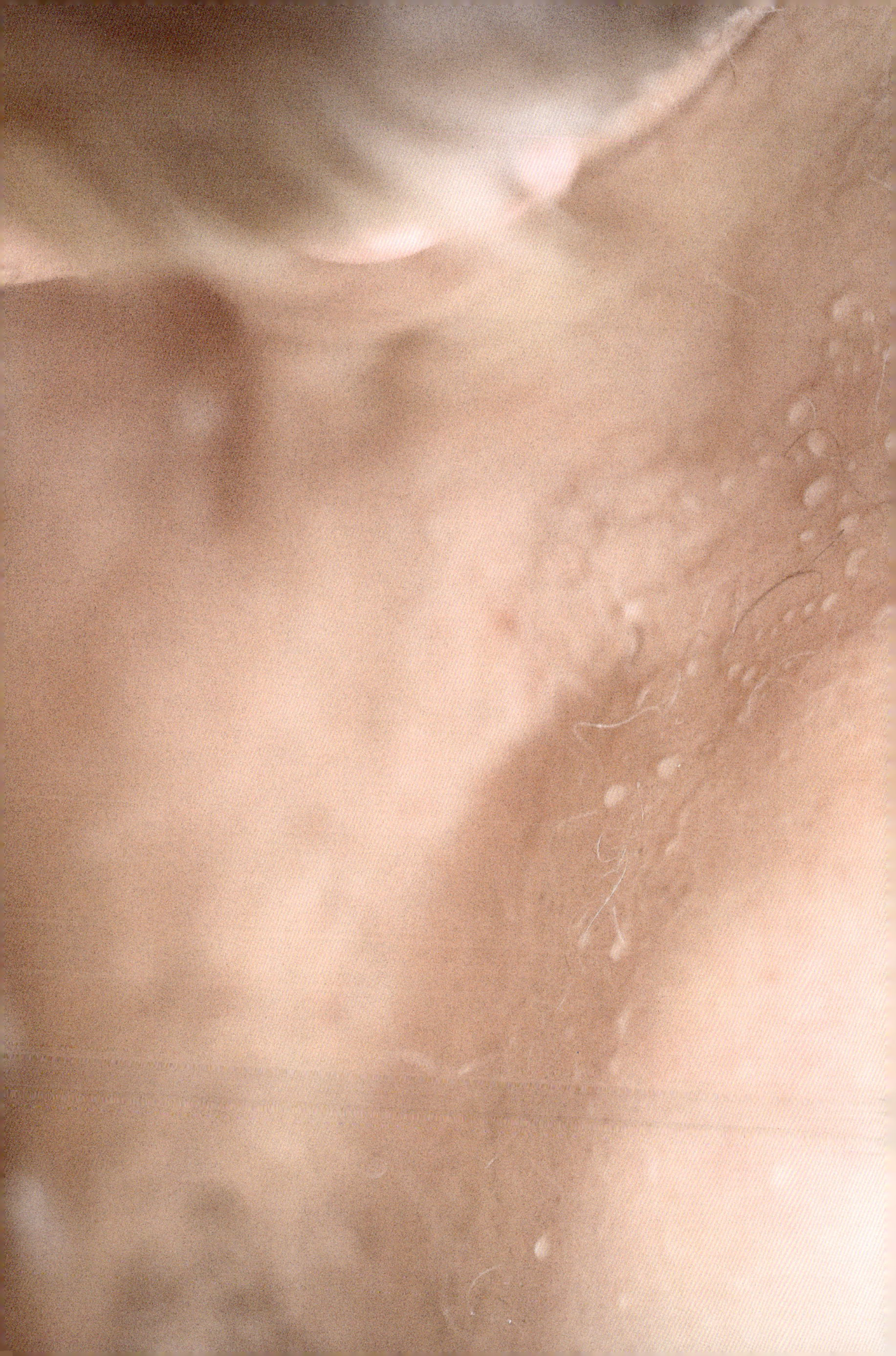

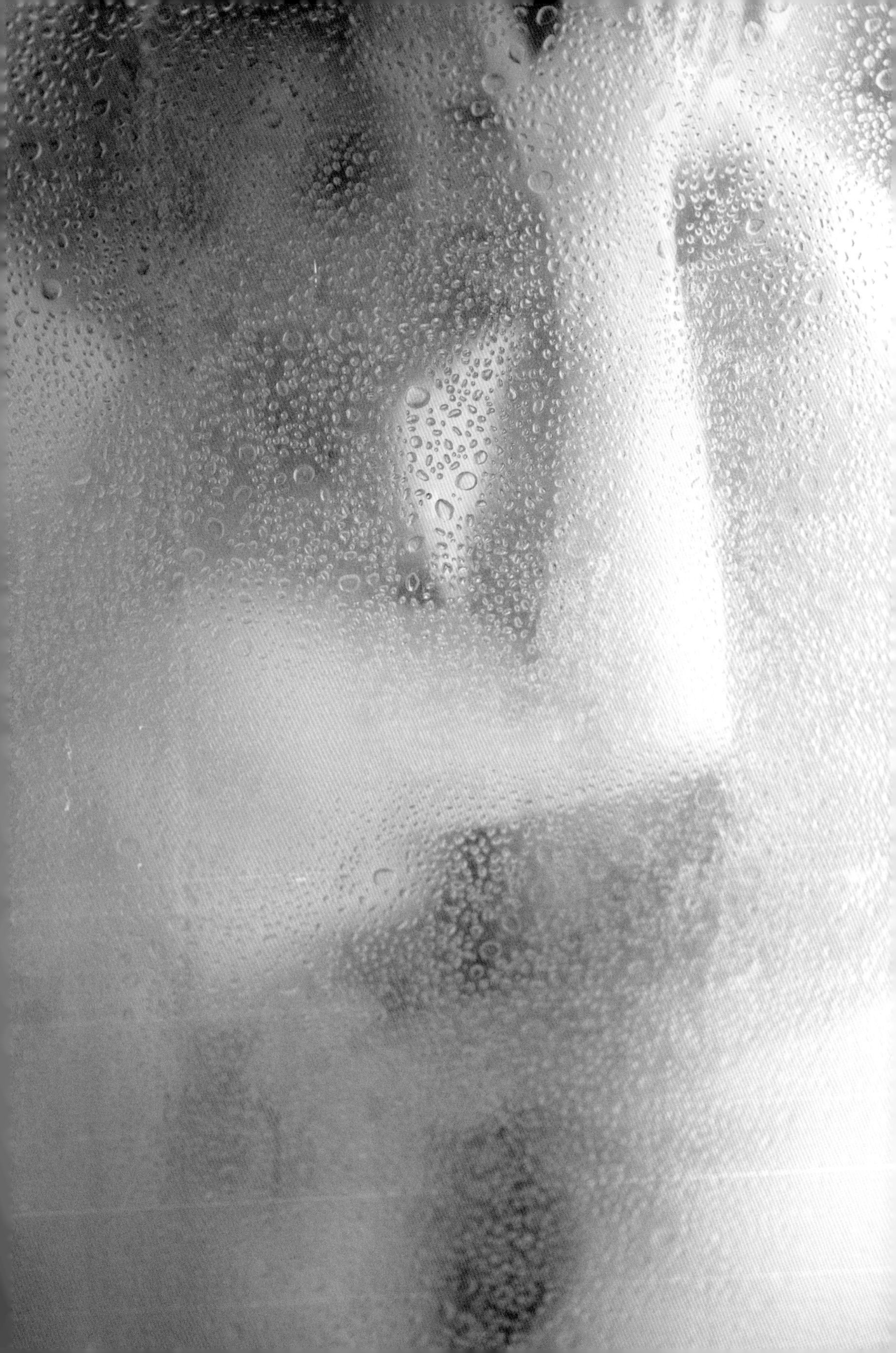

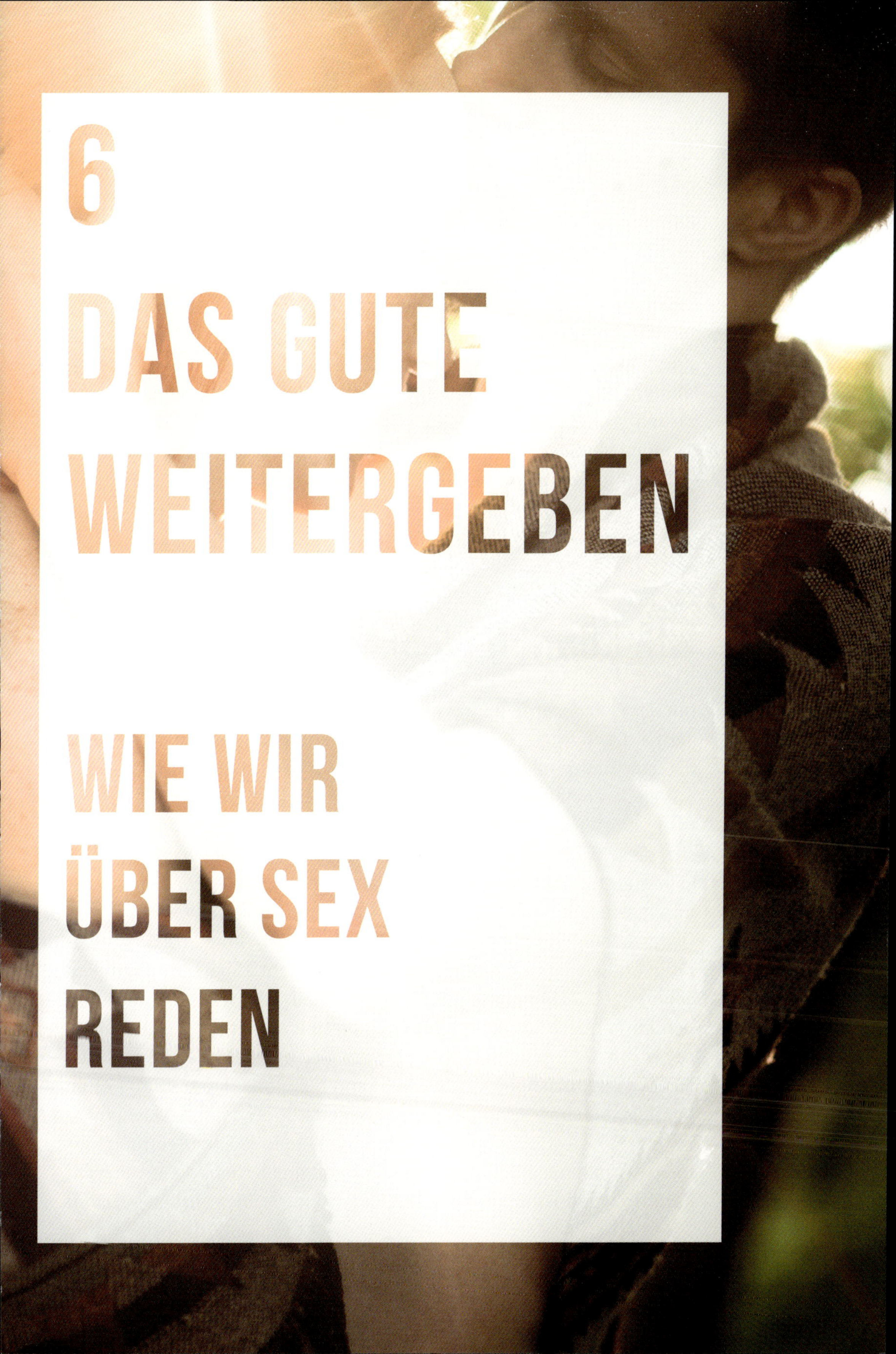

# 6
# DAS GUTE WEITERGEBEN

## WIE WIR ÜBER SEX REDEN

Wir haben uns in diesem Buch intensiv damit befasst, wie wir ein positives sexuelles Empfinden gewinnen können. Wir haben gesehen, wie sehr unsere Wahrnehmung von Sexualität durch unsere Elternhäuser, aber auch durch andere Einflüsse geprägt worden ist und wie fatal es ist, wenn die sexuelle Erziehung in einer Atmosphäre der Scham und der Tabuisierung stattgefunden hat. Wir haben gesehen, dass und wie wir unser eigenes Bild von Sexualität verändern können. Den letzten Teil des Buches möchte ich nun der Frage widmen, wie wir denn selbst eine positive Prägung für das Wahrnehmen von Sexualität vermitteln können. Wie können wir unseren Kindern das Gute weitergeben, was wir selbst erfahren und erleben dürfen? Wie können wir in unseren Gemeinden über Sex reden, sodass wir den jungen Leuten gute Wertmaßstäbe an die Hand geben und ihnen ein positives Bild von Sexualität vermitteln? Wenn uns das gelingt, machen wir damit der nächsten Generation ein Geschenk, dessen Wert kaum zu überschätzen ist.

## WIR KÖNNEN ES BESSER

Immer wieder werde ich von jungen Eltern gefragt, wie sie ihren Kindern auf gute Art und Weise Sexualität vermitteln können. Doch noch häufiger fragen mich Eltern von Teenagern oder jungen Erwachsenen, was sie denn hätten anders machen sollen ... Ihre Frage entspringt einem unguten Gefühl der Unzulänglichkeit, dem Empfinden, dass sie sich diesem Thema nicht gestellt haben, nicht gewusst haben, wie sie es hätten tun sollen. Und manchmal fragen sie sich: »Was haben wir falsch gemacht? Haben wir etwas falsch gemacht?«

Nachdem ich selbst acht Kinder großgezogen, hunderte Eltern beraten und viele professionelle Erzieher gecoacht habe, bin ich zu dem Schluss gekommen, dass der einzige Weg für Eltern, Sexualität wirklich authentisch an die nächste Generation weitergeben zu können, der ist, sich mit seinem eigenen Körper auseinanderzusetzen und sich viel Wissen anzueignen. Erst dann kann man unverkrampft und offen darüber sprechen. Ansonsten bleibt Sexualität etwas Abstraktes, nicht ins eigene Selbstgefühl Integriertes. Eine Frau in meiner Beratung sagte: »Was sollen meine Kinder über Sex von uns lernen, wenn wir nicht darüber reden können und selbst damit ein Problem haben?« Damit ist nicht gemeint, dass sich die Kinder für das Sexualleben der Eltern interessieren – im Gegenteil. Aber Kinder nehmen unbewusst die negative oder positive Haltung bezüglich Sexualität auf. Sie spüren, ob sie Fragen stellen können, oder ob ihre Eltern bei diesem Thema sprachlos sind. Sinnvolle Hinführung an die Sexualität können wir nicht delegieren, auf jeden Fall nicht mit demselben Resultat. Das werden weder die Kirche noch das Jugendcamp und auch nicht die Schule so hinbekommen. Aufklärung gehört nicht nur, doch in erster Linie ins Elternhaus, das ist meine Überzeugung. Tatsache ist aber, dass diese so gut wie nicht stattfindet. Aus diesem Grund ist es notwendig, dass Schule, Kirche und Jugendcamp Sexualität unterrichten. Angst vor der Aufklärung in der Schule brauchen wir nicht zu haben, wenn wir Bescheid wissen über Sexualität und diese in unser eigenes Leben integriert haben. Eltern müssen erst selbst die Scheu vor der Sexualität verlieren, bevor sie ohne Scheu mit den Kindern und Jugendlichen darüber sprechen können. Erst machen sich die Eltern kompetent, danach können sie die Kinder kompetent machen.

Im Buch der Sprüche finden wir eine menschliche väterliche Anweisung, die wir meines Erachtens als Gleichnis für unsere Gottesbeziehung nehmen und als eine »Lebensaufgabe« für uns sehen können: »Der Weisheit Anfang ist: Erwirb dir Weisheit! Und mit allem, was du erworben hast, erwirb dir Verstand! Ranke dich an ihr hoch, so wird sie dich erheben! Sie bringt dich zu Ehren, wenn du sie umarmst. Sie verleiht deinem Haupt einen anmutigen Kranz, eine prächtige Krone reicht sie dir dar« (Sprüche 4,7-9).

Die Bibel fordert uns dazu auf, dass wir uns in jedem Bereich des Lebens um Weisheit und Verstand, aber auch um geistliche Erkenntnis bemühen, damit wir fähig werden, unseren Weg gut gehen zu können. Wir dürfen nicht nur aus biblischen Quellen lernen, sondern aus der Verbindung mit Gott heraus uns allgemein Wissen über verschiedene Dinge des Lebens aneignen. Auf die Sexualität bezogen, sagt mir dieser Vers: »Wenn du etwas weißt über die von Gott gegebene Sexualität, dann kannst du dich an diesem Wissen hochranken und mit dir deine Kinder. Dieses Wissen lässt euch stolz und aufrecht im Leben stehen, in einer Welt, die in ihrer Gottlosigkeit auch Angst machen könnte.«

Ich denke, wir sind in der Vergangenheit zu ängstlich und verschlossen gewesen, haben zu vieles grundsätzlich abgewehrt. Wir haben das Gute gewollt und Unlust, Unwissen und Trotz geerntet. Diese Abwehr alles Sexuellen ist noch gar nicht so alt. Erst im 18. Jahrhundert hielt die Leibfeindlichkeit Einzug und begründete wohl später das prüde viktorianische Zeitalter. 1712 startete zum Beispiel John Marten eine regelrechte »Antimasturbationskampagne« und behauptete, exzessive Masturbation verursache Krankheiten wie Pocken oder Tuberkulose. In der Folge fand die nächsten 150 Jahre in Europa geradezu ein »Feldzug« gegen Masturbation statt, der noch andere abenteuerliche Krankheitsmythen hervorbrachte, welche weit bis ins 20. Jahrhundert wucherten, vielfach religiös motiviert. Bei Kindern wurde Masturbation oft übel sanktioniert. Als Eltern müssen wir akzeptieren – und sollten dies freudig tun –, dass es zu einer normalen körperlichen und sexuellen Entwicklung dazugehört, wenn Kinder ihren eigenen Körper erkunden. Dabei ist dieser Entwicklungsprozess von Kind zu Kind ganz unterschiedlich. Schon Babys können entdecken, dass zum Beispiel Schaukeln auf dem Bauch und rhythmisches Muskelanspannen schöne Gefühle im Geschlecht auslösen kann. Können sich Kinder gezielt anfassen, dann finden sie bald heraus, dass Berührungen am Geschlecht angenehm sind. Es gibt Kinder, die das tun, und solche, die es nicht tun. Wie wir als Eltern darauf reagieren, wird entscheidenden Einfluss darauf haben, welche Gefühle die Kinder damit verbinden.

Auf diese Weise der Selbstberührung suchen Kinder vor allem Hautkontakt und üben Zärtlichkeit. Später bekommt diese Befriedigung durch den Einfluss der Hormone eine sexuelle Komponente. Wie viele dieser Hormone der Körper eines jungen Menschen ausschüttet, können weder die Eltern noch der junge Mensch wählen. Aber sie werden ziemlich sicher dazu führen, dass vor allem Jungen in der Folge ihre Sexualität ausleben. Im Bedürfnis, sich selbst zu stimulieren, bestehen große Unterschiede zwischen den Menschen, wie auch im Bedürfnis nach Sex. Die einen haben ein stärkeres Bedürfnis danach, andere weniger stark. Grundsätzlich gibt es hier nichts, was falsch ist, sondern es ist einfach anders angelegt und gegeben. Die meisten Jungen beginnen zu masturbieren, wenn in ihrem Körper das Testosteron steigt. Mädchen beginnen in ganz unterschiedlichen Entwicklungsphasen zu masturbieren. Man hat herausgefunden, dass Kinder, die viel Zärtlichkeit und Nähe erfahren und einen guten Bezug zu ihrem Körper entwickelt haben, eher masturbieren als andere. Kinder mit Missbrauchserfahrung masturbieren früher als andere. Es gibt mehr junge Männer, die masturbieren, als junge Frauen. Junge Frauen sprechen ungern darüber, junge Männer schon. Das alles sollte man als Eltern von Jugendlichen im Hinterkopf haben. Es ist völlig normal, dass Kinder und Jugendliche sich selbst entdecken, und wir sollten ihnen den Zugang zu ihrem eigenen Körper nicht verwehren.

## WISSEN MACHT STARK

Wir sollten unsere Teenager sogar ermutigen, ihren Körper ohne Schuldgefühle kennenzulernen. Das heißt, in einer aufklärenden Art und Weise grundsätzlich die Tatsache feststellen, dass das zur Entwicklung dazugehört. Dabei sollten wir ihre Privatsphäre unbedingt achten und weder viel Aufhebens darum machen noch sie irgendwie dazu ausfragen. Spätestens mit 11 Jahren sollten Kinder über die Vorgänge in ihrem Körper Bescheid wissen. Eine gute Hilfe dafür ist das sexualpädagogische MFM-Präventionsprojekt für 10-12-jährige Mädchen und Jungen[*]. Der Leitgedanke des MFM-Projekts® ist: »Nur was ich schätze, kann ich schützen.« Für Mädchen hat die Projektinitiatorin ein Buch geschrieben, das sehr empfehlenswert ist[**]. Bilderbücher über Sexualität und Fortpflanzung für Kinder zu finden, ist nicht schwer. Für Jugendliche empfiehlt sich das in der Aufmachung unaufgeregte, im Inhalt aber detaillierte und offene Buch von Schütz/Kimmich *Körper und Sexualität*. Aufklärung sollte die ganze Kindheit hindurch stattfinden, die sich bietenden Gelegenheiten immer wieder nutzend. Meist sind es ganz konkrete Geschehnisse in der Schule oder dem Freundeskreis, die das Gespräch am Esstisch zu Hause ganz automatisch in Gang setzen. Das ist die beste Gelegenheit, mit Kindern und Jugendlichen das Thema Sex zu diskutieren. Oder wir nehmen als Eltern Themen dazu aus den Medien auf und lassen Aufklärungsliteratur mit und ohne Bilder im Wohnzimmer herumliegen. Doch persönli-

* MFM steht als Abkürzung für »Mädchen Frauen Meine Tage« bzw. »Männer für Männer«. Über das Projekt informieren können Sie sich auf www.mfm-projekt.de und www.mfm-projekt.ch.

** Dr. med. Elisabeth Raith-Paula: Was ist los in meinem Körper? Alles über Zyklus, Tage, Fruchtbarkeit.

che körperliche Veränderungen oder intime Fragen sollten wir mit dem einzelnen Kind unter vier Augen besprechen. Wichtig dabei ist, nichts zu erzwingen und immer nur so viel zu besprechen, wie es das Kind oder den Jugendlichen interessiert. Wenn dies in Familien ganz natürlich geschieht, dann hat das übrigens in keiner Weise etwas mit Übersexualisierung oder Frühsexualisierung zu tun. Es bedeutet lediglich, dass wir unsere Kinder in ihrer ganz natürlichen Entwicklung begleiten, ihre aktuellen Fragen aufnehmen und ihnen dabei gleichzeitig auch Wegweisung geben. Es ist nicht das Wissen, das übersexualisiert, im Gegenteil, es ist gerade *Un*wissen, welches unguten Einflüssen Tür und Tor öffnet, weil die Kinder und Jugendlichen keine Anleitung bekommen, wie sie mit Eindrücken aus Medien und Gesellschaft umgehen können. In diesem Zusammenhang begegnet mir immer wieder die Befürchtung, dass »geweckte Sexualität« sich zu leicht weggibt. Das Gegenteil ist der Fall. Dies ist durch Untersuchungen längst bestätigt: Je *mehr* Jugendliche über Sex wissen, desto später haben sie Sex. Dazu kommt, dass in der Regel Aufklärung heute immer noch zu spät erfolgt. Die Aufklärung unserer Jugendlichen muss in jeder Hinsicht besser werden, und es muss mehr davon geben. Denn Wissen macht stark!

Ein verantwortungsvoller Umgang mit Gesundheit, Sexualität und Fruchtbarkeit kann nur dann gelingen, wenn Jugendliche ihrem Körper Achtung und Wertschätzung entgegenbringen. Wenn junge Menschen über den Körper Bescheid wissen, hat das großen Einfluss auf ihr Selbstwert- und Lebensgefühl. Umgekehrt ist ein entscheidender Grund, weshalb viele Jugendliche heutzutage schon früh Sex haben, mangelndes Selbstwertgefühl.

Nicht selten versuchen ganz junge Frauen, die erste Liebe an sich zu binden, indem sie zu Sex einwilligen. Es geht ihnen nicht um sexuelles Begehren. Sie wollen nur gehalten werden und Nähe spüren. Sie wollen sich darin bestätigen, dass sie liebenswert und begehrenswert sind. Dass Jugendliche Sex als Mittel zum Zweck einsetzen, hat auch damit zu tun, dass sie überhaupt keine Vorstellung von der Ganzheit von Geist und Körper und deren Funktion haben. Wäre es vielleicht möglich, dass junge Menschen besser auf echte Liebe warten könnten, wenn sie sich erlaubten, körperliche und seelische Sehnsüchte auch bei sich selbst zu stillen? Ganz abgesehen davon, dass es ja Sinn haben könnte, seine eigene Sexualität erst selbst zu genießen, sich selbst zu bewohnen, bevor man – im Bild der Bibel gesprochen – jemanden bei sich wohnen lässt.

# WORTE DAFÜR FINDEN

Wenn wir wirklich Informationen wollen und suchen, werden wir sie problemlos finden. Wir finden in den Medien eine Fülle von Stoff über Sexualität. Natürlich muss diese Informationsschwemme sortiert und diskutiert werden. Und ja, da sind mit Sicherheit Inhalte dabei, die unser Wertesystem infrage stellen. Doch wenn wir als Eltern und Leitfiguren uns darum bemühen, an unserem eigenen Verhältnis zur Sexualität zu arbeiten, können wir auch Gespräche darüber führen.

Grundsätzlich finde ich, dass es kein Thema gibt, das wir nicht mit unseren Kindern besprechen können. Das Einzige, was Kinder überhaupt nicht interessiert, sind Einzelheiten über das Sexleben ihrer Eltern!

Für ein vernünftiges Gespräch über Sexualität brauchen wir zeitgemäße Worte. Wir sollten ein präzises Vokabular benutzen und einfache Erklärungen geben können über sexuelle Vorgänge im Körper, über körperliche Eigenschaften und Reflexe. Wir sollten lernen, leichter über Sexualität zu sprechen, damit wir die Angst vor Sex verlieren, uns selbst und unseren Kindern zuliebe. All die Dunkelkammern der Perversität profitieren von unseren Tabus, wenn Sex nicht als etwas ganz Normales, Menschliches wahrgenommen wird.

Ich stelle fest, dass Männer viel offener sind als Frauen, das Thema Sex zu verbalisieren. Oft passiert es nach Vorträgen oder in privaten Gesprächen, dass Männer auf mich zukommen und ohne Scheu ganz viel von mir darüber wissen wollen, wie Sexualität gut klappt, allgemein und im Speziellen bei der Frau. Sie wollen Sex-Tipps. Männer sprechen gerne untereinander über Sex und ihre sexuelle Leistung. Das macht für sie eine Art »Sexualerziehung« eher möglich als für Frauen und ist insofern ein Vorteil. Auch wenn in Männergruppen neben kumpelhafter Offenheit auch sexuell aufgeladene Stimmung herrschen kann, gibt sie doch Anstoß zu einer Auseinandersetzung mit dem Thema.

Die meisten Frauen hingegen sprechen ungern über ihre Sexualität und wenn, dann nur andeutungsweise. Unter FreundInnen sprechen sie viel über die emotionalen Aspekte ihrer Beziehungen. Ihr weibliches Geschlecht, also ihre Genitalien sind meistens ein Tabu.

Wenn es uns gelingt, diese Kultur zu verändern, wird die nächste Generation viel selbstverständlicher mit ihrem Körper umgehen können. Mich erstaunt immer wieder, wie schnell in meinen Beratungsgesprächen die Scham weicht. Wie sich der Sexualitäts-Wortschatz von Klienten schlagartig erweitert, wenn sie ihn auch wirklich benutzen. Wie mit einem Mal Leichtigkeit, Unbefangenheit und auch Humor ins Gespräch einziehen. Wenn man darüber redet, werden auch zuvor unvorstellbare Dinge plötzlich möglich. Zum Beispiel erlebe ich, wie es Frauen möglich wird, sich selbst am Geschlecht oder anderen tabuisierten Körperstellen zu berühren, sich dort vom Partner berühren und küssen zu lassen oder umgekehrt.

# BILDER DAFÜR HABEN

> »Denn alles, was Gott geschaffen hat, ist gut, und nichts ist verwerflich, was mit Danksagung empfangen wird.«
>
> *1. Timotheus 4,4; Luther*

Nichts in unserem Leben geht ohne Fantasie. Ohne sie wird unsere Kreativität sinnlos eingeschränkt. Bilder sollten nicht mehr tabu sein. Bilder sind Modelle für das Leben. Wir brauchen reale Bilder, Fotos, Bildbände, Filme, die Nacktheit und Sex in einer Form zeigen, die uns bereichert. Sonst überlassen wir Hollywood und der Pornoindustrie die Deutungshoheit. Schon Kinder sollten ihrem Alter entsprechende Bilder über den Körper, den Geschlechtsakt und die Fortpflanzung sehen.

Weshalb ist der Widerstand gegen Bilder so groß? Bilder und Fantasien sind ein Teil unseres kreativen Innenlebens und ein wichtiger Faktor des sexuellen Begehrens. Um uns als Paar über Jahre und Jahrzehnte eine lebendige Sexualität zu erhalten, brauchen wir Vorstellungskraft und Spielfreude. Bilder können unser Sexualleben bereichern und unsere erotischen Fantasien beflügeln, was unsere Lust auf Sex fördern kann. Sich an erotischen Filmen zu freuen, gehört unter Umständen zum sexuellen Spiel eines Paares dazu, muss es aber nicht. Erotische Fantasien sind grundsätzlich etwas Schönes und Gutes für unser Sexleben. Doch solch eine Aussage löst oft einen Aufschrei der Empörung aus.

Dass wir uns der ganzen Bilderwelt verschließen, ist in unserem digitalen Zeitalter völlig unrealistisch. Trotzdem – oder gerade deswegen – sollten wir bewusst auswählen, was für Fotos und Filme wir uns anschauen.

Ich meine damit nicht, dass alles sichtbar gemacht werden muss. Es gibt einen »Terror der Sichtbarkeit«, wie es der Philosoph Byung-Chul Han[57] nennt. Erotik braucht Verborgenheit, Geheimnisse, Schleier, Verhüllung. Ohne diese Verhüllung ist Erotik Pornografie. Ohne Verhüllung und Verborgenheit bleibt kein Raum für Einbildungskraft, Begehren und Sehnen, durch das Schönheit vor unserem inneren Auge entsteht.

## INNERE BILDER

Erotische Bilder lassen sich unterscheiden in innere Bilder und reale Abbildungen. Innere Bilder sind Fantasien, Szenen, die innerlich ablaufen, schemenhaft wie Träume. Manchmal kommen in diesen inneren Bildern reale Personen vor, etwa wenn man sich eine Szene mit dem eigenen Partner ausmalt. Oft kommen darin aber keine realen Personen vor. Diese Fantasien nähren sich aus Filmen, Büchern und eigenen Vorstellungen.

Manche gläubige Menschen klassifizieren erotische Fantasien grundsätzlich als »unreine Gedanken« und halten sie deshalb für verwerflich. Aus meiner Sicht ist diese Beurteilung zu pauschal. Ich halte an dieser Stelle gerne ein echtes Plädoyer für erotische Fantasien. Denn Fantasien sind an und für sich genommen etwas ganz Normales, auch die erotischen. Das ist aus sexologischer Sicht unzweifelhaft. Als Pubertierende betreten wir durch diesen Raum die Welt der Sexualität und verlassen ihn zeitlebens nicht. Darin findet Intimität mit uns selbst statt und wir begegnen uns selbst. Für die Entwicklung und das Erleben von Sexualität ist die Fantasie sehr wichtig. Der innere Film erotischer Fantasien begleitet uns ständig. Auch wenn man regelmäßig mit seinem Partner Sex hat, ist das so. Sind Partner deswegen gekränkt, verstehen sie nicht, dass die Fantasie ein eigenständiger Erlebnisraum ist. In die Fantasien des anderen einzutreten, benötigt dessen freiwillige Erlaubnis. Es kann sehr lustvoll sein, seine Fantasien mit dem Partner zu teilen. Aber wir dürfen diese auch für uns behalten. Fantasien sind keine Vorstufe der Wirklichkeit, sondern eine eigene Realität.

Doch was sind verantwortungsvolle Fantasien, die den Maßstäben der Bibel gerecht werden? Aus meiner Sicht ist eine Richtschnur der Bibel, was unsere Gedanken, unsere Worte und unser Handeln betrifft, die, uns ein reines Herz zu bewahren. Denn aus unserem Herzen entspringen unsere Gedanken, unsere Worte und zuletzt auch unsere Taten, und zwar die guten wie die bösen: »Aber die bösen Worte, die ein Mensch von sich gibt, kommen aus seinem Herzen, und nur sie lassen ihn unrein werden! Aus dem Herzen kommen die bösen Gedanken wie: Mord, Ehebruch, sexuelle Zügellosigkeit, Diebstahl, Lüge und Verleumdung« (Matthäus 15,18f; HFA).

Was kann das konkret für unsere erotischen Fantasien bedeuten? Sexuelle Bilder, die wir in unserem Innern haben und entwickeln, sind nicht an sich unrein oder entspringen einem unreinen Herzen. Fantasie sollte niemals unter einem Generalverdacht stehen. Wenn die Fantasien mich und meinen Körper, den Körper meines Partners betreffen, wenn ich mir Szenen vorstelle, die in meinem realen Leben und meinem Eheleben einen Platz haben könnten, die nicht entwürdigend sind und niemandem Schaden zufügen, dann können sie auch im reinen Herzen einen Platz haben und sind vollkommen in Ordnung.

Ein unreines Herz orientiert sich für meinen Begriff an dem, was mir oder jemand anderem Schaden zufügt und was Jesus Lieblosigkeit und Herzenshärte nennt. Wenn ich daher merke, dass meine Fantasien in eine Richtung gehen, dass Lieblosigkeiten darin vorkommen oder dass konkrete andere Personen in meine Fantasie Einzug halten, dann sind das Zeichen dafür, dass sie nicht mehr einem reinen Herzen entspringen. Wenn die Bibel davon spricht, dass wir die Frau – oder analog auch den Mann – unseres Nächsten »nicht begehren« sollen, dann meint sie damit das Habenwollen, das Neiden und die Tat, die daraus folgen könnte. Wenn also ein Mann oder eine Frau lustvoll hinschaut und überlegt, wie er in eine fremde Ehe einbrechen kann. Deshalb ist es wichtig, dass wir auf unsere Gedanken achten, weil sie uns die Anfänge dessen zeigen, wohin unsere Wege uns führen können. Das Buch der Sprüche formuliert das so:

> »Vor allem aber behüte dein Herz, denn dein Herz beeinflusst dein ganzes Leben. Lüge nicht und vermeide jede Form von Be-

trug. Blicke stets nach vorn, richte deine Augen auf das, was vor dir liegt. Wähle den geraden Weg und halte unbeirrbar daran fest. Weiche nicht von diesem Weg ab und folge nicht dem Bösen.«

*Sprüche 4,23-27; NLB*

Wenn wir diese Leitlinie vor Augen haben, ist sie uns eine gute Orientierung für unsere Fantasien. Sie sollen mich nicht in die Untreue führen, nicht in die Lieblosigkeit, aber im Rahmen meiner eigenen Person, meiner eigenen Sexualität und unseres Ehelebens haben erotische Fantasien ihren berechtigten, guten Platz und bereichern unser Sexleben.

## REALE BILDER

Reale Abbildungen von nackten Körpern, Geschlechtsakt und Geschlechtsteilen, die wir uns ansehen, sollten ästhetisch, schön und im Inhalt würdevoll sein. Unser inneres Empfinden zeigt uns sehr gut, welche Bilder uns guttun und welche nicht.

Ich verwende in der Beratung von Erwachsenen aktuelle Teenagerliteratur, die viele Bilder und detaillierte Erklärungen zum Sich-Anfassen, zum Geschlechtsverkehr und zur Funktion des Körpers enthält. Darin muss ich nicht alles gut finden, was ich sehe oder lese. Doch diese Bücher sprengen bestimmte Denkmuster, und das ist gut. Und sie helfen weiter. Eine Frau, seit 18 Jahren verheiratet, schrieb mir: »Die bestellten Bücher sind gekommen, und ich bin fleißig am Lesen. Wirklich super. Obwohl es mich ein wenig beschämt, dass ich weniger weiß als ein Teenager!?!«

Es ist nicht nötig und auch nicht angemessen, dass wir in der Erziehung unseren Kindern alle Bilder, die Sexualität zeigen, vorenthalten. Wenn gut meinende Eltern bei jeder Sexszene in einem Film vorspulen, steckt dahinter wohl eher eigene Unsicherheit und Scham. Oder der Film ist dem Alter der Kinder nicht angemessen. Sex ist Lebensrealität. Je besser wir und die Kinder darauf vorbereitet sind, desto besser lernen wir damit umzugehen. Kinder haben eine ganz natürliche Neugierde und ein natürliches Scham- oder Ekelgefühl, dem sie auch Ausdruck geben. Sie rufen Bäh!, wenn sie das Bild eines Geschlechtsteils sehen, schauen hin oder auch weg – das ist es dann auch schon. Wir sollten das nicht regulieren, weil wir sonst die Neugierde unterdrücken oder etwas viel spannender machen, als es ist.

Plüschvagina und Holzpenis für die Aufklärung in der Schule sind vielleicht gar nicht so schlimm, wie es uns auf den ersten Blick erscheint. Grundsätzlich ist es eine Form von Bildgebung. Natürlich kann man sich darüber streiten, in welcher Altersstufe diese Form der Information angemessen ist. Nötig ist sie offenbar, weil es sogar einige erwachsene Menschen gibt, die nicht wissen, wo und wie der Penis in die Vagina passt, wie mir eine Hebamme aus ihrer Beratungspraxis bestätigt hat. Auf solche bildliche Art und Weise, zum Beispiel mit Melone und Gurke, geschieht in Afrika Sexualaufklärung für Erwachsene. Alles in allem sollten wir die Scheu vor Bildern, die nackte Menschen und Erotik zeigen, ablegen. Sie zeigen etwas ganz Natürliches. Indem wir bewusst mit Bildern umgehen, die uns ohnehin in unserer Mediengesellschaft begegnen, indem wir entscheiden, welche Bilder wir uns ansehen wollen und welche nicht, üben wir uns und unsere Kinder in einer Eigenverantwortung, deren Wert nicht hoch genug eingeschätzt werden kann.

# SEXUELLES LUSTEMPFINDEN MIT IN DIE EHE GEBEN

> »Wer zu seinem Gefühl zu oft sagt: ›Sei still, ich habe jetzt keine Zeit für dich‹, dessen inneres Kind sitzt eines Tages in einer vergessenen Ecke und trauert, wird krank und verkümmert.«[58]
>
> *Jörg Zink*

Noch ist in vielen christlichen Gemeinden das sexuelle Lustempfinden ein solches verkümmertes Kind, krank, traurig und vergessen. Doch es wäre unsere Aufgabe, die Freude am Körper den jungen Menschen mit in die Ehe zu geben. Ein Mann erzählte mir, dass er mit seiner Frau zusammen Trauzeuge bei einem jungen Pärchen war und sie mit diesem auch Gespräche zur Ehevorbereitung führten. Im Nachhinein waren sie sehr betroffen, als sie erfuhren, dass dieses Pärchen mit der Sexualität große Startschwierigkeiten hatte und sie sich eingestehen mussten, dieses in den Vorgesprächen nicht ein einziges Mal nach dem Stand ihres Wissens über Sex gefragt zu haben.

Unser Körper ist unsere irdische Existenz. Wir sind unser Körper. Und dieser Körper ist auch ein schöpferisches Instrument, eines, das uns und anderen etwas Gutes tun kann, ganz besonders in der Sexualität. Erotik ist nicht angeboren. Was angeboren ist, sind allein unser Geschlecht und die Erregungsfunktionen. Die erotischen Fähigkeiten sind davon bestimmt, was wir von klein auf selbst erfahren und erlernen durften, was wir üben konnten oder eben nicht. Unser ganzer körperlicher Erfahrungsschatz ist angelernt und ist unser erotisches Kapital. Gott hat den Menschen so geschaffen, dass er alles erlernen muss. Gott steht zu jeder Form von Lernprozess. Selbst die Beziehung zu *ihm* ist ein Erfahrungs- und Lernprozess, in dem wir ganz selbst bestimmen, wie nahe wir ihm kommen wollen.

Die »Glaubenssysteme«, Ideologien, Werturteile und Denkweisen, die uns im Laufe unseres Lebens vermittelt wurden, und die damit gemachten Erfahrungen prägen sich nicht nur in unserem Gehirn ein, sondern beeinflussen auch unser Körperverhalten. Nachdem ich diese Zusammenhänge in einem Vortrag erläuterte, kam eine frisch verheiratete, junge Frau zu mir. Sie war in einer sehr konservativen Gemeinde aufgewachsen und insbesondere vor Sex gewarnt worden. Sie erzählte, dass sie beim Sex immer ein schlechtes Gewissen hatte und sich dabei überhaupt nicht frei fühlte. Bis heute konnte sie sich das nicht erklären. Nun sei es ihr wie Schuppen von den Augen gefallen. Sie wollte mir einfach danken, auch für die vielen Tipps, wo sie und ihr Mann Wissen finden konnten.

Sind wir in der Lage, den jungen Pärchen in unserem Umfeld Lust mit in die Ehe zu geben? Haben wir selbst Lust? Oder macht uns Begehren Angst? Paulus jedenfalls konnte sich nicht vorstellen, dass man seinen Körper verabscheut oder Angst davor hat.

> »Niemand hasst doch seinen eigenen Körper. Vielmehr hegt und pflegt er ihn.«
>
> *Epheser 5,29a; HFA*

Die große Frage ist doch: Wie sollen wir guten Sex haben, wenn wir keine gute Beziehung zu unserem Körper und zu uns selbst haben?

Viele Christen verbringen Jahre damit, ihren Sexualtrieb in Schach zu halten. Und dann, in einem Zeitraum von wenigen Stunden, wollen sie in der Lage sein, diese Sexualität auszudrücken, dazu noch mit einer anderen Person. Ich habe Paare kennengelernt, die wirklich wütend auf Gott waren und sich von ihm um ihre Sexualität betrogen fühlten. In bester Absicht hatten sie mit dem Sex bis zur Ehe gewartet, doch niemand hatte sie darauf vorbereitet, was sie denn in den ersten sexuellen Begegnungen erwarten könnte. Sie sahen das Warten als einen »Gutschein« für berauschenden Sex in der Ehe. Heute sagen sie:

»Mir wurde versichert, mit dem Sex bis zur Ehe zu warten, garantiere mir ein lohnendes und einfaches Sexualleben. Die Realität stellte sich anders heraus.«

»›Startet den Motor nicht, wenn ihr nicht bereit seid, das Auto zu fahren‹ und andere ähnliche Metaphern warnten mich, dass jeder Körperkontakt ein rutschiger Abhang direkt in die Klauen der Unzucht wäre.«

»Ich trat in die Ehe mit der festen Überzeugung, dass Gott diejenigen belohnt, die warten, und war nun völlig bestürzt. Niemand, wirklich niemand hatte mir gesagt, dass es möglicherweise gar nicht auf Anhieb funktionieren würde.«

Es ist natürlich völlig unrealistisch, beim ersten Sex gleich die große Ekstase zu erwarten. Wenn das unsere Vorstellung ist, haben wir nicht viel über Sex erfahren. Als ein Onlineportal eine Umfrage zum »Ersten Mal« startete, haben Hunderte mitgemacht und ihre lustigen und peinlichen Erlebnisse geschildert. Dort gibt es alles in vielfacher Ausführung zu lesen: Bett weggerutscht ... schon beim Überstreifen des Kondoms gekommen ... den Eingang nicht gefunden ... nichts gespürt ... nicht gekommen ... von jemandem ertappt worden ... nicht gewusst, dass der Same aus der Scheide ausläuft ... sich nicht vorgestellt, dass Sex etwas mit Flüssigkeiten zu tun hat ... die Stellung behagte nicht, war anstrengend ... Krampf im Bein ... Ja, Sex sollte man wirklich mit Humor und etwas Unaufgeregtheit nehmen.

Wir erweisen unseren eigenen Teenagern und den Jugendlichen in unseren Gemeinden keinen Dienst, wenn wir das Thema Sex tabuisieren. Auch hier gilt: Wissen macht stark. Wir sollten den jungen Leuten mit auf den Weg geben, was ihnen wirklich hilft: ein positives Bild von Sex und Lustempfinden, gute Leitlinien, an denen sie sich orientieren können, eine ganze Menge Wissen und nicht zuletzt einen Sinn für Humor und Realität.

# IDENTITÄT: FREIHEIT UND VERANTWORTUNG

Wenn wir unsere Kinder und Jugendlichen beim Erwachsenwerden begleiten, dann durchdringt unsere Erziehung die vielen kleinen Facetten des täglichen Miteinanders. Doch sollten wir auch das »große Ganze« nicht aus dem Blick verlieren. Das Ziel unserer Erziehung muss sein, dass wir den jungen Menschen helfen, zu einer eigenen Identität zu finden. Dies ist ein Entwicklungsprozess, der durch Kindheit und Jugendzeit hindurch bis ins junge Erwachsenenalter andauert. Identität bedeutet, dass man weiß, wer man ist und wie man in diese Gesellschaft passt.[59] Eine eigene Identifikation geschieht in Zugehörigkeit, aber auch in Abgrenzung zu Gruppen, Gefügen und Ansichten. Ein Jugendlicher findet seine Identität, indem er sein Wissen über sich selbst und über die Gesellschaft zusammenfügt und in diesem Gefüge sein Selbstbild formt, das für ihn und für die Gemeinschaft gut ist. Die Herausbildung der sexuellen Identität ist nur ein Teil dieser Gesamtentwicklung. Die Entwicklung der Identität ist die wesentlichste Leistung der Persönlichkeit des jungen Erwachsenen, um ein glücklicher Erwachsener zu werden. Er entwickelt sich eigene Werte und wählt selbst die Richtung, die er in seinem Leben einschlagen möchte. Wenn wir unsere Jugendlichen dazu befähigen möchten, dann ist es unerlässlich, dass wir ihnen positive Lebensmodelle vorleben, zu denen sie sich zugehörig fühlen können, dass wir ihnen aber auch die Freiheit einräumen und sie zu der Eigenverantwortung anleiten, sich ihr eigenes Bild zu formen. Das Vermitteln von Werten und guten Grenzen einerseits und die Anleitung zu Freiheit und Eigenverantwortung andererseits wird von vielen Erziehenden und Begleitern als ein Zwiespalt erlebt. Man möchte so gerne die Heranwachsenden schützen und ihnen helfen, ihren Glauben und ihr Leben in gute Bahnen zu lenken. Und gleichzeitig steht man vor der Aufgabe, loszulassen, um die Entwicklung von Eigenverantwortung nicht zu blockieren. Auch in christlichen Gemeinden ist die Anleitung der Jugendlichen zu moralischen und christlichen Werten oft eine Gratwanderung zwischen diesen beiden Seiten. Die religiöse Gemeinschaft kann für die persönliche Entwicklung sehr förderlich sein. Wenn sie aber nur Vorschriften macht und das Loslassen nicht praktiziert, dann kann sie junge Menschen auch daran hindern, »selbst denken« zu lernen und Eigenverantwortung zu übernehmen. Doch genau diese Fähigkeit, »selbst zu denken«, ist ein Merkmal von Erwachsensein. Nur die zur Freiheit erzogenen Menschen, die eigene Erfahrungen machen dürfen, können äußere Gesetze durch Einsicht auch zu ihren eigenen machen.

Wir tun gut daran, die Fragestellungen unserer Zeit nicht nur aufgrund biblischer Impulse zu beurteilen, sondern dabei auch humanwissenschaftliche Erkenntnisse und soziokulturelle Strukturen mit zu berücksichtigen. Und dies vor dem Hintergrund der Freiheit, zu der Christus uns befreit (Galater 5,1). Wenn sich die Familie und die Gemeinde aus diesem Blickwinkel als »sichere Basis« anbieten, von der aus junge Menschen sich in die weite Welt hinaus bewegen können, an der sie viele Informationen erhalten sowie die Unterstützung, sich ihre eigene Meinung zu bilden und diese auszudrücken, dann werden sie sich eine eigene Identität erarbeiten können und trotzdem eine Bindung zu ihren Eltern und der Gemeinde halten.

# PARTNERWAHL UND SEXUELLE VERANTWORTUNG

Was können wir jungen Leuten als Rat für die Wahl eines Ehepartners und für den Umgang mit der sexuellen Verantwortung mitgeben?

Im Kinofilm und vielfach auch in der Realität beginnen Beziehungen heute mit Sex. Doch es könnte durchaus Sinn haben, Sex als Krönung einer Beziehung zu sehen und nicht als Anfang. Weshalb? Sex allein garantiert keine stabile oder langandauernde Beziehung. Liebe ist viel mehr als Sex. Beziehung braucht viel mehr als Sex.

Verliebt sind wir sehr schnell. Die Hormone sorgen für die berühmten »Schmetterlinge im Bauch«. Das ist auch schön, und wir sollten es genießen. Aber Verliebtsein ist nicht alles. Wir können uns in viele Menschen verlieben. Nacheinander, manchmal sogar gleichzeitig. Daraus sollten wir nicht schließen, der oder die Eine wäre jetzt gleich »Mr oder Mrs Right«. Deshalb ist es wichtig, Gefühle von Verliebtheit, grundsätzliche Sehnsüchte nach Nähe und Geborgenheit und Sehnsüchte nach Sex nicht gleich als Bestätigung zu nehmen, dass der Mensch, den ich jetzt gerade begehre, der Mensch ist, mit dem ich ein Leben lang glücklich werden kann. Aus diesem Grund ist es auch sinnvoll, bezüglich Paarsex zurückhaltend zu sein, damit er für unsere persönliche Entwicklung nicht zu früh kommt.

Warten mit dem Sex kann sich durchaus auszahlen. Eine interessante Studie zeigt, dass Paare, die mit dem ersten Mal bis zur Ehe gewartet hatten, ihre Beziehung als wesentlich stabiler empfanden als andere.[60] Sie waren außerdem auch zufriedener – und obendrein fanden sie den Sex wesentlich besser als Paare, die »es« bereits vor der Ehe getan hatten. Die Erklärung für deren größere Unzufriedenheit lautet, dass Paare, die nicht bis zur Ehe warten, sich in der frühen Phase der Beziehung womöglich stärker durch sexuelle Aspekte blenden lassen und dadurch fundamentale Differenzen in der Partnerschaft übersehen – was sich später rächt. Der Studienleiter Prof. Busby erklärt das Ergebnis der Studie damit, dass enthaltsame Paare besser gelernt hätten, auf hohem Niveau miteinander zu kommunizieren. Dies sei ein wichtiger Faktor für eine stabile Partnerschaft.

Wenn wir offen und sehr ehrlich mit Jugendlichen über Sex sprechen, ihnen Rat und Information geben, ihnen gleichzeitig aber auch zutrauen und zugestehen, ihre eigenen Entscheidungen zu treffen, werden sie unseren Rat eher annehmen, als wenn wir ihnen unsere Haltung »indoktrinieren«, ohne sie in ihrer Entwicklung als eigenständige Persönlichkeit zu achten. Eine rigide Sexualmoral und Verbote werden junge Menschen nicht davon abhalten, Sex zu haben. So reden sich beispielsweise viele religiöse Jugendliche ein, sie hätten keinen Sex, wenn sie Vaginalverkehr vermeiden, dabei gelangen sie aber in allen möglichen anderen Varianten zum Orgasmus. Als Pädagogin weiß ich: Grundsätzlich werden Verbote keine Verhaltensänderung bewirken. Das ist inzwischen umfangreich für die Erziehung erforscht und hat sich immer wieder bestätigt. Verbote bringen kein verantwortliches Handeln hervor. Natürlich erfordert das menschliche Zusammenleben Gebote und Verbote. Aber die Erziehung zur Selbstverantwortung lässt sich nicht durch Regeln erwirken. Erwachsenwerden hat eine philosophische Dimension. Es ist zuallererst eine Frage der richtigen Vorbilder. Insofern ist dies auch eine Anfrage an unsere eigene Lebensführung. Ebenso ist es eine Frage, wie sehr wir als Eltern dem Kind und

Jugendlichen Vertrauen schenken und das Vertrauen des Kindes und des Jugendlichen in sich selbst stärken. Je mehr wir ihnen zutrauen, je weniger wir sie überbehüten, je eigenständiger sie zum Denken ermutigt werden, desto selbstständiger und verantwortungsvoller werden sie in ihrem Leben handeln. Sie werden sich an den moralischen Werten orientieren, die ihnen überzeugend erscheinen. Also sollten wir sie mit unseren authentisch gelebten Werten gewinnen.

Was aber bewirken Verbote in Bezug auf selbstverantwortliches Denken und Handeln? Wie behindern sie die wirkliche Reifung eines erwachsen werdenden Menschen? Verbote wecken Trotz, Rebellion, Risikobereitschaft und den Nervenkitzel des »Verbote-Übertretens«. Verbote nehmen dem Menschen die Selbstkontrolle – oder noch besser: Selbststeuerung – ab. Und wenn junge Menschen ein feines Gewissen haben, lösen Verbote bei ihnen Angst aus und hemmen ihre Entwicklung und ihre Neugierde. Ich habe viele solcher Menschen in meiner Beratung, die aus einer Verbotskultur heraus große Schwierigkeiten haben. Meistens sind es Menschen mit religiösem Hintergrund.

Sicher ist es die Aufgabe einer Gemeinde, Dinge geistlich »einzuordnen« und insofern Orientierung zu bieten. Dennoch sage ich: Es macht einen erheblichen Unterschied, welchen Ton wir anschlagen, wenn wir mit unseren Jugendlichen über Partnerschaft, Ehe und Sex sprechen. Sprechen wir liebevoll oder drohend? Geben wir Orientierung oder erteilen wir Verbote? Werben wir um Eigenverantwortung oder legen wir Zwang auf? Predigen wir Geist oder Gesetz?

> »Durch das Gesetz wurde die Sünde in uns erst geweckt, sodass wir taten, was letztendlich zum Tod führt. Aber jetzt sind wir von diesen Zwängen frei, denn für das Gesetz sind wir tot. Deswegen können wir Gott durch seinen Heiligen Geist in einer völlig neuen Weise dienen und müssen es nicht mehr wie früher durch die bloße Erfüllung toter Buchstaben tun.«
>
> *Römer 7,5b.6; HFA*

Ich werbe dafür, dass wir als Eltern und Gemeinden unser Vertrauen darauf setzen, dass unsere Kinder nach unserem Vorbild einen guten Weg gehen. Dass Gott sie einen guten Weg führt. Und ich werbe dafür, nach Jesu Vorbild einen Umgang der Liebe und Barmherzigkeit zu pflegen. Seine Botschaft ist nicht: Falls ich moralisch gut lebe, werde ich von

Gott geliebt. Die Wahrheit ist umgekehrt: Mir geht auf, dass Gott mich liebt, und dann werde ich – je mehr ich mein Leben mit Jesus teile – ein moralisch wacher Mensch.

Das nennt man, psychologisch gesehen, Selbstkontrolle, und diese brauchen wir in allen Lebenslagen. Ohne Selbstkontrolle werden wir es sehr schwer haben, Ziele im Leben zu erreichen oder in einer Beziehung Kompromisse eingehen zu können. Selbstkontrolle oder Selbststeuerung kann man mit persönlicher Reife gleichsetzen. Und mit dieser Reife wächst die Fähigkeit, Spannungen auszuhalten, zum Beispiel die Spannung, Sex nicht ausleben zu können oder zu wollen. Der Unterschied zwischen Kindsein und Erwachsensein heißt Verantwortung. Verantwortung kann verzichten. Verantwortung in aller Freiheit.

## WIE SOLLEN WIR DENN SEX UND EHE LEBEN?

Diese Frage drängt sich uns heute in Bezug auf Sexualität und Glauben förmlich auf. Die Lebensformen in der Gesellschaft verändern sich im Westen radikal. Über Jahrhunderte hat die Tradition – oft die kirchliche Tradition – die Sexualmoral bestimmt. Über Generationen waren Normen in Bezug auf Sexualität, Ehe und Familie wie in Stein gemeißelt. Und nun, in kürzester Zeit, nämlich innerhalb der letzten 50-60 Jahre, hat sich das Bild von Ehe, Familie und Sex von Grund auf gewandelt. Die Kirche hat ihren Einfluss auf gesellschaftliche Normen weitestgehend eingebüßt. Und auch umgekehrt wird der Glaube nicht mehr durch eine gesellschaftliche Tradition aufrechterhalten.

Wohin geht der Wandel? Ist die Veränderung für den Menschen gut oder schlecht? Was bedeutet das alles für den Sex? Den Sex in Verbindung mit dem Glaubensleben? Für die Ehe? Viele können sich heutzutage gar nicht mehr vorstellen, dass es Paare gibt, die Jahrzehnte zusammen sind und noch immer Sex haben. Oder dass es glückliche Sexpaare gibt, die den ersten und einzigen Sexpartner heirateten. Das Fest der Eheschließung steht zwar hoch im Kurs, aber die Ehe selbst hat kein gutes Image. Sie ist zum Symbol für Unfreiheit, Langeweile, Beziehungsstress und unerwünschte Verpflichtungen geworden. Immer mehr Menschen verweigern die Ehe, weil sie um ihre Freiheit fürchten, aber auch weil sie Angst haben. Angst, sich selbst zu verlieren, Angst vor der Verantwortung, Angst vor der Bindung, Angst, verletzt oder enttäuscht zu werden. Angst vor dem Scheitern, von dem all die kaputten Ehen, die zerrissenen Familien, Streit um Unterhalt und Kinder oder die überstürzten und schnell wieder gelösten Verbindungen in ihrer Umgebung zeugen.

Wir wollen zwar die Liebe, scheuen aber das Risiko. Doch ohne Risiko finden wir die Liebe nicht. Nur wenn wir die Verbindung wagen, werden sich zwei finden, die »zusammengehören für alle Zeit in den Höhen und Tiefen ihres Schicksals« (Jörg Zink).[61] Das erlebt nur, wer sich darauf einlässt.

Der Mensch sehnt sich nach Werten. Werte geben Halt und Stabilität im Leben. Viele junge Menschen suchen, entgegen der allgemeinen Auffassung, verantwortungsvoll nach einem sinnvollen Lebensentwurf. Die Chance des Wandels wäre, die Werte für sich oder eine Gemeinschaft ganz bewusst neu definieren zu können.

Ich wünsche mir eine neue Definition von Ehe, die sich an der Übernahme von Verantwortung misst. Eine sexuelle Beziehung einzugehen, zieht Verantwortung mit sich. Auch die Verantwortung, dass Kinder entstehen können. Was das heißt, darüber sollten wir mit jungen Menschen sprechen. Wie sie persönliche Reife entwickeln, um diese Verantwortung tragen zu können. Wie sie sich gemeinsam als Paar weiterentwickeln und mit vereinten Potenzialen an ihrer Partnerschaft arbeiten können. Wie sie sich um Fürsorge füreinander bemühen können. Wie sie eine tragfähige Basis finden und um Treue und Verbindlichkeit ringen können. Könnten wir die Verantwortung darüber, ob und wann ein Paar Sex hat, nicht allein dem einzelnen Paar überlassen? Ermöglicht nicht erst diese Freiheit einen echten Entscheid, mit dem Sex bis zur Ehe warten zu wollen und zu können in aller Freiwilligkeit?

Diese Freiheit spricht nicht gegen die Ehe. Ich wünsche mir christliche Gemeinden, die Paare mit einer positiven Sexualmoral unterstützen und so die Ehe *fördern*. Manche jungen Paare, die bereits vor der Hochzeit zusammenziehen, meinen, sie könnten auf diese Weise die Ehe »erproben« – ob ihre Beziehung denn dem alltäglichen Miteinander standhalten könne. Diese Paare sitzen meistens einem Irrtum auf: Denn die Ehe kann grundsätzlich nicht erprobt werden, weil sich mit der Eheschließung die Verbindlichkeit der Beziehung und die vorbehaltlose gegenseitige Annahme qualitativ erheblich verändert. Mit der Ehe und dem Trauschein gehen Versprechen einher, die tiefe Verbundenheit, Sicherheit, Vertrauen und Fallenlassen erst möglich machen. Das gilt nicht nur für das Paar, sondern auch für die aus der Verbindung entstehenden Kinder und nicht zuletzt auch für die wirtschaftliche Versorgung. Zumindest für Amerika zeigen Statistiken, dass verheiratete Paare die gesünderen und erfolgreicheren Kinder aufziehen als unverheiratete Paare. Die Ökonomin Isabel Sawhill hat sich in ihrem Buch *Generation unbound** intensiv mit dem schwindenden Rückhalt der Ehe in Amerika befasst und zieht aus einer ganzen Reihe von Forschungsergebnissen den Schluss, dass die Ehe sich positiv auf Kinder auswirke. Lebensgemeinschaften unverheirateter Paare könnten da nicht mithalten.

Letztlich könnte man sagen, dass nur aus Ehe wirklich ein Familienverbund entsteht, der in der Not für einen da ist, ja sogar dazu verpflichtet ist. Wir können selbst von besten Freunden nicht erwarten oder erhoffen, so bedingungslos für mich da zu sein, wie wir das von der Familie kennen. Die meisten Menschen engagieren sich für die Familie, wenn sie gebraucht werden, selbst wenn sie Konflikte oder Enttäuschungen erlebt haben. Eine Ehe und Familie zu gründen, ist daher ein Schritt in einen Verbund hinein, der allen Beteiligten einen Halt und eine Sicherheit vermittelt, die eine bloße Lebensgemeinschaft so nicht geben kann.

Tatsache ist auch, dass die meisten – auch nichtgläubigen – Menschen sich nach wie vor »segnende Rituale« für Lebensübergänge wünschen. Rituale und feierliche Zeremonien befriedigen tief in uns angelegte Bedürfnisse und Sehnsüchte. Wir wünschen uns Segnung von Gott und von uns nahestehenden Menschen. Eine Eheschließung ist das stärkste mögliche Bekenntnis zur Verbindung mit einem Menschen und zu Verbindlichkeit. Und umgekehrt hat dieses Bekenntnis einen überaus hohen Wert für die Verbindung eines Paares.

* Anmerkung: »Generation ungebunden«

# WENN DER WANDEL AUF DIE GEMEINDE TRIFFT

Die gesellschaftlichen Veränderungen, die wir erleben, gehen an der Kirche nicht spurlos vorüber. Das Leben innerhalb der Kirche hat sich ebenso radikal verändert wie außerhalb. Wer sich ehrlich und echt für Menschen interessiert, kann sich nicht länger hinter Regeln verstecken, sondern muss Antworten finden für einen Umgang mit Scheidung und Wiederheirat, Sex vor der Ehe, Zusammenleben ohne Trauschein, Kindern, die außerhalb der Ehe zur Welt kommen, und homosexuell empfindenden Menschen, die sich zum Glauben an Jesus bekennen. Ich sehe immer wieder, wie liebende Väter und Mütter bereit sind, ihre Moralvorstellungen infrage zu stellen, wenn ein geliebtes Kind plötzlich nicht mehr den Normen entsprechen kann und die Richtlinien, die vermeintlich über alle Zweifel erhaben waren, plötzlich zu lieblosen Richtigkeiten ohne Bezug zur Realität geworden sind. Viel stärker als noch vor wenigen Jahrzehnten werden wir heutzutage in eine Spannung geworfen zwischen unseren Wertmaßstäben einerseits, die uns lieb und teuer sind, und der Realität der Lebenswelt um uns herum andererseits, die sich einfach nicht verleugnen lässt. Wie können wir in diesem Spannungsfeld bestehen?

In all unseren Lebensbezügen stehen wir Menschen immer zwischen Gesetz und Gnade. Das Gesetz ist eine ordnende Kraft, aber es steht nicht über der Gnade. Beide haben ihre Berechtigung. Gesetz und Gnade sind auch die beiden Pole, zwischen denen wir uns bewegen, wenn wir um Orientierung in unserer Lebensführung ringen. Wenn wir als Christen und in unseren Gemeinden um Antworten ringen, sind wir herausgefordert, in allen Lebensfragen uns und unseren Mitmenschen mit dem neuen »Gesetz der Liebe« zu begegnen.

> »Denn das ganze Gesetz ist in einem Wort erfüllt, in dem:
> ›Du sollst deinen Nächsten lieben wie dich selbst.‹«
>
> *Galater 5,14*

Uns in dieser Liebe zu üben, scheint mir der wichtigste Schlüssel für Gemeinden zu sein. Was geschieht, wenn wir ohne Liebe miteinander umgehen? Wahrheit ohne Liebe verkommt zur Richtigkeit. Zurechtweisung ohne Liebe verkommt zur Gnadenlosigkeit. So ist Gemeinde nicht gedacht.

> »Und wenn ich Weissagung habe und alle Geheimnisse und alle Erkenntnis weiß, und wenn ich allen Glauben habe, sodass ich Berge versetze, aber keine Liebe habe, so bin ich nichts.«
>
> *1. Korinther 13,2f*

Das Hohelied der Liebe in 1. Korinther 13 vermittelt uns ein Bild davon, wie sich die Liebe verhält. Das sollte der Maßstab für unser Miteinander sein.

## DIE BOTSCHAFT DER GEMEINDE

Welche Botschaft senden christliche Gemeinden aus, wenn es um Sex geht? Und welche Botschaft sollten sie aussenden?

Das Hohelied Salomos, dessen erotische Worte uns in diesem Buch begleitet haben, wird gerahmt von einer kleinen Episode, die in diesem Zusammenhang interessant ist. Die junge Frau begegnet in einer kontroversen Art ihren Brüdern.

Im ersten Kapitel des Hohelieds sagt die junge Frau:

> »Schwarz bin ich und doch anmutig, ihr Töchter Jerusalems, wie die Zelte Kedars, wie die Zeltdecken Salomos. Seht mich nicht an, weil ich schwärzlich bin, weil die Sonne mich gebräunt hat! Meiner Mutter Söhne fauchten mich an, setzten mich als Hüterin der Weinberge ein. Meinen eigenen Weinberg habe ich nicht gehütet.«
>
> *Hoheslied 1,5f*

Erst im letzten Kapitel des Hohelieds werden die Brüder noch einmal erwähnt. Die junge Frau gibt wieder, was ihre Brüder sagen:

> »Wir haben eine Schwester, die ist klein und hat noch keine Brüste. Was sollen wir mit unserer Schwester tun an dem Tag, da man

um sie werben wird? Wenn sie eine Mauer ist, bauen wir auf ihr eine silberne Zinne*. Wenn sie aber eine Tür ist, versperren wir sie mit einem Zedernbrett.«

*Hoheslied 8,8f*

Offenbar geht es in dieser Kontroverse mit den Brüdern darum, wann die Zeit reif ist für eine Liebesbeziehung.[62] Das Mädchen ist, nach Ansicht der Brüder, unreif. Verhält es sich als Mauer oder als Tor?

Ihre Antwort gegenüber den Brüdern ist:

»Ich bin eine Mauer, und meine Brüste sind wie Türme.
Nun aber bin ich vor ihm wie eine, die Frieden anbietet.«

*Hoheslied 8,10*

Die junge Frau ist, nach ihrer Ansicht, reif. Sie ist Mauer, Türme und Stadt, die ihre Tore öffnet.

Selbstbewusst drückt Sulamith damit aus: Heute kann ich mich selbst wehren. Ich bin selbst eine Mauer. Ich habe Kriterien dafür, ob mir dieser Mann guttut, ob die Art der Beziehung vertrauenswürdig ist und woran ich das erkennen kann. Ich habe mich entschieden, mich der Liebe, der Sexualität, diesem Mann hinzugeben.

Die junge Frau übernimmt Verantwortung. Und hütete sie noch nach Hoheslied 1,6 als Mädchen, auf Betreiben ihrer Brüder, die Weinberge anderer, aber nicht den eigenen, so wendet sich dies nach ihrer Entscheidung. Sie hütet nun den eigenen Weinberg, nicht mehr den anderer:

»Einen Weinberg hatte Salomo in Baal-Hamon. Er übergab den Weinberg den Hütern. Jedermann würde für seine Frucht tausend Silberschekel einnehmen. Meinen eigenen Weinberg habe ich vor mir. Die tausend Silberschekel gönne ich dir, Salomo, und zweihundert denen, die seine Frucht hüten.«

*Hoheslied 8,11f*

* Die Zinne (von mittelhochdeutsch zinne, althochdeutsch zinna, verwandt mit »Zinke«, eigentlich »Zahn« oder »Zacke«) ist ein Aufsatz auf einer Wehrmauer, der dem Verteidiger zur Abwehr von feindlichen Fernwaffen dient.

Diese Episode ist ein Bild dafür, wie Familie, Eltern und Gemeinde junge Leute auf dem Weg in die Selbstständigkeit begleiten. Es ist die Aufgabe von Eltern und Gemeinde, die jungen Menschen auf ihrem Weg vom Kindesalter zum Erwachsenwerden vor dem zu »schützen, was sie ihrem Entwicklungsstand entsprechend noch nicht bewältigen«[63] können. Konflikte werden sich dabei nicht vermeiden lassen. Doch gerade auch an ihnen reift ein junger Mensch Schritt für Schritt zur Eigenständigkeit heran. »Deshalb muss es auch so sein, dass die Brüder bzw. Eltern auf lange Sicht ›verlieren‹: Der junge Mensch muss sich aus ihrer Vormundschaft befreien und zwischen den Extremen der Anpassung auf der einen Seite und der Rebellion auf der anderen Seite eine erwachsene, eigenständige Person werden, die ihren Weg zielsicher geht.«[64]

Ich wünsche mir eine Botschaft der christlichen Gemeinde, welche junge Menschen und junge Paare dazu befähigt, alle Voraussetzungen zu erfüllen, um Verantwortung zu übernehmen. Wie viel Vertrauen haben wir in unsere eigene Botschaft? War es die richtige? Kam sie früh genug? Traditionell haben christliche Gemeinden sehr in Kategorien von Geboten und Verboten gedacht. Es wäre ein guter Ansatzpunkt, das Thema »Jugendliche und Sexualität« in einer neuen, ganzheitlichen Sicht wahrnehmen zu lernen, so wie sie das Hohelied anbietet. Darüber hinaus sollten wir unseren Kindern und Jugendlichen alles Gute mit auf den Weg geben, was wir ihnen nur anbieten können. Der amerikanische Paarforscher John M. Gottmann, danach gefragt, was er seiner Tochter über die Liebe sagen würde, sagt: »Wenn du deine Kinder respektvoll behandelst und ihnen zuhörst, dann werden sie jemanden als Partner finden, der auch so ist, der sie beachtet und ihnen zuhört.«[65] Und dies aus einem einfach Grund: weil sie wüssten, dass sie es verdient hätten, gut behandelt zu werden, und weil sie das Bedürfnis danach hätten. Weil sie wüssten, wie man liebt, weil sie wüssten, wie Lieben geht.

Das ist eine Anfrage an uns als Vorbilder. Waren wir erreichbar, waren wir nahbar, waren wir glaubwürdig, waren wir ermutigend, haben wir gut behandelt? Mit diesen Voraussetzungen können wir unseren Jugendlichen und jungen Erwachsenen Verantwortung zutrauen.

Können wir es zulassen, dass junge Paare sich zurufen: »Steh auf, meine Liebste! Meine Schöne, komm heraus! [...] Lass deine Schönheit schauen! Lass hören deine Stimme! Denn deine Stimme ist süß und lieblich deine Gestalt!«[66] (Hoheslied 2,13f nach Jörg Zink). Können wir es zulassen, dass sie sich einer unbekannten Welt öffnen? Dass sie sich zeigen und gesehen werden?

Natürlich gibt es den zu frühen und den unpassenden Augenblick, die Liebe zu wecken. Zu früher Sex geschieht dann, wenn junge Menschen gefallen wollen. Weil sie in ihrem Selbstgefühl nicht stark genug gemacht wurden. Weil sie nicht gelernt haben, sich etwas zuzumuten, zu verzichten, zu warten, zu überwinden, auszuhalten und sich anzustrengen. Dann konnten sie von uns nicht lernen, dass Liebe nicht fordert: Der wahre Geliebte spürt, »wenn seine Braut ein verschlossener Garten ist, ein verschlossener Born, eine versiegelte Quelle« (Hoheslied 4,12).

»Nichts ist der Liebende schuldig.
Wer will vom Herzen fordern, es müsse sich öffnen? [...]
Ihre Liebe kommt elementar über sie
und ist doch voller Behutsamkeit.
Sie stürmt nicht. Sie nimmt nicht in Besitz. [...]
Liebende sind wie der Himmel, wie die freie, weite Luft.
Und ihre Liebe wächst mit Blättern und Zweigen
wie ein Baum ins Licht.«[67]

*Jörg Zink*

Junge Menschen sollen von uns hören – ohne, dass wir ihnen Angst machen –, dass, wenn der Sex zu früh kommt, er uns hindern kann, den anderen zu sehen, wie er ist. Zu sehen, ob er überhaupt zu uns passt. Dass dann jede Form von Sex zu früh kommt, weil er uns emotional und körperlich bindet. Dass zu früher Sex und zu frühe Bindung uns in der Persönlichkeitsentwicklung hemmt und wir nicht zu uns selbst finden. Und nicht zuletzt müssen wir auch dies erwähnen, dass Sex grundsätzlich zu einer Schwangerschaft führen kann. Ist diese bereits eingetroffen, dann ist es zu spät, sich damit auseinanderzusetzen, ob man sich in der jetzigen Situation mit dem jetzigen Partner überhaupt ein Kind vorstellen kann oder wünscht. Dann muss man sich mit Konsequenzen und Entscheidungen befassen, die man so vielleicht nicht gesucht hat.

»Ich beschwöre euch [...] bei den Hinden auf dem Feld,
dass ihr nicht wecket, ja, nicht wecket die Liebe,
bis es ihr selbst gefällt!«[68]

*Hoheslied 2,7; 3,5; 8,4 nach Jörg Zink*

Wenn es darum geht, jemanden zu finden, der zu unseren Idealen passt, reden wir gerne von inneren Werten, die übereinstimmen müssen. Aber woran sollen wir die erkennen? Der verliebte Mensch neigt dazu, sich den anderen schön zu denken, bestimmte Dinge und Herzenshaltungen in ihn hineinzuwünschen. Wie soll ich trotz Verliebtheit erkennen, wer der andere ist? An dem, was der andere sagt? Daran, dass der andere meinen Glauben teilt? Beides kann Hinweise darauf geben, was sich im anderen verbirgt, doch beides reicht nicht aus, um den anderen wirklich zu erkennen. Unser Verhalten aber sagt alles über uns aus! Die inneren Werte eines Menschen sind in seinem Verhalten wiederzufinden. Dieses Verhalten ist einem Verliebten zugänglich, so er es denn sehen will. Wenn Ratsuchende über ihre Partner heute verzweifelt sind, dann bringt das Gespräch oft zum Vorschein, dass bestimmte Verhaltensmuster schon früh in der Beziehung sichtbar waren, aber verdrängt wurden. Ich habe mehrere Frauen beraten, die sämtliche Warnzeichen ignoriert und in dem Glauben geheiratet hatten, Gott werde das dann schon richten. Und ich habe Männer beraten, die nicht mehr ein und aus wussten mit ihren Frauen, die sie geheiratet hatten, weil sie sie damals unbedingt »retten« wollten. Wir sollten junge Menschen dafür sensibel machen, woran sie einen Menschen erkennen können, der ihnen vor allem guttut und nicht in erster Linie ihre Ideale erfüllt.

Wenn wir das Gute weitergeben wollen, wenn wir unsere eigenen Beziehungen stärken, die Liebe leben und neue Leidenschaft entdecken wollen, dann brauchen wir eine Kultur der »Verheißung«. Wir dürfen Enge und Scham hinter uns lassen und den Blick auf das Gute und Schöne richten, was Gott uns schenkt. Über allem seine ewige Liebe zu uns. Unter anderem unsere Liebe zueinander.

»Was bleibt, ist die Liebe
zwischen den Händen Gottes.
Was aber von dem bleibt,
was die Zeit hervorbringt und beendet,
stiften die Liebenden.«[69]

*Jörg Zink*

# ZUM VERTIEFEN

## JEAN-YVES DESJARDINS UND DER »SEXOCORPOREL«

Jean-Yves Desjardins, 1931-2011, Mitbegründer der weltweit ersten Sexologischen Fakultät an der Universität Quebec in Montreal, Kanada, entwickelte mit dem *Sexocorporel* ein Modell der sexuellen Gesundheit und Funktionalität, das heute von zahlreichen Sexualtherapeuten angewandt wird. Desjardins hat sich intensiv mit der sexuellen Lebenswelt der Menschen auseinandergesetzt. Der Kanadier studierte zuerst Theologie und geistliche Musik.

Schon während seines Theologiestudiums kam er zu der Überzeugung, dass das Denken und die wahrnehmbare Realität untrennbar zusammengehörten. Insbesondere die Worte Thomas von Aquins, Philosoph und Theologe des 13. Jahrhunderts, »Nichts ist im Bewusstsein, das nicht zuerst durch die Sinne geht«*, beeindruckten ihn stark. Das bedeutete für ihn, dass man sich ein Bild von etwas machen müsse, was man nicht sehe, um es zu erfassen. Es bedeutete für ihn, dass wir Gott durch Christus versinnbildlichen, um ihn wahrnehmen zu können. Diese Erkenntnis, wie notwendig es ist, die wahrnehmbare Realität zu berücksichtigen, bildete die Grundlage seines Denkens.[70]

1959 ließ er sich zum Priester weihen und begann ein Psychologiestudium. Er wollte die menschlichen Beweggründe, insbesondere die Sexualität, besser verstehen. Besonders den religiösen Wunsch der Keuschheit begann er zu hinterfragen. Für ihn widersprach dieser der Realität der Männer, weil die sexuelle Erregtheit ein in der Physiologie verankerter Reflex ist. Er war fest davon überzeugt, dass man die Sexu-

* Nihil intellectu nisi prius in sensu.

alität nicht ignorieren kann und sie ein Teil dessen sein sollte, was wir im Leben zu lernen haben.

1967 verließ Desjardins sein Priesteramt wieder, weil seine Forschungen und seine Denkweise sich zu sehr von den Lehren der katholischen Kirche unterschieden. Die Sexologie wurde sein weltweites Lebenswerk mit dem Ziel, Männern und Frauen einfache und konkrete Informationen über Sexualität zu geben, um ihnen zu helfen, ihr sexuelles Leben und ihr Liebesleben zu verbessern und offen darüber zu sprechen. In seiner väterlichen Art hat Desjardins Sexologie »gepredigt«.

Auf seiner Grunderkenntnis, dass die über die Sinne wahrnehmbare Realität in unserem Denken immer berücksichtigt werden muss, basiert auch sein sexologischer Ansatz: Im *Sexocorporel*, seinem Konzept sexueller Gesundheit, geht er von einer untrennbaren Einheit von Körper und Hirn aus: »Jede Wahrnehmung, Emotion und Kognition (impliziter Körper) hat ihren Spiegel auf der neurophysiologischen Ebene (expliziter Körper) und umgekehrt.«[71]

Als ich dieses Konzept kennenlernte, war ich sofort begeistert, weil es vermittelt, dass Sex lernbar ist. Es gibt Hoffnung, weil man als Person nicht beim Scheitern, beim Mangel, beim Verpassten stehen bleiben muss, sondern sich etwas erobern kann, das einem zusteht, das zu einem gehört, wenn man das will. Zum einen den praktischen Zugang zu seinem eigenen Körper und der Sexualität, zum anderen neues Wissen und eine neue Denkweise über Sexualität.

Über den Weg sinnlicher Erfahrungen und durch Körperübungen soll der Mensch lernen, den Kontakt zu seinen Gefühlen herzustellen, und sich bewusst werden, dass Körper und Geist untrennbar verbunden sind. Leider sind die Menschen von uns nicht angeleitet worden, mit ihren sexuellen Sehnsüchten Freundschaft zu schließen, diese Stimmungen, Träume, Gefühle als etwas wertzuschätzen, das sie erfüllt. Gefühle öffnen uns nicht nur den Zugang zu uns selbst, sondern auch zum anderen Menschen. Wer Sex befriedigend und erfüllend erleben will, muss lernen wahrzunehmen, zu spüren, zu fühlen, zu empfinden. Daraus entsteht Vertrauen in den eigenen Körper, und erst dann wird es möglich, loslassen zu können und Sex zu genießen.

Mehr zum Konzept des *Sexocorporel* ist auf der Webseite des Zürcher Instituts für klinische Sexologie und Sexualtherapie www.ziss.ch zu finden.

Die sexologischen Aspekte dieses Buches lehnen sich an das Konzept des *Sexocorporel* an. Als Quelle dienten vor allem die Ausgaben der Zeitschrift *Santé Sexuelle* Nr. 10, Nr. 11, Nr. 12 des *Institut Sexocorporel International*, mit Artikeln von Karoline Bischof, Joëlle Gourier und Martine Drapeau, sowie die Sonderausgabe von *Santé Sexuelle* von Mai 2013 über das Leben von Jean-Yves Desjardins und Lise Desjardins.

Bischof, Karoline: »Sexocorporel in the promotion of sexual pleasure« (»Sexocorporel und die Förderung des sexuellen Lusterlebens«) (2012). In: Kontula, Osmo (Hg.): Pleasure and Health (Proceedings of the Nordic Association for Clinical Sexology NACS) 2012, S. 59-68.

Drabeau, Martine: »Die Berührungen in der Erotik«. Santé Sexuelle Nr. 12 (2014), S. 5-13.

Gourier, Joëlle: »Vom Verlangen zur Lust«. Santé Sexuelle Nr. 10 (2012), S. 18-23.

Gourier, Joëlle: »Lust. Welchen Weg gibt es zwischen Lust und Verlangen«. Santé Sexuelle Nr. 11 (2013), S. 14-20.

# WEITERFÜHRENDE LITERATUR

## SEXUELLE ASPEKTE

Bragagna, Elia; Prohaska, Rainer: Weiblich, Sinnlich, Lustvoll. Die Sexualität der Frau. Ueberreuter, Wien 2013.

Böhm, Maika: Solosexualität. In: Schmidt, Renate-Berenike; Sielert, Uwe (Hgg.): Handbuch Sexualpädagogik und sexuelle Bildung. 2. Auflage. Beltz Juventa, Weinheim; München; Basel 2013, S. 309-317.

Christinger, Doris; Schröter, Peter A.: Vom Nehmen und Genommenwerden. Für eine neue Beziehungserotik. 4. Auflage. Piper, München; Zürich 2012.

Clement, Ulrich: Guter Sex trotz Liebe. Wege aus der verkehrsberuhigten Zone. Ullstein, Berlin 2015.

Clement, Ulrich: Wenn Liebe fremdgeht. Vom richtigen Umgang mit Affären. 3. Auflage. Ullstein, Berlin 2012.

Gottmann, John Mordechai; Silver, Nan: Die 7 Geheimnisse der glücklichen Ehe. Ullstein, Berlin 2014.

Gottmann, John Mordechai; Silver, Nan: Die Vermessung der Liebe. Vertrauen und Betrug in Paarbeziehungen. 3. Auflage. Klett-Cotta, Stuttgart 2014.

Henning, Ann-Marlene; Bremer-Olszewski, Tina: Make Love. Ein Aufklärungsbuch. 10. Auflage. Rogner & Bernhard, Berlin 2013.

Henning, Ann-Marlene; von Keiser, Anika: Make more love. Ein Aufklärungsbuch für Erwachsene. Rogner & Bernhard, Berlin 2014.

Heer, Klaus: WonneWorte. Lustvolle Entführung aus der sexuellen Sprachlosigkeit. Überarbeitete und ergänzte Neuausgabe. Salis, Zürich 2007.

Herriger, Catherine: Wandervögler. Warum Männer unbedachter fremdgehen. Goldmann, München 2013.

Holzberg, Oskar: Liebe kennt keine Regeln. Eine Beziehung schon. Herder, Freiburg im Breisgau 2008.

Jellouschek, Hans: Die Kunst, als Paar zu leben. Herder, Freiburg im Breisgau 2013.

Jellouschek, Hans: Wie Partnerschaft gelingt – Spielregeln der Liebe. Beziehungskrisen sind Entwicklungschancen. Herder, Freiburg im Breisgau 2014.

Jellouschek, Hans: Was die Liebe braucht. Antworten auf die wichtigsten Beziehungsfragen. Herder, Freiburg im Breisgau 2012.

Leman, Kevin: Licht an, Socken aus! Ein erfülltes Sexleben als Basis einer guten Ehe. 8. Auflage. SCM Hänssler, Holzgerlingen 2013.

Muhl, Iris: Intim. Fachleute im Gespräch über Lust, Leidenschaft und erfüllte Sexualität. Brunnen, Gießen 2009.

Raith-Paula, Elisabeth: Was ist los in meinem Körper? Alles über Zyklus, Tage, Fruchtbarkeit. Völlig überarbeitete Neuauflage. Pattloch, München 2008.

Schnarch, David: Die Psychologie sexueller Leidenschaft. 14. Auflage. Piper, München 2013.

Schnarch, David: Intimität und Verlangen. Sexuelle Leidenschaft in dauerhaften Beziehungen. 5. Auflage. Klett-Cotta, Stuttgart 2014.

Schmidt, Renate-Berenike; Sielert, Uwe (Hgg.): Handbuch Sexualpädagogik und sexuelle Bildung. 2. Auflage. Beltz Juventa, Weinheim; München; Basel 2013.

Schütz, Esther Elisabeth; Kimmich, Theo: Körper und Sexualität. Entdecken, verstehen, sinnlich vermitteln. 2. Auflage. Atlantis, Zürich 2007.

Willi, Jürg: Was hält Paare zusammen? Der Prozess des Zusammenlebens in psycho-ökologischer Sicht. 10. Auflage. Rowohlt, Reinbek bei Hamburg 2006.

Willi, Jürg: Psychologie der Liebe. Persönliche Entwicklung durch Partnerbeziehungen. 6. Auflage. Rowohlt, Reinbek bei Hamburg 2008.

Willi, Jürg: Die Kunst des gemeinsamen Wachsens. Ko-Evolution in Partnerschaft, Familie und Organisationen. Herder, Freiburg im Breisgau 2007.

## GEISTLICHE ASPEKTE

Faix, Tobias; Hofmann, Martin; Künkler, Tobias: Warum ich nicht mehr glaube. Wenn junge Erwachsene den Glauben verlieren. 3. Auflage. SCM R. Brockhaus, Witten 2015.

Keel, Othmar: Das Hohelied. Zürcher Bibelkommentare AT Bd. 18. 2. Auflage. Theologischer Verlag, Zürich 1992.
Leimgruber, Stephan: Christliche Sexualpädagogik. Eine emanzipatorische Neuorientierung für Schule, Jugendarbeit und Beratung. Kösel, München 2011.
Rohr, Richard; Schellenberger, Bernardin: Ins Herz geschrieben. Die Weisheit der Bibel als spiritueller Weg. Herder, Freiburg im Breisgau 2014.
Riso, Don Richard; Hudson, Russ: Die Weisheit des Enneagramms. Entdecken Sie Ihren inneren Reichtum. 7. Auflage. Goldmann, München 2000.
Steinberg, Julius: Das Hohelied. Edition C Bibelkommentar Altes Testament Bd. 26. SCM R. Brockhaus, Witten 2014.
Zink, Jörg: Was bleibt, stiften die Liebenden. Ein Lesebuch für alle Zeiten der Liebe. Kreuz Verlag, Freiburg im Breisgau 2014.

# DANKESCHÖN!

## HEIMLICHE HELDEN

Zuerst und aus tiefstem Herzen danke ich Andreas, meinem »Liebesleben« seit über 30 Jahren! Andreas, Du bist mir geistliche Inspiration und Motivation, aus meinem Leben das Beste herauszuholen. Allen meinen Ideen trittst Du offenen Herzens gegenüber und hast mich jederzeit die Frau sein lassen, die ich sein konnte und wollte. Du bist nicht nur Liebender und geistiges Gegenüber, sondern auch tatkräftiger Vater, Haushalter und Versorger. Du bist das Beste, was mir passieren konnte, neben der Entdeckung, dass Gott in mir wohnt!

Meine erwachsenen Kinder Jonathan, Aaron, Zippora, Jemima und die zu Euch gehörenden Liebsten, ihr seid die größte Bereicherung meines Lebens. Es macht mich stolz, dass Ihr meine Wissbegier teilt, rege alle verrückten Einsichten mit mir diskutiert und inzwischen ernsthafte, fachlich kompetente Gegenüber seid. Danke, dass Ihr mich ermutigt habt, dieses Buch zu schreiben!

Danke, Peter Höhn und Andrea Xandry. Seit Jahrzehnten seid Ihr uns geistliche Weggefährten und mit Euren Frauen treuste Freunde. Ich kann mir nicht vorstellen, dass es ohne Euch je zu diesem Buch gekommen wäre. Danke, Andrea und Eva, für die enge geistliche Beratung zum Buch.

Danke, Christian Gfeller, ohne Dich gäbe es dieses Buch ebenfalls nicht. Du hast in Deiner Kirche eine Plattform für Gespräche über Sex geschaffen und nicht lockergelassen, bis ich selbst an dieses Buch zu glauben begann.

Danke, Priscilla und Jonas, dass Ihr die Vision eines Buches mit Bildern begeistert mitverfolgt und initiiert habt. Danke, Ihr mutigen Paare, die Ihr für die schönen Fotos posiert habt. Danke, Sophia, Sereina, Ladina und Aline für die wunderbaren Fotos.

Danke, Stephan Fuchs und Karoline Bischof vom ZISS. Durch Euch kamen die richtigen Impulse zur rechten Zeit in die richtige Lebensphase und haben mich motiviert, das Thema Sex, wie Ihr es lehrt, zusammen mit dem Glauben in meine Lebenswelt der christlichen Gemeinde hinein zu übersetzen.

Ich danke dem SCM Verlag, dass er meine Vision von diesem Buch so überraschend offen aufgenommen und so toll umgesetzt hat. Danke, meine Lektorin. Du hast aus meinem Buch nicht nur ein besseres Buch gemacht, sondern mich ab und zu auch vor mir selbst geschützt. Ich habe große Freude am Resultat.

# NACHWEISE

## BIBELNACHWEISE

Soweit nicht anders angegeben, sind die Bibelverse folgender Ausgabe entnommen:
Elberfelder Bibel, © 1991, 2006 by SCM-Verlag GmbH & Co. KG, Witten.

Weiter wurden verwendet:
Lutherbibel, revidierter Text 1984, durchgesehene Ausgabe in neuer Rechtschreibung, © 1999 Deutsche Bibelgesellschaft, Stuttgart.
Neues Leben. Die Bibel, © der deutschen Ausgabe 2002 und 2006 SCM-Verlag GmbH & Co. KG, Witten.
Hoffnung für alle® Copyright © 1983, 1996, 2002 by Biblica, Inc.®. Verwendet mit freundlicher Genehmigung von `fontis - Brunnen Basel.
Bibeltext der Neuen Genfer Übersetzung - Neues Testament und Psalmen
Copyright © 2011 Genfer Bibelgesellschaft
Wiedergegeben mit freundlicher Genehmigung.
Alle Rechte vorbehalten.

## BILDNACHWEISE

Aline Spleiss (alinespleiss@gmx.ch): Seiten 17, 41-43
Sereina Giger und Ladina Cantieni: Seiten 44-45, 47, 87-93, 183
Sophia Langner (www.sophialangner.de; Instagram: sophialangner): Seiten 95, 132-139, 141, 176-181, 222-228, 231

## ILLUSTRATIONEN

Christiane Schmitt (www.illustration-schmitt.de)

# ANMERKUNGEN

1. Jörg Zink: Was bleibt, stiften die Liebenden. Ein Lesebuch für alle Zeiten der Liebe © KREUZ VERLAG in der Verlag Herder GmbH, Freiburg i. Br. 2014, S. 44.
2. Jörg Zink: Was bleibt, S. 31f.
3. Jörg Zink: Was bleibt, S. 32f.
4. Vgl. Jörg Zink: Was bleibt, S. 33.
5. Jörg Zink: Was bleibt, S. 13.
6. Im Interview mit Nataly Bleuels: Warum hören wir auf zu lieben? Brigitte Nr. 16/2014 (16.07.2014). <http://www.brigitte.de/liebe/beziehung/liebesende-1204222/> (zuletzt abgerufen am 27.05.2015).
7. Ebd.
8. Theodor Fontane: Graf Petöfy. tredition. Hamburg 2011, S. 160.
9. Vgl. zu diesem Absatz das Gespräch von Anna Birkenmeier mit Caroline Fux im Artikel »Sex ist wichtiger, als viele Leute denken«. <http://www.sex-wissen.ch/lust-und-frust/sex-ist-wichtiger-als-viele-leute-denken> (zuletzt abgerufen am 21.04.2015).
10. Jörg Zink: Was bleibt, S. 45.
11. Jörg Zink: Was bleibt, S. 28f.
12. Michaela Haas: Der Feind in mir. Süddeutsche Zeitung Magazin, Heft 31/2009. <http://sz-magazin.sueddeutsche.de/texte/anzeigen/30024/3/1> (zuletzt abgerufen am 27.05.2015).
13. Art. »Geilheit« bei Wikipedia. <https://de.wikipedia.org/wiki/Geilheit> (zuletzt abgerufen am 10.03.2015).
14. Zitat aus dem Vortrag »Biologie der Angst« von Gerald Hüther an der Pädagogischen Klausurtagung der Grundschulen Betzendorf und Rinteln-Möllenbeck, 21./22. August 2000.
15. Jörg Zink: Was bleibt, S. 35.
16. Ebd.
17. Jörg Zink: Was bleibt, S. 36.
18. Jörg Zink: Was bleibt, S. 37f.

19. Vgl. Maika Böhm: Solosexualität. In: Renate-Berenike Schmidt; Uwe Sielert (Hgg.): Handbuch Sexualpädagogik und sexuelle Bildung. 2. Auflage. Beltz Juventa, Weinheim; München; Basel 2013, S. 317.
20. Stephan Leimgruber: Christliche Sexualpädagogik. Eine emanzipatorische Neuorientierung für Schule, Jugendarbeit und Beratung. Kösel, München 2011, S. 91.
21. Weitere Informationen hierzu bei Peter Gehrig: On- oder Offline mit dem eigenen Phallus? <http://www.maennerzeitung.ch/artikel/17/On--oder-Offline-mit-dem-eigenen-Phallus.html> (zuletzt abgerufen am 27.05.2015).
22. Nach Ashley Montagu, Körperkontakt. Die Bedeutung der Haut für die Entwicklung des Menschen. 11. Auflage. Klett-Cotta, Stuttgart 2004, S. 7;11.
23. Jörg Zink: Was bleibt, S.39f.
24. In: »OMG! Mr. Cumberbatch verrät uns, wie awesome er im Bett ist!« (03.11.2014) <http://www.watson.ch/!831866385> (zuletzt abgerufen am 27.05.2015).
25. Vgl. das Interview von Martin Helg mit Ruth Westheimer »Skifahrer sind die besseren Liebhaber«, Neue Zürcher Zeitung vom 21.11.2010 <http://www.nzz.ch/aktuell/startseite/skifahrer-sind-die-besseren-liebhaber-1.8440003> (zuletzt abgerufen am 27.05.2015).
26. Vgl. Jörg Zink: Was bleibt, S. 26.
27. In: Bettina Weber: »Frauen werde immer weniger wichtig sein als Männer«. Sonntagszeitung vom 28.09.2014. <http://www.sonntagszeitung.ch/read/sz_28_09_2014/gesellschaft/Frauen-werden-immer-weniger-wichtig-sein-als-Maenner-15910> (zuletzt abgerufen am 23.05.2015).
28. [1]Vgl. dazu Byung-Chul Han im Gespräch mit Thomas Zaugg. [2]© DAS MAGAZIN 39/2014, S.12. <http://blog.dasmagazin.ch/wp-content/uploads/2014/09/ma1439.pdf> (zuletzt abgerufen am 25.04.2015).
29. Jörg Zink: Was bleibt, S. 29.
30. Vgl. Duden, Bd. 12, Zitate und Aussprüche, S. 856 © 2008 Bibliographisches Institut GmbH, Berlin.
31. Vgl. David Schnarch: Intimität und Verlangen. Sexuelle Leidenschaft in dauerhaften Beziehungen. 5. Auflage. Klett-Cotta, Stuttgart 2014, S. 15.
32. Nach David Schnarch: Intimität und Verlangen, S.16.

33. Vgl. Richard Rohr: Ins Herz geschrieben. Die Weisheit der Bibel als spiritueller Weg © Verlag Herder GmbH, Freiburg i. Br. 2014, S.97-99.
34. Richard Rohr: Ins Herz geschrieben, S.99.
35. Vgl. dazu David Schnarch: Die Psychologie sexueller Leidenschaft. 14. Auflage. Piper, München 2013, S. 29ff.
36. Helmut Thielicke: Theologische Ethik, 3. Band: Entfaltung. Teil 3: Ethik der Gesellschaft, des Rechtes, der Sexualität und der Kunst. Tübingen: Mohr Siebeck, 1964, S. 509.
37. Jürg Willi in: David Schnarch: Die Psychologie sexueller Leidenschaft, S. 11.
38. Vgl. David Schnarch: Intimität und Verlangen, S. 56.
39. Vgl. David Schnarch: Die Psychologie sexueller Leidenschaft, S. 63ff.
40. Vgl. Hans Jellouschek: Die Kunst als Paar zu leben. Herder, Freiburg im Breisgau 2013, S. 35ff.
41. Jörg Zink: Was bleibt, S. 38.
42. Vgl. Christina Loriol: Artikel »Niemand überlebt die Liebe unbeschadet«, Tagesanzeiger vom 04.10.2014. <http://www.tagesanzeiger.ch/leben/gesellschaft/Niemand-ueberlebt-die-Liebe-unbeschadet/story/27410333> (zuletzt abgerufen am 23.05.2015).
43. Vgl. zum Beispiel die Studie, die das Marktforschungsinstitut Fittkau & Maaß für ElitePartner mit über 10.000 Internetnutzern durchführte: <https://www.elitepartner.de/presse/wp-content/themes/ueberep/images/ElitePartner-Studie_2015.pdf> (zuletzt abgerufen am 23.05.2015)
44. Im Interview mit Dorothee Krings: »Der Zölibat ist ein Lebensbekenntnis«. RP Online. 11.08.2014. <http://www.rp-online.de/panorama/deutschland/der-zoelibat-ist-ein-lebensbekenntnis-aid-1.4444421> (zuletzt abgerufen am 13.04.2015).
45. Deborah Carr; Vicki A. Freedman; Jennifer C. Cornman; Norbert Schwarz: »Happy Marriage, Happy Life? Marital Quality and Subjective Well-being in Later Life«. 02.09.2014, Copyright © National Council on Family Relations, 2014, in: Journal of Marriage and Family, Volume 76, Issue 5, S. 930–948, Oktober 2014.
46. Im Porträt über Irvin D. Yalom (30.08.2014) <http://www.lohas-magazin.de/mindfulness/selfness/3184-yaloms-anleitung-zum-gluecklichsein.html> (zuletzt aufgerufen am 14.04.2015).

47. Vgl. Don Richard Riso; Russ Hudson: Die Weisheit des Enneagramms. Entdecken Sie Ihren inneren Reichtum. 7. Auflage. Goldmann, München 2000, S.53-56.
48. Im Gespräch mit Thomas Zaugg. © DAS MAGAZIN 39/2014, S.12. <http://blog.dasmagazin.ch/wp-content/uploads/2014/09/ma1439.pdf> (zuletzt abgerufen am 25.04.2015).
49. A.a.O., S.13.
50. Jörg Zink: Was bleibt, S. 16.
51. Jörg Zink: Was bleibt, S. 24.
52. Martin Buber: Ich und Du © 1999, Gütersloher Verlagshaus, Gütersloh, in der Verlagsgruppe Random House GmbH.
53. Alle Zitate von Jürg Willi aus diesem Abschnitt entstammen der Brigitte-Serie »Die großen Sätze der Liebe«, Teil 1, Jürg Willi. Brigitte 4/2012.
54. Julia Karnick in einer ihrer Kolumnen in Brigitte.
55. Jürg Willi in der Brigitte-Serie »Die großen Sätze der Liebe«, Teil 1. Brigitte 4/2012.
56. Irvin D. Yalom. Filmzitat aus »Yaloms Anleitung zum Glücklichsein«. Jetzt auf DVD erhältlich.
57. Im Gespräch mit Thomas Zaugg. © DAS MAGAZIN 39/2014. <http://blog.dasmagazin.ch/wp-content/uploads/2014/09/ma1439.pdf> (zuletzt abgerufen am 25.04.2015).
58. Jörg Zink: Was bleibt, stiften die Liebenden © Kreuz Verlag. Stuttgart 2005, S. 17.
59. Definition nach dem Stufenmodell von Erik Homburger Erikson, deutsch-amerikanischer Psychoanalytiker, 1902-1994.
60. Prof. Dean Busby von der Brigham Young University in Provo (US-Bundesstaat Utah) hat auf der Basis von 20.000 Datensätzen nachgewiesen, dass Paare, die mit dem ersten Sex bis nach der Hochzeit warten, in harmonischeren und stabileren Beziehungen leben als Partner, die es mit dem Sex eilig haben. Die »Ärzte Zeitung« berichtete von den im Dezember 2010 im amerikanischen »Journal of Family Psychology« veröffentlichten Ergebnissen.
61. Jörg Zink: Was bleibt, S. 24.
62. Vgl. zu dieser Rahmenepisode Julius Steinberg: Das Hohelied. Edition C Bibelkommentar Altes Testament Bd. 26. SCM R. Brockhaus, Witten 2014, S. 293ff.
63. Julius Steinberg: Das Hohelied, S. 300.

64. Ebd.
65. Oskar Holzberg im Gespräch mit John M. Gottmann: »Wie funktioniert Vertrauen in einer Beziehung?« Brigitte 8/2014. <http://www.brigitte.de/liebe/beziehung/wie-funktioniert-vertrauen-1194636/2.html> (zuletzt abgerufen am 23.05.2015).
66. Jörg Zink: Was bleibt, S. 21f.
67. Jörg Zink: Was bleibt, Auszüge aus S.14f.
68. Jörg Zink: Was bleibt, S. 14.
69. Jörg Zink: Was bleibt, S. 85.
70. Vgl. <http://www.sexocorporel.com/file/pdf/Biographie_Jean_Yves_Desjardins-DE.pdf> (zuletzt abgerufen am 01.05.2015).
71. Vgl. <http://www.sexocorporel.com/de/sexocorporel/theoretische-grundlagen.html> (zuletzt abgerufen am 01.05.2015).

Veronika Schmidt

**Aufgeklärt**
**Pädagogisches Know-how für die Sexualerziehung**

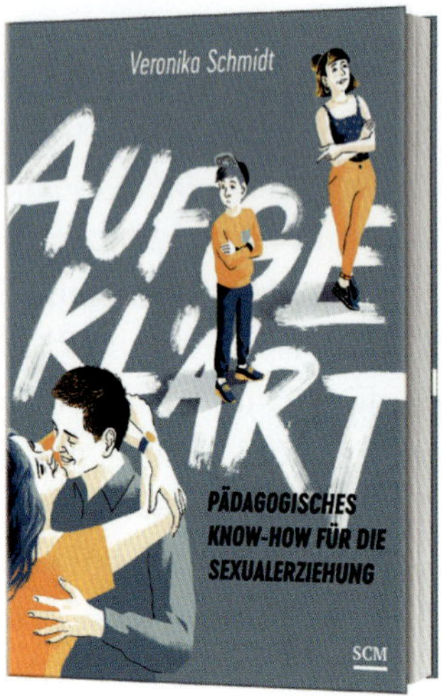


Gerade wenn es um Geschlechteridentität und Aufklärung geht, wollen viele bei der Erziehung mitreden. Wie finden wir die richtigen Haltungen und eine altersgerechte Sprache um unsere Kinder geschützt in die Reife zu begleiten? Ein Buch voller Tipps, Ermutigung und Expertise.

Flexcover, 14,8 × 21 cm, 208 S.,
4-farbige Innengestaltung
Nr. 396.118, ISBN 978-3-7751-6118-3
Auch als E-Book *e*

Veronika Schmidt

**Sex**
**Alles, was dich interessiert!**

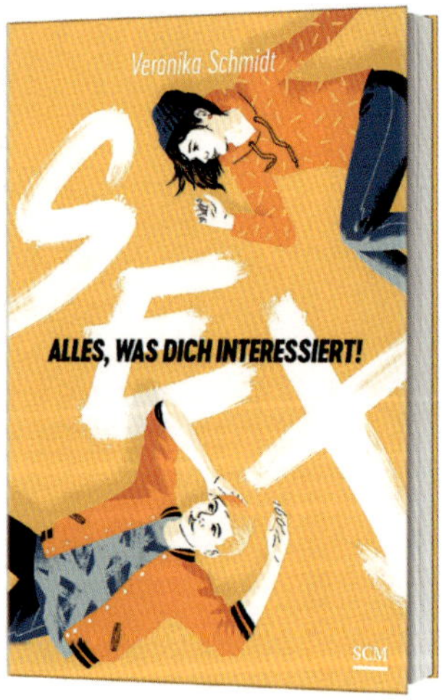


Dieses Buch begleitet Teenager auf dem Weg ins Erwachsenwerden, in direkter Ansprache. Immer mit dem Ziel, dass sich aus Mädchen und Jungs selbstbewusste, junge Frauen und Männer entwickeln, die wissen, wer sie sind, und die sich ihrer gottgegebenen Sexualität nicht schämen.

Flexcover, 14,8 × 21 cm, 272 S.,
4-farbige Innengestaltung
Nr. 396.119, ISBN 978-3-7751-6119-0
Auch als E-Book *e*

Bitte fragen Sie in Ihrer Buchhandlung nach diesem Buch!
Oder schreiben Sie an: SCM Verlag, D-71087 Holzgerlingen;
E-Mail: info@scm-verlag.de; Internet: www.scm-verlag.de

SCM
Hänssler